《医学英语高频词汇手册》编委会

— 主审 —

卢　喆　石书贵　孔来信

— 主编 —

王世杰　赵玉华　武永胜

— 副主编 —

李晓彤　郭亚银　周丽琴　李兆瑞

— 编委 —

（按姓氏字母排序）

郭亚银　孔来信　李文华　李　翔
李晓彤　李兆瑞　卢　喆　慕秀荣
石书贵　时伟微　师育兰　宋雪姣
田　玲　王世杰　王小云　武永胜
张　瑾　张文奕　赵玉华　周丽琴

Handbook of High-Frequency Words in Medical English

医学英语
高频词汇手册

王世杰　赵玉华　武永胜
主编

蘭州大學出版社
LANZHOU UNIVERSITY PRESS

图书在版编目（CIP）数据

医学英语高频词汇手册 / 王世杰，赵玉华，武永胜主编. -- 兰州 : 兰州大学出版社，2023.7
ISBN 978-7-311-06503-4

Ⅰ. ①医… Ⅱ. ①王… ②赵… ③武… Ⅲ. ①医学－英语－词汇－手册 Ⅳ. ①R-62

中国国家版本馆CIP数据核字(2023)第120741号

责任编辑 陈红升
封面设计 琥珀视觉

书　　名 医学英语高频词汇手册
作　　者 王世杰　赵玉华　武永胜　主编
出版发行 兰州大学出版社　(地址:兰州市天水南路222号　730000)
电　　话 0931-8912613(总编办公室)　0931-8617156(营销中心)
网　　址 http://press.lzu.edu.cn
电子信箱 press@lzu.edu.cn
印　　刷 兰州银声印务有限公司
开　　本 710 mm×1020 mm　1/16
印　　张 10.75(插页4)
字　　数 260千
版　　次 2023年7月第1版
印　　次 2023年7月第1次印刷
书　　号 ISBN 978-7-311-06503-4
定　　价 35.00元

前　言

专门用途英语（English for Specific Purposes）是应用语言学的一个重要分支，是专门针对学科专业和职业需要开设的英语课程，以帮助学习者熟练掌握专业领域有效沟通的英语技能。医学英语（English for Medical Purposes），作为专门用途英语的一个类型，是英语语言文学和医学交叉渗透的一个学科。近年来，随着我国医学教育和研究的迅速发展以及国际医学学术交流的日益增多，医学英语教育的重要性迅速凸显出来。目前虽然没有权威性的医学英语教学指导性文件，但是医学院校基本都设有医学英语教研室，并开设了医学英语课程。有些医学院校根据学生的阶段和水平开设了不同层次和门类的医学英语课程，如上海中医药大学外语教学中心开设的医学英语课程包括：《医学新闻英语视听说》《护理英语》《西方文学中的医学叙事》《西方药品制度与文化》《医学英语》《医用英语》《中医英语》《医药拉丁语》等。

医学英语是一种独特的文体，其特征首先由医学英语词汇体现出来。可以说，医学英语学习始于医学英语词汇的学习。目前，有关医学英语词汇的教材颇多，基本上都是偏向医学英语术语类的教程，它们以常用的词根与词缀为学习内容的主体，并配以身体各系统为主题的练习来强化记忆和熟悉医学英语术语，如《医学英语术语学教程》（姚欣，龚修林，2010），《医学英语词汇教程》（王亚娜，马雁，2013），《医学英语词汇学习手册》（郭莉萍，2020）。这些教材注重对医学英语术语构词规律的认知，强调术语学习和医学专业知识的紧密结合，反映了国内学界医学英语词汇研究和教学的成果。但是，这些教材都没有附录常用医学英语词汇表，所选术语或词汇及词根和词缀基本出于编者的个人经验和判断，词汇数量、难易程度和教学顺序不好把握；其次，这些教材只注重医学英语术语的学习，忽视了非术语的学习以及与通用英语的衔接。鉴于此，我们基于甘肃中医药大学重点建设学科课题研究的成果，参照英美原版英语词典、医学英语词典和医学英语术语专著，并结合课题组成员医学英语教学的实践，编写了《医学英语高频词汇手册》。这是一本基于语料库高频词表精心遴选的医学英语基础词汇表，由三部分组成，即高频词、高频短语和高频词缀，总计约5400多条目。高频词是单一的词、合成词或缩略词；高频短语包括两词或两词以上的医学术语和较为常见的搭配；高频词缀包括前缀、后缀、词根等，并在每个板块后面精心设置了自测练习，配备了答案和详解。

书中选入的词汇和词缀依据自建的医学英语语料库，以及《大学英语课程教学要求·大学英语参考词汇表》《牛津高阶英汉双解词典（第九版）》《朗文当代高级英语词典（第六版）》《柯林斯高阶英汉双解学习词典》《外研社英汉汉英医学词典》和*Dorland's Illustrated Medical Dictionary*（32nd Edition）〔《道兰图解医学英语词典》（第32版）〕、*Medical Terminology*（8th Edition）〔《医学英语术语学》（第8版）〕等遴选出来，兼顾客观性、实用性和时代性。书中所选词汇包含两种类型：半专业词汇和专业词汇。半专业词汇是在通用英语（English for General Purposes）中使用也在医学英语中使用的词汇，但在医学英语中大多有新的含义和用法，如contract在通用英语中常作名词，含义是“合同、合约”，而在医学英语中常作动词，含义是“收缩；染病”；半专业词汇是从通用英语教学过渡到医学英语教学的关键，在医学英语教学中应该受到更多的重视。这类词汇一般是多义词或兼类词，用法多，搭配能力强，包括：1）具有与医学主题相关含义的普通词汇，如abdomen（腹部）、diagnosis（诊断）、infectious（传染的）、surgeon（外科医生）等；2）在医学文体中另有含义的普通词汇，如stone（结石）、productive（排痰的）、discharge（排泄）等；3）医学英语中常用的其他学科名词，如calcium（钙）、imaging（成像）、microscopically（通过显微镜）、microbe（微生物）、parasite（寄生虫）等。专业词汇即术语，主要在医学英语正式文体中使用，如医学学术论文、研究报告等。这些词汇通常语义单一，但是拼写较为复杂、读音规律难寻，在普通文体中很少用到，如lymphocyte（淋巴细胞）、hypertension（高血压）、pulmonary（肺的）、carcinoma（癌）、immunity（免疫力）等。高频词缀主要包括前缀和后缀，其中相当一部分是不具有医学含义的普通词缀，但构成了医学词汇，如im-、mal-、micro-、self-、-ist、-ing。有些词缀其实是词根，在构成的词汇中成为前缀，或为后缀，如gastr/gastro-（胃）构成gastritis（胃炎）、nasogastric（鼻胃的），根据构成的词的多少而列在前缀或后缀中。所选词缀构成的词在高频词汇表中数量达5个以上，以达到词缀学习和词汇学习相互促进的目的。熟悉和掌握这些高频词汇和词缀，可以为医学英语的听说、文献阅读、论文写作等奠定基础。

参加本书编写的老师及其分工如下：王世杰主编，负责总体构思、词汇遴选和词汇编排体例，以及全书统稿和修改，编写从字母A—D开头的单词和自测练习；赵玉华主编，协助总体构思、词汇遴选和词汇编排体例，编写从字母I—N开头的单词和自测练习；武永胜主编，协助总体构思、词汇遴选和词汇编排体例，编写从字母E—H开头的单词和自测练习。李晓彤副主编，负责编写从字母T—Z开头的单词和自测练习，并协助全书修改和校订；郭亚银副主编，负责编写从字母R—S开头的单词和自测练习、高频词缀和自测练习，并协助全书修改和校订；周丽琴副主编，负责编写从字母O—Q开头的单词和自测练习，并协助全书修改和校订；李兆瑞副主编，负责编写高频短语和自测练习，并协助全书修改和校订。另外，时伟微、李文华、李翔、王小云、张文奕、慕秀荣、师育兰、宋雪姣、田玲和张瑾老师分别对书稿的指定内容进行了校订，提出了宝贵的改进建议，使得条目的呈现方式和测试的设计更加合理。

最后，卢喆、石书贵、孔来信三位老师通审全稿，校正了内容和格式方面的错漏之处。

本教材遴选的词汇属于医学英语基础级别，可以作为本科阶段后期医学英语词汇教学和医学英语教材编写的依据，也可作为医学院校高年级本科生、研究生和博士生的教材，还可供医务工作人员和医学英语爱好者等自学使用。

本教材为甘肃中医药大学校级重点学科“翻译理论与实践”的研究成果。在编写过程中，受到了甘肃中医药大学人文与外国语学院领导和相关部门的大力支持，在此一并致谢。

编者

2023年6月18日

目 录

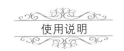

使用说明

本书中选入的每个条目(单词、短语和词缀)都采用粗体,如下例中的"**adrenalin**""**encephalitis**""**intestinal absorption**""**ulcer(o)-**"。

adrenalin /əˈdrenəlɪn/ *n.* 肾上腺素

encephalitis /enˌsefəˈlaɪtɪs/ *n.* 脑炎

intestinal absorption *n.* 肠吸收

ulcer(o)- 溃疡

有些单词虽然是缩略语,但已被视为普通单词来使用,为了便于了解完全形式,先用粗体给出完全形式,然后用括弧括起来,如下例中的"**(Acquired Immune Deficiency Syndrome)**""**(deoxyribonucleic acid)**"。

AIDS /eɪdz/ *n.*(**Acquired Immune Deficiency Syndrome**)艾滋病,获得性免疫缺陷综合征

DNA /diːenˈeɪ/ *n.* (**deoxyribonucleic acid**) 脱氧核糖核酸

有些单词有缩略语(abbreviation),先用"*abbr.*"提示,然后用粗体给出缩略语,最后用括弧括起来,如下例中的"**electrocardiogram** (*abbr.* **ECG** *or* **EKG**)"。

electrocardiogram (*abbr.* **ECG** *or* **EKG**) /ɪˌlektrəʊˈkɑːdiːəˌɡræm; ɪˌlektrəʊˈkɑːrdiːəɡræm/ *n.* 心电图

有些单词是化学名词,通常有对应的元素符号,先用"*sym.*"提示化学符号(symbol),然后用粗体给出对应的元素符号,最后用括弧括起来,紧跟在该单词的后面,如下例中的"(*sym.* **As**)""(*sym.* **O**)"。

arsenic (*sym.* **As**) /ˈɑːsənɪk; ˈɑːrsənɪk/ *n.* 砷,砒霜 ‖ *adj.* 砷的

oxygen (*sym.* **O**) /ˈɒksɪdʒən/ *n.* 氧,氧气

如果某个条目的英式拼写和美式拼写有差异,则中间用斜体的"*or*"隔开,如下例中的"**anaesthetic** *or* **anesthetic**""**dyspnoea** *or* **dyspnea**"。

anaesthetic *or* **anesthetic** /ˌænəsˈθetɪk/ *n.* 麻醉剂,麻醉药 ‖ *adj.* 麻醉的

dyspnoea *or* **dyspnea** /dɪsˈpniːə/ *n.* 呼吸困难

本书中每个条目的发音采用《牛津高阶英汉双解词典(第九版)》的音标体系

来标注。音标的前后都用"/" 隔开，如下例中的"/ˈəʊvəri/""/ˈenzaɪm/"。

ovary /ˈəʊvəri/ *n.* 卵巢

enzyme /ˈenzaɪm/ *n.* 酶

如果某个条目的英式发音和美式发音有差异，则先给出通用的英式发音，再给出通用的美式发音，中间用"；"分隔，如下例中的"/ˌdjuːəʊˈdiːnəm; ˌdu:əˈdi:nəm/""/ɪgˈzi:mə; ˈeksəmə/"和"/wɔ:d; wɔ:rd/"。

duodenum /ˌdjuːəʊˈdiːnəm; ˌdu:əˈdi:nəm/ *n.* 十二指肠

eczema /ɪgˈzi:mə; ˈeksəmə/ *n.* 湿疹

ward /wɔ:d; wɔ:rd/ *n.* 病房，病区

每个单词的词类，采用斜体的英语单词缩略形式来标示，如动词（verb）用"*v.*" 标示，形容词（adjective）用"*adj.*" 标示，如下例中的"*v.*""*adj.*"。

eradicate /ɪˈrædikeɪt/ *v.* 根除；消灭

endothelial /ˌendəʊˈθi:liəl/ *adj.* 内皮的

有些名词的复数形式比较特殊，先用"*pl.*"标明复数（plural），然后用粗体给出特殊的复数形式，再给出发音，最后用括弧括起来，如下例中的"(*pl.* **bacteria** /bækˈtɪəriə; bækˈtɪriə/)""(*pl.* **bronchi** /ˈbrɒŋkaɪ/)"。

bacterium /bækˈtɪəri: əm; bækˈtɪri: əm/ *n.* (*pl.* **bacteria** /bækˈtɪəriə; bækˈtɪriə/) 细菌

bronchus /ˈbrɒŋkəs/ *n.* (*pl.* **bronchi** /ˈbrɒŋkaɪ/) 支气管

有些名词的复数形式有两个，即规则形式和特殊形式，先给出规则形式，用斜体的"*or*"隔开，再给出特殊形式及其发音，如下例中的"(*pl.* **appendixes** *or* **appendices** /əˈpendɪsi:z/)""(*pl.* **atriums** *or* **atria** /ˈeɪtriə/)"。

appendix /əˈpendɪks/ *n.* (*pl.* **appendixes** *or* **appendices** /əˈpendɪsi:z/) 附录；阑尾

atrium /ˈeɪtrɪəm/ *n.* (*pl.* **atriums** *or* **atria** /ˈeɪtrɪə/) 心房，前房

有些医学英语术语既有对应的普通词汇，又有对应的专业词汇，即某些词汇有同义词（synonym），为了便于记忆，先用"*syn.*"来提示，再给出对应的普通词汇，最后用括弧括起来，如下例中的"(*syn.* **indigestion**)""(*syn.***anorexia nervosa**)"。

dyspepsia /dɪsˈpepʃə/ *n.* (*syn.* **indigestion**) 消化不良

anorexia /ˌænəˈreksi:ə/ *n.* 厌食，食欲缺乏；(*syn.* **anorexia nervosa**) 神经性厌食

有些单词既有对应的美式英语词汇，又有对应的英式英语词汇，先用"*syn.*"来提示，再用"（*UK*）"或"（*US*）"标明英式或美式，再给出对应的词汇，最后用括弧括起来，如下例中的"〔*syn.* (*UK*) **paracetamol**〕""〔*syn.* (*US*) **drugstore**〕"。

acetaminophen /əˌsiːtəˈmɪnəfen/ *n.*〔*syn.* (*UK*) **paracetamol**〕醋氨酚，扑热息痛

chemist /ˈkemɪst/ *n.* 化学家；药剂师；〔*syn.* (*US*) **drugstore**〕药店

有些单词是口语词汇，在注解时用“(*inf.*)”(非正式)做了标注，以准确把握该单词的文体特性，如下例中的“**bellybutton**”和“**chemo**”。

bellybutton /ˈbelɪˌbʌtən/ *n.* (*inf.*) (*syn.* **navel**) 肚脐

chemotherapy /ˌkiːməʊˈθerəpɪ/ *or* (*inf.*) **chemo** /ˈkiːməʊ/ *n.* 化学治疗，化学疗法

有些单词是兼类词，采用“‖”隔开，如下例中“‖”分别隔开名词和形容词、名词和动词。

childbearing /ˈtʃaɪldbeərɪŋ/ *n.* 分娩‖ *adj.* 育龄的

clone /kləʊn/ *n.* 无性系，克隆；克隆生物，克隆细胞‖ *v.* 无性繁殖，克隆

有些单词是兼类词，但是两种词类的汉语释义用词相同，为了节省空间，采用“&”把两种词类标号连接起来，再呈现汉语释义，如下例中“*v.* & *n.* 滥用；虐待；辱骂”。

abuse /əˈbjuːs/ *v.* & *n.* 滥用；虐待；辱骂

每个条目的释义用汉语注解，以医学英语词典上的汉语释义为主，以普通英语词典为参照，释义力求简明扼要。如下例中“**chest**”在《牛津高阶英汉双解词典(第九版)》中的汉语释义是“胸部；胸膛”，本书中依据《英汉汉英医学词典》注解为“胸”；“**communicable**”用作形容时普通词典上的注解为“可传染的；可传送的”，本书中依据医学词典注解为“传染性的”。

chest /tʃest/ *n.* 胸

communicable /kəˈmjuːnɪkəbəl/ *adj.* 传染性的

有些单词的汉语译文不统一，或该译文较为笼统，本书中保留同义的释义，将较为常用的放在前面，中间用逗号隔开，如下例中的“**dislocation**”“**tablet**”和“**synovia**”的释义。

dislocation /ˌdɪsləˈkeɪʃən/ *n.* 脱位，脱臼

tablet /ˈtæblɪt/ *n.* 片剂，药片

synovia /sɪˈnəʊvɪə/ *n.* 滑液，关节液

有些单词，尤其是半专业词汇，往往是多义词，注解时不同的释义用“；”隔开，如下例中的“**digit**”和“**discharge**”的释义。

digit /ˈdɪdʒɪt/ *n.* 手指；拇指；脚趾

discharge /dɪsˈtʃɑːdʒ; dɪsˈtʃɑːrdʒ/ *v.* 获准出院；排出‖ /ˈdɪstʃɑː(r)dʒ; ˈdɪstʃɑːrdʒ/ *n.* 出院；排出；排出物

本书中用到的略语

abbr.	abbreviation 缩略语
adj.	adjective 形容词
adv.	adverb 副词
inf.	informal 非正式
n.	noun 名词
pl.	plural 复数
sym.	symbol 元素符号
syn.	synonym 同义词
UK	British English 英式英语
US	American English 美式英语
v.	verb 动词

Ⅰ. 医学英语高频词(约3850)

A

abdomen /ˈæbdəmən/ *n.* 腹部

abdominal /æbˈdɒmənəl/ *adj.* 腹部的‖ *n.* 腹肌

aberrant /əˈberənt/ *adj.* 异常的

aberration /ˌæbəˈreɪʃn/ *n.* 失常;畸变

ablation /æbˈleɪʃn/ *n.* 切除,摘除

abnormal /æbˈnɔːməl; æbˈnɔːrməl/ *adj.* 异常的;反常的

abnormality /ˌæbnɔːˈmæləti; ˌæbnɔːrˈmæləti/ *n.* 异常,畸形

abnormally /æbˈnɔːməli; æbˈnɔːrməli/ *adv.* 异常地;反常地

abort /əˈbɔːt; əˈbɔːrt/ *v.*(使)流产;小产;发育不全;败育;顿挫

abortion /əˈbɔːʃn; əˈbɔːrʃn/ *n.* 流产;小产;畸形;败育;顿挫

abortive /əˈbɔːtɪv; əˈbɔːrtɪv/ *adj.* 发育不全的;堕胎的

abrasion /əˈbreɪʒən/ *n.* 擦伤;磨损

abscess /ˈæbses/ *n.* 脓肿

absorb /əbˈsɔːb; əbˈsɔːrb/ *v.* 吸收;同化

absorption /əbˈsɔːpʃn; əbˈsɔːrpʃn/ *n.* 吸收;同化

abstain /əbˈsteɪn/ *v.* 戒除,戒绝

abstainer /əbˈsteɪnə; əbˈsteɪnər/ *n.* 戒断者,节制者

abstinence /ˈæbstənəns/ *n.* 节制;戒绝

abuse /əˈbjuːs/ *v.* & *n.* 滥用;虐待;辱骂

abuser /əˈbjuːzə; əˈbjuːzər/ *n.* 滥用者;虐待者

accessory /əkˈsesəri/ *adj.* 副的;辅助的

accommodate /əˈkɒmədeɪt/ *v.* 适应

accommodation /əˌkɒməˈdeɪʃn/ *n.* 适应;调节

accumulate /əˈkjuːmjʊleɪt/ *v.* 累积,蓄积

accumulation /əˌkjuːmjʊˈleɪʃn/ *n.* 累积,蓄积

acetaminophen /əˌsiːtəˈmɪnəfen/ *n.* 〔*syn.* (*UK*) **paracetamol**〕醋氨酚;扑热息痛

acetate /ˈæsɪteɪt/ *n.* 醋酸盐;醋酸纤维素

acetylcholine /əˌsiːtəlˈkəʊliːn/ *n.* 乙酰胆碱

ache /eɪk/ *n.* & *v.* 疼痛,隐痛

aching /ˈeɪkɪŋ/ *adj.* 隐隐作痛的

acid /ˈæsɪd/ *n.* 酸‖ *adj.* 酸的;酸性的

acidic /əˈsɪdɪk/ *adj.* 酸的,酸性的;成酸的

acidity /əˈsɪdəti/ *n.* 酸度;酸性

acidosis /ˌæsɪˈdəʊsɪs/ *n.* 酸中毒

acne /ˈækni/ *n.* 痤疮,粉刺

acquired /əˈkwaɪəd; əˈkwaɪərd/ *adj.* 后天的;获得的

actin /ˈæktɪn/ *n.* 肌动蛋白,肌纤蛋白

activate /ˈæktɪveɪt/ *v.* 激活;使活化

activation /ˌæktɪˈveɪʃn/ *n.* 活化,激活

activator /ˈæktɪveɪtə; ˈæktɪveɪtər/ *n.* 活化剂;激活剂

acuity /əˈkjuːəti/ *n.* 敏锐度,清晰度

acupuncture /ˈækjʊˌpʌŋktʃə; ˈækjʊˌpʌŋktʃər/ *n.* 针刺

acupuncturist /ˈækjʊˌpʌŋktʃərɪst/ *n.* 针疗医师

acute /əˈkjuːt/ *adj.* 急性的;急性病的;灵敏的

acutely /əˈkjuːtli/ *adv.* 强烈地;极其

adapt /əˈdæpt/ *v.* 适应

adaptation /ˌædæpˈteɪʃn/ *n.* 适应
adaptive /əˈdæptɪv/ *adj.* 适应的
addict /ˈædɪkt/ *n.* 上瘾者;嗜毒者
addicted /əˈdɪktɪd/ *adj.* 上瘾的
addiction /əˈdɪkʃn/ *n.* 上瘾
addictive/əˈdɪktɪv/ *adj.* 成瘾的;上瘾的
additive /ˈædɪtɪv/ *n.* 添加剂
adenocarcinoma /ˈædɪnəʊˌkɑːsɪˈnəʊmə; ˈædɪnəʊˌkɑːrsɪˈnəʊmə/ *n.* 腺癌
adenoma /ˌædɪˈnəʊmə/ *n.* 腺瘤
adenopathy /ˌædɪˈnɒpəθi/ *n.* 腺体病
adenosine /əˈdenəsiːn/ *n.* 腺苷
adenovirus /ˌædɪnəʊˈvaɪrəs/ *n.* 腺病毒
adhere /ədˈhɪə; ədˈhɪər/ *v.* 黏附,附着
adherence /ədˈhɪərəns; ədˈhɪrəns/ *n.* 黏附;附着
adherent /ədˈhɪərənt; ədˈhɪrənt/ *adj.* 黏的;黏着的
adhesion /ədˈhiːʒən/ *n.* 黏连;黏附
adhesive /ədˈhiːsɪv/ *adj.* 黏附的
adipose /ˈædəpəʊs/ *adj.* 多脂的
adjacent /əˈdʒeɪsənt/ *adj.* 靠近的,邻近的
adjunct /ˈædʒʌŋkt/ *n.* 附件;辅助物 ‖ *adj.* 附属的,辅助的
adjust /əˈdʒʌst/ *v.* 适应;校准;正骨
adjustable /əˈdʒʌstəbl/ *adj.* 可调节的
adjustment /əˈdʒʌstmənt/ *n.* 调整;调节
adjuvant /ˈædʒəvənt/ *adj.* 辅助性的 ‖ *n.* 佐剂,辅药
administer /ədˈmɪnɪstə; ədˈmɪnɪstər/ *v.* 给予(药物),施用;照顾
administration /ədˌmɪnɪsˈtreɪʃn/ *n.* 施用
admission /ədˈmɪʃn/ *n.* 入院;入院病人
admit /ədˈmɪt/ *v.* 接受(入院),收治
adolescence /ˌædəʊˈlesəns/ *n.* 青春期
adolescent /ˌædəʊˈlesənt/ *adj.* 青春期的
adopt /əˈdɒpt/ *v.* 采用,采纳;收养
adoption /əˈdɒpʃn/ *n.* 采用;收养
adrenal /əˈdriːnəl/ *adj.* 肾上腺的 ‖ *n.* 肾上腺
adrenaline /əˈdrenəlɪn/ *n.* 肾上腺素
adrenergic /ˌædrɪˈnɜːdʒɪk; ˌædrɪˈnɜːrdʒɪk/ *adj.* 肾上腺素能的
adult /ˈædʌlt, əˈdʌlt/ *n.* 成年人 ‖ *adj.* 长成的;成年的
adulthood /ˈædʌlthʊd; əˈdʌlthʊd/ *n.* 成人期
aerobic /eəˈrəʊbɪk; eˈrəʊbɪk/ *adj.* 需氧的;有氧运动的
aerosol /ˈeərəˌsɔːl/ *n.* 气雾剂;喷雾器
aetiologic(al) *or* **etiologic(al)** /ˌiː tiəˈlɒdʒɪk(l)/ *adj.* 病因学的,病原学的
aetiology *or* **etiology** /ˌiːtɪˈɒlədʒi/ *n.* 病因学,病原学
afebrile /eɪˈfiːbraɪl; eɪˈfebraɪl/ *adj.* 无热的
affect /əˈfekt/ *v.* 影响;打动;侵袭,感染;假装 ‖ /ˈæfekt/ *n.* 情感
affective /əˈfektɪv/ *adj.* 情感的,情绪的
afferent /ˈæfərənt/ *adj.* 传入的,输入性的
affinity /əˈfɪnəti/ *n.* 类似;亲近;亲和力
afflict /əˈflɪkt/ *v.* 折磨;困扰
afterbirth /ˈɑːftəbɜːθ, ˈæftərbɜːrθ/ *n.* 胞衣(指胎盘及胎膜)
age /eɪdʒ/ *n.* 年龄;年龄段;老年 ‖ *v.* 变老
ageing *or* **aging** /ˈeɪdʒɪŋ/ *n.* 衰老 ‖ *adj.* 衰老的,变老的
agent /ˈeɪdʒənt/ *n.* 动因,因子;剂
age-related *adj.* 与年龄相关的
aggravate /ˈægrəveɪt/ *v.* 使恶化;加重
aggregate /ˈægrɪgət/ *n.* 聚集;聚集物;总数 ‖ *adj.* 聚集的 ‖ /ˈægrɪgeɪt/ *v.* 总计;聚集
aggregation /ˌægrɪˈgeɪʃn/ *n.* 聚集,集合
aggressive /əˈgresɪv/ *adj.* (治疗)积极的;(生长或传播)迅速的
agitate /ˈædʒɪteɪt/ *v.* 使焦虑;搅动(液体等)
agitated /ˈædʒɪteɪtɪd/ *adj.* 焦虑的;激动的

agitation /ˌædʒɪˈteɪʃn/ *n.* 激越,焦虑
agonist /ˈæɡənɪst/ *n.* 兴奋剂;主缩肌,主动肌
aid /eɪd/ *n.* 援助;辅助;辅助器;救护
AIDS /eɪdz/ *n.*(**Acquired Immune Deficiency Syndrome**)艾滋病,获得性免疫缺陷综合征
ailment /ˈeɪlmənt/ *n.* 疾病;不适
airborne /ˈeəˌbɔːn; ˈeərˌbɔːrn/ *adj.* 空气传输的
airsick /ˈeəsɪk; ˈeərsɪk/ *adj.* 晕机的
airway /ˈeəweɪ; ˈeərweɪ/ *n.* 气道,呼吸道;导气管
akin /əˈkɪn/ *adj.* 相似的;同族的
alanine /ˈæləniːn/ *n.* 丙氨酸
albumin /ælˈbjʊmən/ *n.* 白蛋白
alcohol /ˈælkəhɒl/ *n.* 酒精;乙醇
alcoholic /ˌælkəˈhɒlɪk/ *adj.* 酒精的,醇的‖ *n.* 嗜酒者;酒精中毒者
alcoholism /ˈælkəhɒlɪzəm/ *n.* 酒精中毒
aldosterone /ælˈdɒstərəʊn/ *n.* 醛甾酮,醛固醇
alimentary /ˌælɪˈmentəri/ *adj.* 营养的;食物的
alkali /ˈælkəlaɪ/ *n.* 碱
alkaline /ˈælkəlaɪn/ *adj.* 碱性的;含碱的
alkaloid /ˈælkəlɔɪd/ *n.* 生物碱
alkalosis /ˌælkəˈləʊsɪs/ *n.* 碱中毒
allergen /ˈælədʒən; ˈælərdʒən/ *n.* 过敏原,变应原
allergenic /ˌæləˈʤenɪk; ˌælərˈʤenɪk/ *adj.* 变应原的
allergic /əˈlɜːdʒɪk; əˈlɜːrdʒɪk/ *adj.* 过敏的
allergy /ˈælədʒi; ˈælərdʒi/ *n.* 过敏
alleviate /əˈliːvɪeɪt/ *v.* 缓和,缓解
allogeneic /ˌælədʒɪˈniːɪk/ *adj.* 同种异基因的
alopecia /ˌæləʊˈpiːʃə/ *n.* 脱发(症),秃发(症)
alphafetoprotein /ˌælfəˌfiː təʊˈprəʊtiː n/ *n.* 甲胎蛋白
alternative /ɔːlˈtɜːnətiv; ɔːlˈtɜːrnətɪv/ *adj.* 可选择的;另类的,非传统的
alveolar /ælˈvɪələ; ælˈvɪələr/ *adj.* 肺泡的,小泡的;牙槽的
alveolus /ælˈvɪələs/ *n.* (*pl.* **alveoli** /ælˈvɪəlaɪ/) 肺泡,小泡;牙槽
ambulance /ˈæmbjələns/ *n.* 救护车
amenable /əˈmiːnəbl/ *adj.* 顺从的;可用某种方式处理的
amenorrhoea *or* **amenorrhea** /əˌmenəˈriːə; ˌeɪmenəˈriə/ *n.* 闭经
amino /əˈmiːnəʊ/ *adj.* 氨基的
aminoglycoside /əˌmiː nəʊˈglaɪkəsaɪd/ *n.* 氨基糖苷;氨基糖苷类抗生素
aminotransferase /əˌmiːnəʊˈtrænsfəˌreɪs/ *n.* 氨基转换酶,转氨酶
ammonia /əˈməʊniə/ *n.* 氨;氨水
amnion /ˈæmniən/ *n.* 羊膜
amniotic /ˌæmnɪˈɒtɪk/ *adj.* 羊膜的
amorphous /əˈmɔːfəs; əˈmɔːrfəs/ *adj.* 无定形的;非晶形的
amphetamine /æmˈfetəmiːn/ *n.* 苯丙胺(中枢兴奋药),安非他明
amphotericin /æmfəˈterɪsɪn/ *n.* 两性霉素(抗真菌药)
ampicillin /ˌæmpɪˈsɪlɪn/ *n.* 氨必西林,氨苄青霉素
amputate /ˈæmpjʊteɪt/ *v.* 截肢
amputation /ˌæmpjʊˈteɪʃn/ *n.* 截肢术
amyloid /ˈæmɪlɔɪd/ *n.* 淀粉样蛋白‖ *adj.* 淀粉状的
amyloidosis /ˌæmɪlɔɪˈdəʊsɪs/ *n.* 淀粉样变性
anabolic /ˌænəˈbɒlɪk/ *adj.* 合成代谢的
anabolism /əˈnæbəlɪzəm/ *n.* 合成代谢
anaemia *or* **anemia** /əˈniːmiə/ *n.* 贫血
anaerobic /ˌænəˈrəʊbɪk/ *adj.* 厌氧的;无氧运动的
anaesthesia *or* **anesthesia** /ˌænəsˈθiːʒə/ *n.* 感

觉缺失，麻木；麻醉

anaesthetic *or* **anesthetic** /ˌænəsˈθetɪk/ *n.* 麻醉剂，麻醉药‖ *adj.* 麻醉的

anaesthetist *or* **anesthetist** /əˈni:sθətɪst; əˈnesθətɪst/ *n.* 麻醉师

anal /ˈeɪnəl/ *adj.* 肛门的

analgesia /ˌænəlˈdʒi:ʒə/ *n.* 痛觉缺失；无痛法，止痛法

analgesic /ˌænəlˈdʒi:zɪk/ *adj.* 止痛的，镇痛的‖ *n.* 止痛药，镇痛剂

analogous /əˈnæləgəs/ *adj.* 相似的，同功的

analogue *or* **analog** /ˈænəlɔ:g/ *n.* 相似物；同功异质体，相似器官

analogy /əˈnælədʒi/ *n.* 相似；同功

analyse *or* **analyze** /ˈænəlaɪz/ *v.* 分析，分解，化验；(*syn.* **psychoanalyse**)精神分析法治疗

analysis /əˈnæləsɪs/ *n.* 分析；分析报告；(*syn.* **psychoanalysis**)精神分析

anaphase /ˈænəfeɪz/ *n.*(分裂)后期

anaphylactic /ˌænəfəˈlæktɪk/ *adj.* 过敏性的

anaphylaxis /ˌænəfəˈlæksɪs/ *n.* 过敏反应

anaplasia /ˌænəˈpleɪʒə/ *n.* 退行发育，间变

anaplastic /ˌænəˈplæstɪk/ *adj.* 还原成形术的；退行发育的

anatomic(al) /ˌænəˈtɒmɪk(l)/ *adj.* 身体结构的；解剖学的

anatomist /əˈnætəmɪst/ *n.* 解剖学家

anatomy /əˈnætəmi/ *n.* 解剖学；解剖；人体

anchylosis /ˌæŋkəˈləʊsɪs/ *n.* 关节僵硬

androgen /ˈændrədʒən/ *n.* 雄激素

androsterone /ænˈdrɒstərəʊn/ *n.* 雄(甾)酮

aneurism *or* **aneurysm** /ˈænjʊrɪzəm/ *n.* 动脉瘤

angina /ænˈdʒaɪnə/ *n.* 咽痛；(心)绞痛

angiogenesis /ˌændʒiəʊˈdʒenəsɪs/ *n.* 血管生成，血管发生

angiogenic /ˌændʒiəʊˈdʒenɪk/ *adj.* 血管原的；生成血管的

angiogram /ˈændʒi:əgræm/ *n.* 血管造影片

angiography /ˌændʒi:ˈɒgrəfi/ *n.* 血管造影术

angioplasty /ˈændʒi:əˌplæsti/ *n.* 血管成形术

angiotensin /ˌændʒɪəʊˈtensɪn/ *n.* 血管紧缩素

anhydrase /ænˈhaɪdreɪs/ *n.* 脱水酶

anion /ˈænaɪən/ *n.* 阴离子，负离子

ankle /ˈæŋkl/ *n.* 踝；踝关节

anomalous /əˈnɒmələs/ *adj.* 反常的，异常的

anomaly /əˈnɒməli/ *n.* 异常，反常

anorexia/ˌænəˈreksi:ə/ *n.* 厌食，食欲缺乏；(*syn.* **anorexia nervosa**) 神经性厌食

anorexic /ˌænəˈreksɪk/ *adj.* 食欲缺乏的，厌食的‖ *n.* 厌食者；食欲缺乏者

antacid /ænˈtæsɪd/ *adj.* 制酸的，抗酸的‖ *n.* 制酸药，解酸药

antagonist /ænˈtægənɪst/ *n.* 拮抗肌，对抗肌；拮抗药，对抗药；对合牙

antecedent /ˌæntɪˈsi:dnt/ *n.* 祖先；前身；前质‖ *adj.* 先行的，前驱的

antecubital /ˌæntɪˈkju:bɪtl/ *adj.* 肘前的

antenatal /ˌæntɪˈneɪtl/ *adj.* 产前的，出生前的

antepartum /ˌæntɪˈpɑ:təm; ˌæntɪˈpɑ:rtəm/ *adj.* 产前的

anterior /ænˈtɪəri:ə; ænˈtɪri:ər/ *adj.* 前的，前部的

anthrax /ˈænθræks/ *n.* 炭疽

antiangiogenic/ˌænti:ˌændʒiəʊˈdʒenɪk/ *adj.* 抗生成血管的

antibiotic /ˌæntɪbaɪˈɒtɪk/ *n.* 抗生素，抗菌素‖ *adj.* 抗生的，抗菌的

antibody /ˈæntɪˌbɒdi/ *n.* 抗体

anticancer /ˌæntɪˈkænsə; ˌæntɪˈkænsər/ *adj.* 抗癌的

anticholinergic /ˈæntɪˌkəʊləˈnɜ:dʒɪk; ˌæntɪˌkəʊləˈnɜ:rdʒɪk/ *adj.* 抗胆碱能的‖ *n.*

抗胆碱能药

anticoagulant /ˌæntɪkəʊˈægjələnt/ *adj.* 抗凝血的‖*n.* 抗凝血药

anticonvulsant /ˌæntɪkənˈvʌlsənt/ *adj.* 抗惊厥的‖*n.* 抗惊厥药

antidepressant /ˌæntɪdɪˈpresənt/ *n.* 抗抑郁药‖*adj.* 抗抑郁的

antidiuretic /ˌæntɪdaɪjʊˈretɪk/ *n.* 抗利尿剂‖*adj.* 抑制尿分泌的

antidote /ˈæntɪdəʊt/ *n.* 解毒药,解毒剂

antiemetic /ˌæntɪɪˈmetɪk/ *adj.* 止吐的‖*n.* 止吐药

antigen /ˈæntɪdʒən/ *n.* 抗原

antigenic /ˌæntɪˈdʒenɪk/ *adj.* 抗原的

antihistamine /ˌæntɪˈhɪstəmi:n/ *adj.* 抗组胺的‖*n.* 抗组胺药

antihypertensive /ˌæntɪˌhaɪpəˈtensɪv; ˌæntɪˌhaɪpərˈtensɪv/ *n.* 抗高血压的

anti-inflammatory /ˌæntɪɪnˈflæmətri; ˌæntɪɪnˈflæmətɔ:ri/ *adj.* 消炎的‖*n.* 消炎药

antimalarial /ˌæntɪməˈleəriəl; ˌæntɪməˈleriəl/ *adj.* 抗疟疾的‖*n.* 抗疟药

antimicrobial /ˌæntɪmaɪˈkrəʊbiəl/ *adj.* 抗微生物的,抗菌的‖*n.* 抗菌药

antioxidant /ˌæntɪˈɒksɪdənt/ *n.* 抗氧化剂,阻氧化剂‖*adj.* 抗氧化的,阻氧化的

antiplatelet /ˌæntɪˈpleɪtlɪt/ *adj.* 对抗血小板的

antipsychotic /ˌæntɪsaɪˈkɒtɪk/ *adj.* 抑制精神的,抗精神活动的‖*n.* 精神抑制药

antipyretic /ˌæntɪpaɪˈretɪk/ *adj.* 退热的,解热的‖*n.* 退热药,解热药

antiretroviral /ˌæntɪˌretrəʊˈvaɪrəl/ *adj.* 抗反录病毒的‖*n.* 能破坏反录病毒的药物

antiseptic /ˌæntɪˈseptɪk/ *adj.* 抗菌的,防腐的‖*n.* 抗菌剂,防腐剂

antiserum /ˈæntɪsɪərəm; ˈæntɪsɪrəm/ *n.* (*pl.* **antisera** /ˈæntɪsɪərə; ˈæntɪsɪrə/) 抗血清

antitoxin /ˌæntɪˈtɒksɪn/ *n.* 抗毒素

antitrypsin /ˌæntɪˈtrɪpsɪn/ *n.* 抗胰蛋白酶

antitumor *or* **antitumor** /ˌæntɪˈtju:mə; ˌæntɪˈtu: mər/ *adj.* 抗肿瘤的,抗癌的

antiviral /æntɪˈvaɪrəl/ *adj.* 抗病毒的

anus /ˈeɪnəs/ *n.* 肛门

anxiety /æŋˈzaɪəti/ *n.* 忧虑;焦虑(症)

aorta /eɪˈɔ:tə; eɪˈɔ:rtə/ *n.* (*pl.* **aortas** *or* **aortae** /eɪˈɔ:ti:; eɪˈɔ:rti:/) 主动脉

aortic /eɪˈɔ:tɪk; eɪˈɔ:rtɪk/ *adj.* 主动脉的

apex /ˈeɪpeks/ *n.* 尖(端),顶(点)

aplasia /əˈpleɪʒə/ *n.* 发育不全,成形不全

aplastic /əˈplæstɪk/ *adj.* 不易成形的;发育不全的;不能再生组织的

apnoea *or* **apnea** /æpˈni:ə; ˈæpni:ə/ *n.* 呼吸暂停

apolipoprotein /ˌæpəʊˌlaɪpəʊˈprəʊti:n/ *n.* 阿朴脂蛋白,载脂蛋白

aponeurosis /ˌæpənjʊˈrəʊsɪs/ *n.* 腱膜

apoprotein /ˌæpəˈprəʊti:n/ *n.* 脱辅基蛋白

apoptosis /ˌæpəpˈtəʊsɪs/ *n.* 细胞凋亡

apoptotic /ˌæpəpˈtɒtɪk/ *adj.* 细胞凋亡的

apparatus /ˌæpəˈreɪtəs/ *n.* 设备;器官

appendage /əˈpendɪdʒ/ *n.* 附件;附器

appendicitis /əˌpendəˈsaɪtɪs/ *n.* 阑尾炎

appendicular /ˌæpənˈdɪkjələ; ˌæpənˈdɪkjələr/ *adj.* 附件的;肢体的

appendix /əˈpendɪks/ *n.* (*pl.* **appendixes** *or* **appendices** /əˈpendɪsi:z/) 附录;阑尾

appetite /ˈæpɪtaɪt/ *n.* 食欲

appliance /əˈplaɪəns/ *n.* 器具,装置,矫正器

application /ˌæplɪˈkeɪʃn/ *n.* 应用;敷用,施用;敷剂

apply /əˈplaɪ/ *v.* 应用;敷用,施用

appointment /əˈpɔɪntmənt/ *n.* 预约,安排

apposition /ˌæpəˈzɪʃn/ *n.* 并置,并列;外积,外加

aqueous /ˈeɪkwiəs/ *adj.* (含)水的;眼房水的

arc /ɑːk; ɑːrk/ *n.* 弧,弧形

arch /ɑːtʃ; ɑːrtʃ/ *n.* 拱形,弓形;足弓

arm /ɑːm; ɑːrm/ *n.* 臂;手臂,上肢;臂状物

armpit /ˈɑːmpɪt; ˈɑːrmpɪt/ *n.* 腋;腋窝

aroma /əˈrəʊmə/ *n.* 香气,芳香

aromatherapy /əˌrəʊməˈθerəpi/ *n.* 芳香疗法

aromatic /ˌærəˈmætɪk/ *adj* 芳香的;芳族的‖ *n.* 芳香物;芳香剂;芳族化合物

arousal /əˈraʊzl/ *n.* 激发;兴奋;唤醒

arouse /əˈraʊz/ *v.* 激发;激起;唤醒

arrest /əˈrest/ *v.* 阻止;(心跳)停止;吸引‖ *n.* 中止,停止

arrhythmia *or* **arhythmia** /eɪˈrɪðmiə/ *n.* 心律失常,心律不齐

arsenic (*sym.* **As**) /ˈɑːsənɪk; ˈɑːrsənɪk/ *n.* 砷,砒霜‖ *adj.* 砷的

arterial /ɑːˈtɪəriəl; ɑːrˈtɪriəl/ *adj.* 动脉的

arteriolar /ɑːˌtɪərɪˈəʊlə; ɑːrˌtɪrɪˈəʊlər/ *adj.* 小动脉的

arteriole /ɑːˈtɪəriəʊl; ɑːrˈtɪriəʊl/ *n.* 小动脉

arteriovenous /ɑːˌtɪəriəʊˈviːnəs; ɑːrˌtɪriəʊˈviːnəs/ *adj.* 动静脉的

arteritis /ˌɑːtəˈraɪtɪs; ˌɑːrtəˈraɪtɪs/ *n.* 动脉炎

artery /ˈɑːtəri; ˈɑːrtəri/ *n.* 动脉

arthritis /ɑːˈθraɪtɪs; ɑːrˈθraɪtɪs/ *n.* 关节炎

articular /ɑːˈtɪkjələ; ɑːrˈtɪkjələr/ *adj.* 关节的

articulate /ɑːˈtɪkjələt; ɑːrˈtɪkjələt/ *adj.* 发音清晰的;表达清楚的;有关节的‖ /ɑːˈtɪkjʊleɪt; ɑːrˈtɪkjʊleɪt/ *v.* 发音清晰;清楚地表达;用关节连接

articulation /ɑːˌtɪkjʊˈleɪʃn; ɑːrˌtɪkjʊˈleɪʃn/ *n.* 表达;发音;关节;关节联接

artificial /ˌɑːtəˈfɪʃl; ˌɑːrtəˈfɪʃl/ *adj.* 人造的;假的

asbestos /æzˈbestəs/ *n.* 石棉

ascending /əˈsendɪŋ/ *adj.* 向上的,上升的

ascites /əˈsaɪtiːz/ *n.* 腹水

asexual /eɪˈsekʃʊəl/ *adj.* 无性的;无性器官的;无性欲的

aspergillus /ˌæspəˈdʒɪləs; ˌæspərˈdʒɪləs/ *n.* 曲霉(菌)

asphyxia /æsˈfɪksiə/ *n.* 窒息

aspirate /ˈæspəreɪt/ *v.* 抽吸;吸气,吸入‖ /ˈæspərət/ *n.* 吸出物

aspiration /ˌæspəˈreɪʃn/ *n.* 抽吸,吸引术;吸气,吸入

aspirin /ˈæspərɪn/ *n.* 阿司匹林

assay /ˈæseɪ/ *n.* 鉴定,测定,分析;被分析物;分析报告‖ /æˈseɪ/ *v.* 分析,检验

assess /əˈses/ *v.* 评估,评定

assessment /əˈsesmənt/ *n.* 评估;评定

assimilate /əˈsɪmɪleɪt/ *v.* 吸收;消化;同化

assimilation /əˌsɪməˈleɪʃn/ *n.* 吸收;消化;同化

associate /əˈsəʊʃɪeɪt/ *v.* 联想;联系

association /əˌsəʊsɪˈeɪʃn/ *n.* 协会;联想;关联;联合

asthma /ˈæzmə/ *n.* 哮喘,气喘

asthmatic /æzˈmætɪk/ *adj.* 哮喘的;患哮喘病的‖ *n.* 气喘患者;哮喘患者

astrocyte /ˈæstrəsaɪt/ *n.* 星形细胞

asymmetric(al) /ˌæsɪˈmetrɪk(l) / *adj.* 不对称的

asymptomatic /ˌeɪsɪmptəˈmætɪk/ *adj.* 无症状的

ataxia /əˈtæksiə/ *n.* (*syn.* **incoordination**) 共济失调,运动失调

atheroma/ˌæθəˈrəʊmə/ *n.* 动脉粥样化;粉瘤

atherosclerosis /ˌæθəˌrəʊskləˈrəʊsɪs/ *n.* 动脉粥样硬化

atherosclerotic /ˌæθəˌrəʊskləˈrɒtɪk/ *adj.* 动脉粥样硬化的

atrial /ˈeɪtriəl/ *adj.* 心房的,前房的

atrioventricular /ˌeɪtriəʊvenˈtrɪkjələ; ˌeɪtriəʊvenˈtrɪkjələr/ *adj.* 房室的

atrium /ˈeɪtriəm/ *n.* (*pl.* **atriums** *or* **atria**

/ˈeɪtriə/) 心房,前房

atrophic /əˈtrɒfɪk/ *adj.* 萎缩的

atrophy /ˈætrəfi/ *v. & n.* 衰退;萎缩

atropine /ˈætrəpi:n/ *n.* 阿托品;颠茄碱

attach /əˈtætʃ/ *v.* 连接;使附着

attachment /əˈtætʃmənt/ *n.* 附着,接合;附着物;假牙固位体

attack /əˈtæk/ *v.* 侵袭,侵害 ‖ *n.* 侵袭,发作

attend /əˈtend/ *v.* 注意;照料,护理

attention /əˈtenʃn/ *n.* 注意;照料,护理

attenuate /əˈtenjʊeɪt/ *v.* 稀释;减毒

attenuated /əˈtenjʊeɪtɪd/ *adj.* 减弱的

attenuation /əˌtenjʊˈeɪʃn/ *n.* 稀释;减弱,减毒

attributable /əˈtrɪbju:təbl/ *adj.* 可归因于

attribute /əˈtrɪbju:t/ *v.* 归因于 ‖ /ˈætrɪbju:t/ *n.* 属性;特性;品质

atypical /eɪˈtɪpɪkl/ *adj.* 非典型的

audible /ˈɔ:dəbl/ *adj.* 可听的,听得见的

auditory /ˈɔ:dɪtəri; ˈɔ:dɪˌtɔ:ri/ *adj.* 听觉的

augment /ɔ:gˈment/ *v.* 增大,增加

aura /ˈɔ:rə/ *n.* 气味;气氛;先兆,预感

auscultate /ˈɔ:skəlteɪt/ *v.* 听诊

auscultation /ˌɔ:skəlˈteɪʃn/ *n.* 听诊

autism /ˈɔ:tɪzəm/ *n.* 孤独症;孤独性

autoantibody /ˌɔ:təʊˈæntɪˌbɒdi/ *n.* 自身抗体

autoantigen /ˌɔ:təʊˈæntɪdʒən/ *n.* 自体抗原

autocrine /ˈɔ:təʊkrɪn/ *adj.* 自分泌的

autoimmune /ˌɔ:təʊɪˈmju:n/ *adj.* 自体免疫的

autoimmunity /ˌɔ:təʊɪˈmju:nəti/ *n.* 自身免疫

autologous /ɔ:ˈtɒləgəs/ *adj.* 自体的;自体固有的

automatic /ˌɔ:təˈmætɪk/ *adj.* 自动的;自行调节的

automatically /ˌɔ:təˈmætɪkəli/ *adv.* 自动地

autonomic /ˌɔ: təˈnɒmɪk/ *adj.* 自主的,自律的;自行调控的

autopsy /ˈɔ:tɒpsi/ *n.* 尸体解剖,尸检

autosomal /ˌɔ:təˈsəʊməl/ *adj.* 常染色体的

autosome /ˈɔ:təsəʊm/ *n.* 常染色体

auxiliary /ɔ:gˈzɪliəri/ *adj.* 辅助的;备用的 ‖ *n.* 辅助人员;辅助物

aversion /əˈvɜ:ʒən; əˈvɜ:rʒən/ *n.* 厌恶;反感

avidity /əˈvɪdəti/ *n.* 亲和力;抗体亲抗原性

avoid /əˈvɔɪd/ *v.* 回避,避免;防止

avoidance /əˈvɔɪdns/ *n.* 回避,避免

awareness /əˈweənɪs; əˈweərnɪs/ *n.* 觉知,觉察

axial /ˈæksi:əl/ *adj.* 轴的,轴线的

axilla /ækˈsɪlə/ *n.* (*pl.* **axilas** *or* **axillae** /ækˈsɪli:/) 腋,腋窝

axillary /ækˈsɪləri; ˈæksəˌleri/ *adj.* 腋窝的

axis /ˈæksɪs/ *n.* 轴,轴线;第二颈椎

axon /ˈæksɒn/ *n.* 体轴;(神经)轴突

axonal /ˈæksənəl/ *adj.* 轴突的

B

bacillus /bəˈsɪləs/ *n.* (*pl.* **bacilli** /bəˈsɪlaɪ/) 杆菌;芽孢杆菌

back /bæk/ *n.* 背;背部;脊骨,脊柱

backache /ˈbækeɪk/ *n.* 背痛

backbone /ˈbækbəʊn/ *n.* 脊柱,脊骨

backside /ˈbæksaɪd/ *n.* (*inf.*) 臀部

bacteremia /ˌbæktəˈri:miə/ *n.* 菌血症

bacterial /bækˈtɪəriəl; bækˈtɪriəl/ *adj.* 细菌的

bactericidal /bækˌtɪərəˈsaɪdl; bækˌtɪrəˈsaɪdl/ *adj.* 杀菌的

bactericide /bækˈtɪərəsaɪd; bækˈtɪərəsaɪd/ *n.* 杀菌剂

bacteriophage /bækˈtɪəriəfeɪdʒ; bækˈtɪriəfeɪdʒ/ *n.* 噬菌体

bacterium /bækˈtɪəri:əm; bækˈtɪri:əm/ *n.* (*pl.* **bacteria** /bækˈtɪəriə; bækˈtɪriə/) 细菌

bad /bæd/ *adj.* 坏的;受伤的,有病的;严重的,剧烈的;变质的

balanced /ˈbælənst/ *adj.* 均衡的；镇定的

bald /bɔːld/ *adj.* 秃头的，秃顶的

baldness /ˈbɔːldnɪs/ *n.* 脱发，秃发

bandage /ˈbændɪdʒ/ *n.* 绷带 ‖ *v.* 用绷带包扎

barbiturate /bɑːˈbɪtʃʊrət; bɑːrˈbɪtʃʊrət/ *n.* 巴比土酸盐，巴比妥酸盐

barium (*sym.* **Ba**) /ˈbeəriəm; beriəm/ *n.* 钡

basal /ˈbeɪsl/ *adj.* 基底的；基底的

base /ˈbeɪs/ *n.* 基底；基质；碱，盐基；基托

baseline /ˈbeɪslaɪn/ *n.* 基线，基准线

basic /ˈbeɪsɪk/ *adj.* 根本的；基础的；盐基的，碱性的

basophil /ˈbeɪsəfɪl/ *n.* 嗜碱成分；嗜碱白细胞

beam /biːm/ *n.* 波束，光束；梁，(支)架

beat /biːt/ *v.* (心脏等)跳动，搏动 ‖ *n.* 跳动，搏动

beating /ˈbiːtɪŋ/ *n.*(心脏等的)跳动，搏动

bedside /ˈbedsaɪd/ *n.* (病)床边 ‖ *adj.* (病)床边的

bedsore /ˈbedsɔː; ˈbedsɔːr/ *n.* 褥疮

bed-wetting /ˈbedˌwetɪŋ/ *n.* 遗尿，尿床

behave /bɪˈheɪv/ *v.* 表现；举止端正；做出反应，起作用

behaviour *or* **behavior** /bɪˈheɪvjə; bɪˈheɪvjər/ *n.* 行为；习性，特性

behavioural *or* **behavioral** /bɪˈheɪvjərəl/ *adj.* 行为的；习性的

belch /beltʃ/ *v.* & *n.* 嗳气，打嗝

belly /ˈbeli/ *n.* 腹部；胃(口)；(肌)腹

bellybutton /ˈbeliˌbʌtən/ *n.* (*inf.*) 肚脐

benign /bɪˈnaɪn/ *adj.* 善良的；良性的

benzodiazepine /ˌbenzəʊdaɪˈæzəpiːn/ *n.* 苯并二氮药物

bicarbonate /baɪˈkɑːbənət; baɪˈkɑːrbənət/ *n.* 碳酸氢盐；重碳酸盐

biceps /ˈbaɪseps/ *n.* 二头肌

bifurcation /ˌbaɪfəˈkeɪʃn/ *n.* 分歧；杈

bilateral /baɪˈlætərəl/ *adj.* 两侧的，两侧性的

bilayer /ˌbaɪˈleɪə; ˌbaɪˈleɪər/ *n.* 双分子层(膜)

bile /baɪl/ *n.* 胆汁

biliary /ˈbɪliəri; ˈbɪliˌeri/ *adj.* 胆的，胆道的，胆汁的

bilirubin /ˌbɪliˈruːbən/ *n.* 胆红素

bind /baɪnd/ *v.* 包扎；结合；使便秘

binding /ˈbaɪndɪŋ/ *n.* 黏合；绑定；包扎物 ‖ *adj.* 接合的；引起便秘的

bioavailability /ˌbaɪəʊəˌveɪləˈbɪləti/ *n.* 生物药效率，生物利用度

biochemical /ˌbaɪəʊˈkemɪkl/ *adj.* 生物化学的，生化的 ‖ *n.* 生化物质，生化产物

biochemistry /ˌbaɪəʊˈkemɪstri/ *n.* 生物化学

biofeedback /ˌbaɪəʊˈfiːdbæk/ *n.* 生物反馈

biologic(al) /ˌbaɪəˈlɒdʒɪk(l) / *adj.* 生物学的；生物的；有血亲关系的 ‖ *n.* 生物制剂

biologist /baɪˈɒlədʒɪst/ *n.* 生物学家

biology /baɪˈɒlədʒi/ *n.* 生物学

biomarker /ˈbaɪəʊˌmɑːkə; ˈbaɪəʊˌmɑːrkər/ *n.* 生物标志

biomedical /ˌbaɪəʊˈmedɪkl/ *adj.* 生物医学的

biopsy /ˈbaɪɒpsi/ *n.* 活组织检查，活检

biotechnology /ˌbaɪəʊtekˈnɒlədʒi/ *or* (*inf.*) **bio-tech** /ˈbaɪəʊtek/ *n.* 生物技术

bipolar /baɪˈpəʊlə; baɪˈpəʊlər/ *adj.* 有两极的；两极的；躁狂抑郁性精神病的，躁郁的

birth /bɜːθ; bɜːrθ/ *n.* 生产；分娩；出身 ‖ *v.* 生育，产下

birthmark /ˈbɜːθˌmɑːk; ˈbɜːrθˌmɑːrk/ *n.* 胎记，胎痣

bisexual /baɪˈsekʃʊəl/ *adj.* 两性的；双性恋的 ‖ *n.* 双性恋者

bisexuality /ˌbaɪsekʃʊˈæləti/ *n.* 两性现象

bite /baɪt/ *v.* 咬，叮；腐蚀；咬 ‖ *n.* 咬伤；叮伤；一口(食物)

bitter /ˈbɪtə; ˈbɪtər/ *adj.* 苦(涩)的；

blackout /ˈblækaʊt/ *n.* 中断,短暂晕厥

bladder /ˈblædə; ˈblædər/ *n.* 囊;膀胱

blade /bleɪd/ *n.* 刀刃,刀片;肩胛骨;舌面

bleed /bliːd/ *v.* 出血,流血;放血

bleeding /ˈbliːdɪŋ/ *n.* 出血;放血

blemish /ˈblemɪʃ/ *n.* 污点;斑,疤,痣

blind /blaɪnd/ *adj.* 盲的,失明的‖*v.* 使失明;使目眩

blindness /ˈblaɪndnɪs/ *n.* 失明,盲

blink /blɪŋk/ *v.* & *n.* 眨眼

blister /ˈblɪstə; ˈblɪstər/ *n.* 水疱‖*v.* 使皮肤长水疱

block /blɒk/ *n.* 阻滞,阻塞,阻断;中断‖*v.* 阻滞,堵塞,阻塞;言语或思维中断

blockade /blɒˈkeɪd/ *n.* 阻滞,阻塞,阻断

blockage /ˈblɒkɪdʒ/ *n.* 阻塞,阻断;阻塞物

blocker /ˈblɒkə; ˈblɒkər/ *n.* 阻滞物,阻滞剂

blood /blʌd/ *n.* 血,血液;血统

bloodstream /ˈblʌdˌstriːm/ *n.* 血流

bloody /ˈblʌdi/ *adj.* 有血的,含血的;血污的;血红的‖*v.* 血染;使流血

blue /bluː/ *adj.* 蓝色的;青紫的;沮丧的;色情的

blur /blɜː; blɜːr/ *n.* 模糊形状;模糊记忆‖*v.* 使模糊

blurred /blɜːd; blɜːrd/ *adj.* 模糊不清的;记不清的

bodily /ˈbɒdli/ *adj.* 身体的,躯体的

body /ˈbɒdi/ *n.* 躯体;尸体;体部;物体

boil /bɔɪl/ *n.* 疖

bolus /ˈbəʊləs/ *n.* 团;食团;大药丸;一剂药

bone /bəʊn/ *n.* 骨;骨骼

bony /ˈbəʊni/ *adj.* 骨的;瘦的

bottle-feed /ˈbɒtlfiːd/ *v.* 人工喂养

bottle-feeding /ˈbɒtlfiːdɪŋ/ *n.* 人工喂养

bottom /ˈbɒtəm/ *n.* 底;基础;(*inf.*) 臀部

botulin /ˈbɒtʃələn/ *n.* 肉毒杆菌毒素

botulism /ˈbɒtʃəlɪzəm/ *n.* 肉毒中毒

bout /baʊt/ *n.*(疾病)发作

bowel /ˈbaʊəl/ *n.* 肠

brachial /ˈbreɪkiəl/ *adj.* 臂的,肱的;臂状的

bradycardia /ˌbreɪdɪˈkɑːdiə; ˌbreɪdɪˈkɑːrdiə/ *n.* 心动过缓,心搏徐缓

bradykinin /ˌbreɪdɪˈkaɪnən/ *n.* 缓激肽

brain /breɪn/ *n.* 脑

brainstem /ˈbreɪnstem/ *n.* 脑干

breakdown /ˈbreɪkdaʊn/ *n.* 故障;破裂;分解;崩溃,衰弱,衰竭

breast /brest/ *n.* 乳房;胸

breastbone /ˈbrestbəʊn/ *n.* 胸骨

breastfeed /ˈbrestfiːd/ *v.* 母乳喂养

breastfeeding /ˈbrestfiːdɪŋ/ *n.* 母乳喂养,人乳哺育

breath /breθ/ *n.* 呼吸;呼吸气息

breathe /briːð/ *v.* 呼吸;吸入;呼出

breathing /ˈbriːðɪŋ/ *n.* 呼吸

breathless /ˈbreθlɪs/ *adj.* 气喘吁吁的;无呼吸的

breathlessness /ˈbreθlɪsnɪs/ *n.* 气急,气促

breech /briːtʃ/ *n.* 臀,臀部

breed /briːd/ *v.* 培育;繁育‖*n.* 品种;类型

bridge /brɪdʒ/ *n.* 鼻梁;眼镜的鼻梁架;(假牙的)齿桥

broad-spectrum /ˈbrɔːdˈspektrəm/ *adj.* 广谱的

bronchial /ˈbrɒŋkiəl/ *adj.* 支气管的

bronchiectasis /ˌbrɒŋkɪˈektəsɪs/ *n.* 支气管扩张症

bronchiole /ˈbrɒŋkiəʊl/ *n.* 细支气管

bronchitis /brɒnˈkaɪtɪs/ *n.* 支气管炎

bronchoconstriction /ˌbrɒŋkəʊkənˈstrɪkʃn/ *n.* 支气管收缩,支气管狭窄

bronchoscope /ˈbrɒŋkəskəʊp/ *n.* 支气管镜

bronchoscopy /brɒŋˈkɒskəpi/ *n.* 支气管镜检查

bronchospasm /ˈbrɒŋkəspæzəm/ *n.* 支气管痉挛

bronchus /ˈbrɒŋkəs/ *n.* (*pl.* **bronchi** /ˈbrɒŋkaɪ/) 支气管

brucellosis /ˌbruːsəˈləʊsɪs/ *n.* 布鲁氏菌病

bruise /bruːz/ *n.* 挫伤；青肿‖ *v.* 碰伤；擦伤

bruised /bruːzd/ *adj.* 挫伤的，瘀伤的

bruising /ˈbruːzɪŋ/ *n.* 瘀伤，碰伤，擦伤

bruit /bruːt/ *n.* 杂音

buccal /ˈbʌkl/ *adj.* 面颊的；口的

bug /bʌg/ *n.* 昆虫；病菌；病菌引起的疾病

build /bɪld/ *n.* 体形；体格

bulb /bʌlb/ *n.* 球茎；球，球物；延髓；肿块

bulge /bʌldʒ/ *v.* 膨出；（眼睛或血管）凸出‖ *n.* 肿块；发胖部位

bulk /bʌlk/ *n.* 体积；主体；庞大的身躯

bulla /ˈbʊlə/ *n.* (*pl.* **bullae** /ˈbʊliː/) 大泡，大疱

bullous /ˈbʊləs/ *adj.* 大泡的，大疱的

bump /bʌmp/ *n.* 碰撞；肿块；隆起

bundle /ˈbʌndl/ *n.* （肌肉、神经的）束

burn /bɜːn; bɜːrn/ *v.* 烧伤，烫伤，晒伤；发烫，感到火辣辣‖ *n.* 烧伤，烫伤；酸痛感

burning /ˈbɜːnɪŋ; ˈbɜːrnɪŋ/ *adj.* 燃烧的；强烈的

burst /bɜːst; bɜːrst/ *v.* （使）爆裂，（使）破裂‖ *n.* 爆裂，破裂；突然发作，

buttock /ˈbʌtək/ *n.* （半边）屁股；臀部

byproduct /ˈbaɪˌprɒdəkt/ *n.* 副产品

C

cachexia /kəˈkeksiə/ *n.* 恶病质

cadaver /kəˈdævə; kəˈdævər/ *n.* 尸体

caecum *or* **cecum** /ˈsiːkəm/ *n.* (*pl.* **caeca** *or* **ceca** /ˈsiːkə/) 盲肠；盲端

Caesarean *or* **Cesarean** (*also* **Caesarian** *or* **Cesarian**) /sɪˈzeəriən; sɪˈzeriən/ *adj.* 剖宫产的‖ *n.* 剖宫产

caffeine /kæˈfiːn/ *n.* 咖啡因，咖啡碱

calcification /ˌkælsəfəˈkeɪʃn/ *n.* 骨化，钙化

calcify /ˈkælsəfaɪ/ *v.* 钙化，骨化

calcitonin /ˌkælsəˈtəʊnən/ *n.* 降钙素

calcium (*sym.* **Ca**) /ˈkælsiəm/ *n.* 钙

calculus /ˈkælkjʊləs/ *n.* (*pl.* **calculi** /ˈkælkjʊlaɪ/)(*syn.* **stone**)石，结石

calf /kɑːf; kæf/ *n.* (*pl.* **calves** /kɑːvz; kævz/) 腓肠

calibrate /ˈkælɪbreɪt/ *v.* 校准，调节；精确测量

caloric /kəˈlɒrɪk/ *adj.* 热的；卡的

calorie /ˈkæləri/ *n.* 卡；卡路里

canal /kəˈnæl/ *n.* 运河；管，道

cancer /ˈkænsə; ˈkænsər/ *n.* 癌，癌症

cancerous /ˈkænsərəs/ *adj.* 癌的，癌性的

candida /ˈkændədə/ *n.* 念珠菌属

candidiasis /ˌkændɪˈdaɪəsɪs/ *n.* 念珠菌病

canker /ˈkæŋkə; ˈkæŋkər/ *n.* 溃疡；马蹄癌

cannabis /ˈkænəbɪs/ *n.* (*syn.* **marijuana**) 大麻；大麻制品

cannula /ˈkænjələ/ *n.* (*pl.* **cannulas** *or* **cannulae** /ˈkænjʊliː/) 套管，插管

capacity /kəˈpæsəti/ *n.* 容纳能力，吸收力；容量，容积；才能，智能

capillary /kəˈpɪləri; ˈkæpəleri/ *n.* 毛细血管‖ *adj.* 毛细的；毛细血管的

capsid /ˈkæpsəd/ *n.* （病毒的）体壳，衣壳

capsular /ˈkæpsjuːlə; ˈkæpsələr/ *adj.* 囊的

capsule /ˈkæpsjuːl; ˈkæpsl/ *n.* 囊；胶囊；小容器

carbimazole /kɑːˈbɪməzəʊl; kɑːrˈbɪməzəʊl/ *n.* 卡比马唑

carbohydrate /ˌkɑːbəʊˈhaɪdreɪt; ˌkɑːrbəʊˈhaɪdreɪt/ *n.* 碳水化合物，糖类

carbon (*sym.* **C**) /ˈkɑːbən; ˈkɑːrbən/ *n.* 碳

carbonate /ˈkɑːbəneɪt; ˈkɑːrbəneɪt/ *n.* 碳酸盐‖ *v.* 溶解碳酸盐

carbonated /ˈkɑːbəneɪtɪd; kɑːrbəneɪtɪd/ *adj.* 含二氧化碳的

carbonic /kɑːˈbɒnɪk; kɑːrˈbɒnɪk/ *adj.* 碳的；碳化合物的

carcinogen /kɑːˈsɪnədʒən; kɑːrˈsɪnədʒən/ *n.* 致癌物

carcinogenesis /ˌkɑːsɪnəʊˈdʒenəsɪs; ˌkɑːrsɪnəʊˈdʒenəsɪs/ *n.* 癌发生，致癌作用

carcinogenic /ˌkɑːsɪnəˈdʒenɪk; ˌkɑːrsɪnəˈdʒenɪk/ *adj.* 致癌的

carcinoid /ˈkɑːsənɔɪd; ˈkɑːrsənɔɪd/ *n.* 类癌，类癌瘤

carcinoma /ˌkɑːsəˈnəʊmə; ˌkɑːrsəˈnəʊmə/ *n.* (*pl.* **carcinomas** *or* **carcinomata** /ˌkɑːsəˈnəʊmətə; ˌkɑːrsəˈnəʊmətə/) 癌

cardiac /ˈkɑːdiæk; ˈkɑːrdiæk/ *adj.* 心脏的；贲门的‖ *n.* 心脏病患者

cardiologist /ˌkɑːdiˈɒlədʒɪst; ˌkɑːrdiˈɒlədʒɪst/ *n.* 心脏病学家

cardiology /ˌkɑːdiˈɒlədʒi; ˌkɑːrdiˈɒlədʒi/ *n.* 心脏病学

cardiomyopathy /ˌkɑːdiəʊmaɪˈɒpəθi; ˌkɑːrdiəʊmaɪˈɒpəθi/ *n.* 心肌病

cardiopulmonary /ˌkɑːdiəʊˈpʌlmənəri; ˌkɑːrdiəʊˈpʊlməneri/ *adj.* 心肺的

cardiovascular /ˌkɑːdiəʊˈvæskjələ; ˌkɑːdiəʊˈvæskjələr/ *adj.* 心血管的

care /keə; keər/ *n.* & *v.* 照料；护理

carer /ˈkeərə; ˈkeərər/ *or* **caregiver** /ˈkeəgɪvə; ˈkeərgɪvər/ *n.* 看护人，护理者

carotid /kəˈrɒtɪd/ *n.* (*also* **carotid artery**) 颈动脉‖ *adj.* 颈动脉的

carpal /ˈkɑːpl; ˈkɑːrpl/ *n.* 腕骨‖ *adj.* 腕的

carpus /ˈkɑːpəs; ˈkɑːrpəs/ *n.* 腕；腕骨

carrier /ˈkæriə; ˈkæriər/ *n.* 带菌者；携带者；载体

carry /ˈkæri/ *v.* 传播，传染；输送；带有；怀孕，怀胎

carsick /ˈkɑːsɪk; ˈkɑːrsɪk/ *adj.* 晕车的

cartilage /ˈkɑːtəlɪdʒ; ˈkɑːrtəlɪdʒ/ *n.* 软骨

cartilaginous /ˌkɑːtəˈlædʒɪnəs; ˌkɑːrtəˈlædʒɪnəs/ *adj.* 软骨的

case /keɪs/ *n.* 病案，病例，患者

cast /kɑːst; kæst/ *n.* 管型；模型；硬质敷料；牙模；斜视

casualty /ˈkæʒʊəlti/ *n.* 伤患人员；急诊室

catabolic /ˌkætəˈbɒlɪk/ *adj.* 分解代谢的

catabolism /kəˈtæbəlɪzəm/ *n.* 分解代谢

catalyse *or* **catalyze** /ˈkætəlaɪz/ *v.* 催化；促成

catalyst /ˈkætlɪst/ *n.* 催化剂

cataract /ˈkætərækt/ *n.* 白内障；大瀑布

catarrh /kəˈtɑː; kəˈtɑːr/ *n.* 黏膜炎，卡他

catch /kætʃ/ *v.* 感染，患

catching /ˈkætʃɪŋ/ *adj.* 传染性的

catecholamine /ˌkætəˈkəʊləmiːn/ *n.* 儿茶酚胺，邻苯二酚胺

catheter /ˈkæθətə; ˈkæθətər/ *n.* 导管

catheterization /ˌkæθətərəˈzeɪʃn/ *n.* 导管插入(术)

cation /ˈkætaɪən/ *n.* 阳离子，正离子

causation /kɔːˈzeɪʃn/ *n.* 成因，起因；因果关系

causative /ˈkɔːzətɪv/ *adj.* 原因的，成因的

cause /kɔːz/ *n.* 起因，原因‖ *v.* 造成，引起

cauterization /ˌkɔːtəraɪˈzeɪʃn/ *n.* 烧灼

cauterize /ˈkɔːtəraɪz/ *v.* 烧灼

cavity /ˈkævəti/ *n.* 腔；穴；窝；龋洞

cell /sel/ *n.* 细胞；单元；电池

cellular /ˈseljələ; ˈseljələr/ *adj.* 细胞的；由细胞构成的

cellulitis /ˌseljʊˈlaɪtɪs/ *n.* 蜂窝织炎

Celsius /ˈselsiəs/ (*also* **centigrade** /ˈsentɪgreɪd/) *adj.* 摄氏的‖ *n.* 摄氏

cephalic /sɪˈfælɪk/ *adj.* 头的，头部的

cephalosporin /ˌsefələˈspɔːrɪn/ *n.* 先锋霉素，头孢菌素

cereal /ˈsɪəriəl; ˈsɪriəl/ *n.* 谷物；谷类食物，麦片

cerebellar /ˌserəˈbelə; ˌserəˈbelər/ *adj.* 小脑的
cerebellum /ˌserəˈbeləm/ *n.* (*pl.* **cerebellums** *or* **cerebella** /ˌserəˈbelə/) 小脑
cerebral /səˈriːbrəl/ *adj.* 大脑的
cerebrospinal /ˌserɪbrəʊˈspaɪnəl/ *adj.* 脑脊髓的
cerebrovascular /ˌserɪbrəʊˈvæskjələ; ˌserɪbrəʊˈvæskjələr/ *adj.* 脑血管的
cerebrum /səˈriː brəm/ *n.* (*pl.* **cerebrums** *or* **cerebra** /səˈriːbrə/) 大脑
cerumen /səˈruːmən/ *n.* (*syn.* **earwax**) 耵聍，耳垢
cervical /ˈsɜːvɪkl; ˈsɜːrvɪkl/ *adj.* 颈的；子宫颈的
cervix /ˈsɜːvɪks; ˈsɜːrvɪks/ *n.* (*pl.* **cervixes** *or* **cervices** /ˈsɜːvɪsiːz; ˈsɜːrvɪsiːz/) 颈；子宫颈
cessation /seˈseɪʃn/ *n.* 中断；休止
chamber /ˈtʃeɪmbə; ˈtʃeɪmbər/ *n.* 房间；腔，室
chancre /ˈʃæŋkə; ˈʃæŋkər/ *n.* 下疳
channel /ˈtʃænəl/ *n.* 沟渠；管；通道 ‖ *v.*（经过通道）输送，传送
chap /tʃæp/ *v.*（皮肤）皲裂 ‖ *n.* 皲裂
check /tʃek/ *v.* 检查；控制；抑制 ‖ *n.* 检查；控制；阻止
check-up /ˈtʃekʌp/ *n.* 检查；体格检查
cheek /tʃiːk/ *n.* 脸颊
chemical /ˈkemɪkl/ *adj.* 化学的；化学反应的 ‖ *n.* 化学制品；化学药品
chemist /ˈkemɪst/ *n.* 化学家；药剂师；〔*syn.* (*US*) **drugstore**〕药店
chemistry /kemɪstri/ *n.* 化学；化学性质
chemokine /ˈkiːməʊkaɪn/ *n.* 趋化因子
chemotactic /ˌkiːməʊˈtæktɪk/ *adj.* 趋化性的，趋药性的
chemotaxis /ˌkiːməʊˈtæksɪs/ *n.* 趋化性，趋药性
chemotherapeutic /ˌkiːməʊˌθerəˈpjuːtɪk/ *adj.* 化学治疗的
chemotherapy /ˌkiːməʊˈθerəpi/ *or* (*inf.*) **chemo** /ˈkiːməʊ/ *n.* 化学治疗，化学疗法
chest /tʃest/ *n.* 胸
chew /tʃuː/ *v.* 咀嚼 ‖ *n.* 咀嚼；咀嚼物
chickenpox /ˈtʃɪkɪnpɒks/ *n.* 水痘
childbearing /ˈtʃaɪldbeərɪŋ/ *n.* 分娩 ‖ *adj.* 育龄的
childbirth /ˈtʃaɪldbɜːθ; ˈtʃaɪldbɜːrθ/ *n.* 分娩，生产
childhood /ˈtʃaɪldhʊd/ *n.* 儿童期，童年
chill /tʃɪl/ *n.* 受寒；寒战 ‖ *v.*（使）变冷
chin /tʃɪn/ *n.* 颏，下巴
chiropractic /ˌkaɪrəˈpræktɪk/ *n.* 脊椎按摩疗法
chiropractor /ˈkaɪrəpræktə; ˈkaɪrəpræktər/ *n.* 脊椎按摩师
chlamydia /kləˈmɪdiə/ *n.* 衣原体
chloramphenicol /ˌklɔːræmˈfenɪkɒl/ *n.* 氯霉素
chloride /ˈklɔːraɪd/ *n.* 氯化物
chlorine (*sym.* **Cl**) /ˈklɔːriːn/ *n.* 氯
choke /tʃəʊk/ *v.* & *n.* 哽塞，气哽；窒息；阻塞
choking /ˈtʃəʊkɪŋ/ *n.* 哽塞，气哽
cholangitis /ˌkəʊlənˈdʒaɪtɪs/ *n.* 胆管炎
cholecyst /ˈkɒlɪsɪst/ *n.* (*syn.* **gall bladder**) 胆囊
cholera /ˈkɒlərə/ *n.* 霍乱
cholestasis /ˌkɒləˈsteɪsɪs/ *n.* 胆汁淤积
cholesterol /kɒˈlestərɒl/ *n.* 胆固醇
cholinergic /ˌkəʊləˈnɜːdʒɪk; ˌkəʊləˈnɜːrdʒɪk/ *adj.* 胆碱能的
chromatin /ˈkrəʊmətən/ *n.* 染色质
chromosomal /ˌkrəʊməˈsəʊml/ *adj.* 染色体的
chromosome /ˈkrəʊməˌsəʊm/ *n.* 染色体
chronic /ˈkrɒnɪk/ *adj.* 慢性的；患慢性病的
chronically /ˈkrɒnɪkli/ *adv.* 慢性地，长期地
chylomicron /ˌkaɪləʊˈmaɪkrɒn/ *n.* 乳糜微粒
chyme /kaɪm/ *n.* 食糜
cicatrix /ˈsɪkətrɪks/ *n.* (*pl.* **cicatrices** /ˌsɪkəˈtraɪsiːz/) 瘢痕
cilium /ˈsɪliəm/ *n.* (*pl.* **cilia** /ˈsɪliə/) 睫；睫

毛;纤毛

circular /ˈsɜːkjələ; ˈsɜːrkjələr/ *adj.* 环状的;循环的

circulate /ˈsɜːkjʊleɪt; ˈsɜːrkjʊleɪt/ *v.* 循环;传播

circulation /ˌsɜːkjʊˈleɪʃn; ˌsɜːrkjʊˈleɪʃn/ *n.* 循环;流通

circulatory /ˌsɜːkjʊˈleɪtəri; ˈsɜːrkjələˌtɔːri/ *adj.* 循环的

circumflex /ˈsɜːkəmfleks; ˈsɜːrkəmfleks/ *adj.* 卷曲的,旋绕的

cirrhosis /sɪˈrəʊsɪs/ *n.* 肝硬化,肝硬变;硬变

clavicle /ˈklævɪkl/ *n.* (*syn.* **collarbone**) 锁骨

cleanse /klenz/ *v.* 清洁,清洗;净化

cleanser /klenzə; klenzər/ *n.* 洁肤液;清洁剂

clear /klɪə; klɪər/ *v.* 清除;变畅通 ‖ *adj.* (眼睛)清澈的;(皮肤)光洁的

clearance /ˈklɪərəns/ *n.* 清除

cleavage /ˈkliːvɪdʒ/ *n.* 劈,分裂;卵裂

cleave /kliːv/ *v.* 劈开;分裂

cleft /kleft/ *adj.* 分离的;裂开的 ‖ *n.* 裂缝;凹陷

clench /klentʃ/ *v.* 紧握;咬紧 ‖ *n.* 紧握;咬紧夹钳

climacteric /klaɪˈmæktərɪk/ *n.* 转折点;更年期,绝经期

climax /ˈklaɪmæks/ *n.* 顶点,极期;高潮

clinic /ˈklɪnɪk/ *n.* 诊所,门诊部;门诊时间;临床教学

clinical /ˈklɪnɪkl/ *adj.* 门诊的;临床的

clinically /ˈklɪnɪkəli/ *adv.* 临床上地

clinician /klɪˈnɪʃn/ *n.* 临床医师

clone /kləʊn/ *n.* 无性系,克隆;克隆生物,克隆细胞 ‖ *v.* 无性繁殖,克隆

cloning /ˈkləʊnɪŋ/ *n.* 克隆,克隆形成

close /ˈkləʊz/ *adj.* 接近的;密切的;(血缘关系)近的 ‖ *v.* 关闭,闭合

closure /ˈkləʊʒə; ˈkləʊʒər/ *n.* 闭合,关闭

clot /klɒt/ *n.*(血液的)凝块 ‖ *v.* 凝块

clotting /ˈklɒtɪŋ/ *n.* 凝固,凝结

clubbing /ˈklʌbɪŋ/ *n.* 杵状变

clump /klʌmp/ *n.* 群,团,块 ‖ *v.* 聚集,结块

cluster /ˈklʌstə; ˈklʌstər/ *n.* 簇,群 ‖ *v.* 聚集

coagulate /kəʊˈægjʊleɪt/ *v.* 凝结,凝固

coagulation /kəʊˌægjʊˈleɪʃn/ *n.* 凝结,凝固

coat /ˈkəʊt/ *n.* 衣,膜,层 ‖ *v.* 包上,盖上,形成覆盖层

coating /ˈkəʊtɪŋ/ *n.* 涂层,外层,包衣

cobalamin /kəʊˈbæləmən/ *n.* 钴胺(素)

cocaine /kəˈkeɪn/ *n.* 可卡因,古柯碱

cochlea /ˈkɒkliə/ *n.* (*pl.* **cochleas** / **cochleae** / ˈkɒklii:/) 耳蜗

cochlear /ˈkɒkliə; ˈkɒkliər/ *adj.* 耳蜗的

code /kəʊd/ *n.* 代码;(遗传)密码 ‖ *v.* 编码;指定遗传密码

codeine /ˈkəʊdiːn/ *n.* 可待因

coeliac *or* **celiac** /ˈsiːlɪæk/ *adj.* 腹部的,腹腔的;乳糜泻的 ‖ *n.* 乳糜泻患者

cohort /ˈkəʊhɔːt; ˈkəʊhɔːrt/ *n.* 一群人;同期组群

coil /kɔɪl/ *n.* 卷,圈;旋管;螺旋;子宫节育环 ‖ *v.* 卷;盘绕;成螺旋状

cold /kəʊld/ *adj.* 冷的;寒冷的;凉的 ‖ *n.* 冷;感冒,伤风

colectomy /kəˈlektəmi/ *n.* 结肠切除术

colic /ˈkɒlɪk/ *n.* 急腹痛,绞痛 ‖ *adj.* 结肠的

colitis /kəʊˈlaɪtɪs/ *n.* 结肠炎

collagen /ˈkɒlədʒən/ *n.* 胶原(蛋白)

collapse /kəˈlæps/ *v.* (肺或血管)萎陷;昏倒,虚脱 ‖ *n.* 昏倒,虚脱;萎陷

collar /ˈkɒlə; ˈkɒlər/ *n.* 衣领;颈圈

collarbone /ˈkɒləbəʊn; ˈkɒlərbəʊn/ *n.* (*syn.* **clavicle**) 锁骨

colon /ˈkəʊlən/ *n.* 结肠

colonic /kəˈlɒnɪk/ *adj.* 结肠的

colonize /ˈkɒlənaɪz/ *v.* 移植,大批繁殖于

colonoscope /kəˈlɒnəskəʊp/ *n.* 结肠镜

colonoscopy /ˌkəʊləˈnɒskəpi/ *n.* 结肠镜检查

colony /ˈkɒləni/ *n.* 集群;菌落

colorblind /ˈkʌləblaɪnd; ˈkʌlərblaɪnd/ *adj.* 色盲的

colorectal /ˌkəʊləˈrektl/ *adj.* 结肠直肠的

coma /ˈkəʊmə/ *n.* 昏迷

comatose /ˈkəʊmətəʊs/ *adj.* 昏迷的;酣睡的

combination /ˌkɒmbəˈneɪʃn/ *n.* 复合,联合,组合;并用(药物);化合

combine /kəmˈbaɪn/ *v.* 结合,混合,复合;化合

comminuted /ˈkɒmɪnju:tɪd/ *adj.* 粉碎的

communicable /kəˈmju:nɪkəbl/ *adj.* 传染的

communicate /kəˈmju:nɪkeɪt/ *v.* 交流;传递;传染,传播

compact /kəmˈpækt/ *adj.* 致密的,紧密的;结实的,矮壮的

compartment /kəmˈpɑ:tmənt; kəmˈpɑ:rtmənt/ *n.* 格,隔间,隔室

compatible /kəmˈpætəbl/ *adj.* 适合的,相容的,可配伍的

compensate /ˈkɒmpənseɪt/ *v.* 代偿,代偿

compensation /ˌkɒmpənˈseɪʃn/ *n.* 补偿;代偿

complain /kəmˈpleɪn/ *v.* 主诉,陈诉

complaint /kəmˈpleɪnt/ *n.* 陈述;疾病;不适

complement /ˈkɒmpləmənt/ *n.* 补充物;补体 ‖ /ˈkɒmpləment/ *v.* 补充,补足

complementary /ˌkɒmpləˈmentəri/ *adj.* 补充的;补充医学的

complementation /ˌkɒmpləmenˈteɪʃn/ *n.* 补充;互补,互补作用

complex /ˈkɒmpleks/ *adj.* 复杂的;复合的,合成的 ‖ *n.* 合成物,复合体;复证;情结;复合波

compliance /kəmˈplaɪəns/ *n.* 依从,顺从;顺应性,可塑性

complicate /ˈkɒmpləkeɪt/ *v.* 使复杂化;加重,引起并发症

complicated /ˈkɒmpləkeɪtɪd/ *adj.* 复杂的;并发的,合并的

complication /ˌkɒmpləˈkeɪʃn/ *n.* 复杂;复杂化;并发症

component /kəmˈpəʊnənt/ *n.* 部分,成分;组元 ‖ *adj.* 组成的,构成的

compose /kəmˈpəʊz/ *v.* 组成;构成;使平静;使镇定

compound /ˈkɒmpaʊnd/ *n.* 化合物,混合物;复合物 ‖ *adj.* 复合的;混合的;化合的 ‖ /kəmˈpaund/ *v.* 混合;组成;加重,使恶化

compress /ˈkɒmpres/ *n.* 敷布,压布 ‖ /kəmˈpres/ *v.* 压缩,压紧;浓缩,精简

compression /kəmˈpreʃn/ *n.* 压迫,压缩,受压

compulsion /kəmˈpʌlʃn/ *n.* 强迫;强迫行为,强迫症

compulsive /kəmˈpʌlsɪv/ *adj.* 强迫的,强迫行为的,强迫症的 ‖ *n.* 强迫症患者

concave /ˈkɒnkeɪv/ *adj.* 凹的,凹面的

conceive /kənˈsi:v/ *v.* 构想;怀孕,怀胎

concentrate /ˈkɒnsəntreɪt/ *v.* 专注;集中,聚集;浓缩 ‖ *n.* 浓缩物,浓缩液

concentration /ˌkɒnsənˈtreɪʃn/ *n.* 专注;关注;集中,汇集;浓度,含量

conception /kənˈsepʃn/ *n.* 构思;怀孕;受孕

concomitant /kənˈkɒmɪtənt/ *adj.* 同时发生的,伴随的 ‖ *n.* 同时发生的事,伴随物

concurrent /kənˈkʌrənt/ *adj.* 同时存在的

condition /kənˈdɪʃn/ *n.* 健康状况;疾病 ‖ *v.* 制约,影响;适应,使习惯于;保养

conditioner /kənˈdɪʃənə; kənˈdɪʃənər/ *n.* 护发素;衣物柔顺剂

condom /ˈkɒndəm/ *n.* 保险套,避孕套

conducive /kənˈdju:sɪv/ *adj.* 有益的,促成的

conduct /kənˈdʌkt/ *v.* 实施;表现;传导

conduction /kənˈdʌkʃn/ *n.* 传导;输送

conductive /kən'dʌktɪv/ *adj.* 有传导力的,传导性的

confidential /ˌkɒnfɪ'denʃl/ *adj.* 机密的;私密的,亲密的

confidentiality /ˌkɒnfɪdenʃi'æləti/ *n.* 机密性;私密性

confine /kən'faɪn/ *v.* 限制;禁闭;使受限,限制行动

confinement /kən'faɪn/ *n.* 禁闭;限制;分娩,产期

confirm /kən'fɜːm; kən'fɜːrm/ *v.* 证实,确认

confirmation /ˌkɒnfə'meɪʃn; ˌkɒnfər'meɪʃn/ *n.* 证实,确认

confirmed /kən'fɜːmd; kən'fɜːrmd/ *adj.* 证实过的,验证了的;坚定的

conformation /ˌkɒnfɔː'meɪʃn; ˌkɒnfɔːr'meɪʃn/ *n.* 符合,一致;形态,构造,构象

congeal /kən'dʒiːl/ *v.* 变稠,凝结

congenital /kən'dʒenɪtl/ *adj.* 先天的;天生的

congested /kən'dʒestɪd/ *adj.* 拥堵的;充血的,堵塞的

congestion /kən'dʒestʃn/ *n.* 拥堵;充血,堵塞

congestive /kən'dʒestɪv/ *adj.* 充血性的

conjunctiva /ˌkɒndʒʌŋk'taɪvə/ *n.* 结膜

conjunctival /ˌkɒndʒʌŋk'taɪvl/ *adj.* 结膜的

conjunctivitis /kənˌdʒʌŋktɪ'vaɪtɪs/ *n.* 结膜炎

conscious /'kɒnʃəs/ *adj.* 有意识的;神志清醒的;意识到的

consciousness /'kɒnʃəsnɪs/ *n.* 意识,觉察;有意识,清醒,知觉

consistency /kən'sɪstənsi/ *n.* 一致;浓度;黏稠度

constipated /'kɒnstəpeɪtɪd/ *adj.* 便秘的

constipation /ˌkɒnstə'peɪʃn/ *n.* 便秘

constituent /kən'stɪtʃʊənt/ *adj.* 组成的,构成的‖ *n.* 成分,构分,要素

constitution /ˌkɒnstɪ'tjuːʃn/ *n.* 构成,构造;体格,体质,素质

constitutional /ˌkɒnstɪ'tjuː ʃənəl/ *adj.* 体质的,体格的;本质的,内在固有的

constitutive /'kɒnstɪtjuːtɪv/ *adj.* 组成的,构成的;本质的,基本的

constrict /kən'strɪkt/ *v.* 使紧缩,缩窄

constricted /kən'strɪktɪd/ *adj.* 收缩的,狭窄的

constriction /kən'strɪkʃn/ *n.* 狭窄,缩窄,收缩;压抑,压迫感

consult /kən'sʌlt/ *v.* 请教,咨询;商议;查阅

consultant /kən'sʌltənt/ *n.* 顾问;顾问医生,会诊医生

consultation/ˌkɒnsəl'teɪʃn/ *n.* 研讨,磋商;咨询,就诊;会诊

consume /kən'sjuːm/ *v.* 食用;消耗

consumption /kən'sʌmpʃn/ *n.* 消耗,消耗量;身体耗损

contact /'kɒntækt/ *n.* 接触;(传染病的)接触者‖ *adj.* 接触的;接触引起的‖ *v.* 接触

contagious /kən'teɪdʒəs/ *adj.* 接触传染的;患接触性传染病

contain /kən'teɪn/ *v.* 容纳;包含;克制;遏制

contaminant /kən'tæmənənt/ *n.* 污染物

contaminate /kən'tæməneɪt/ *v.* 污染;败坏

contaminated /kən'tæməneɪtɪd/ *adj.* 被污染的

contamination /kənˌtæmə'neɪʃn/ *n.* 污染

content /'kɒntent/ *n.* 内容,内容物;含量,容量

continence /'kɒntənəns/ *n.* 节制;节欲;(大小便)自控

continent /'kɒntənənt/ *adj.* 节制的;节欲的;(大小便)自控的

contraception /ˌkɒntrə'sepʃn/ *n.* 避孕,节育

contraceptive /ˌkɒntrə'septɪv/ *n.* 避孕的,节育的‖ *v.* 避孕药;避孕用具

contract /kən'trækt/ *v.* 收缩;感染,患病

contractile /kən'træktaɪl; kən'træktl/ *adj.* 收缩的

contractility /ˌkɒntræk'tɪləti/ *n.* 收缩性;伸缩力

contraction /kən'trækʃn/ *n.* 收缩;挛缩

contraindicate /ˌkɒntrə'ɪndɪkeɪt/ *v.* 禁忌,显示(药物或疗法)不当

contraindication /ˌkɒntrəˌɪndɪ'keɪʃn/ *n.* 禁忌,禁忌症

contribute /kən'trɪbju:t/ *v.* 促成,促使

contributory /kən'trɪbjʊtəri/ *adj.* 促成的;导致的

control /kən'trəʊl/ *n.* 控制;抑制;对照;对照物‖ *v.* 控制;抑制;核实

contusion /kən'tu:ʒən/ *n.* 挫伤

convalescence /ˌkɒnvə'lesns/ *n.* 康复,恢复;康复期,恢复期

convalescent /ˌkɒnvə'lesnt/ *adj.* 恢复期的;正在康复的‖ *n.* 恢复期的病人

conversion /kən'vɜ:ʃn; kən'vɜ:rʃn/ *n.* 转变;转换;倒转术

convex /'kɒnveks/ *adj.* 凸出的;凸面的

convulsion /kən'vʌlʃn/ *n.* 惊厥,抽搐

convulsive /kən'vʌlsɪv/ *adj.* 惊厥的,抽搐的

coordinate /kəʊ'ɔ:dɪneɪt; kəʊ'ɔ:rdɪneɪt/ *v.* 使协调,使相配合;协同;搭配‖ /kəʊ'ɔ:dɪnət; kəʊ'ɔ:rdɪnət/ *adj.* 同等的

coordinated /kəʊ'ɔ:dɪneɪtɪd; kəʊ'ɔ:rdɪneɪtɪd/ *adj.* 协调的,肌肉共济的

coordination/kəʊˌɔ:dɪ'neɪʃn;kəʊˌɔ:rdɪ'neɪʃn/ *n.* 协调,协同作用

copper /'kɒpə; 'kɒpər/ *n.* 铜

cord /kɔ:d; kɔ:rd/ *n.* 绳;索,带

core /kɔ:; kɔ:r/ *n.* 核;核心,中心;基础课程

cornea /'kɔ:niə; kɔ:rniə/ *n.* 角膜

corneal /'kɔ:niəl; 'kɔ:rniəl/ *adj.* 角膜的

coronary /'kɒrənəri; 'kɔ:rəneri/ *adj.* 冠状的;心脏的‖ *n.* 冠状动脉血栓形成

coronavirus /kə'rəʊnəˌvaɪrəs/ *n.* 冠状病毒,日冕形病毒

corpse /kɔ:ps; kɔ:rps/ *n.* 尸体

corpus /'kɔ:pəs; 'kɔ:rpəs/ *n.* (*pl.* **corpuses** *or* **corpora** /'kɔ:pərə; 'kɔ:rpərə/) 体,主体;器官

corpuscle /'kɔ:pəsl; 'kɔ:rpəsl/ *n.* 小体;(活)细胞

correlate /'kɒrəleɪt/ *v.* 联系;相关

correlation /ˌkɔ:rə'leɪʃn/ *n.* 联系;相关

correspond /ˌkɒrəs'pɒnd/ *v.* 一致;相似,相当

correspondence /ˌkɒrəs'pɒndəns/ *n.* 一致;相似,相当

cortex /'kɔ:teks; 'kɔ:rteks/ *n.* (*pl.* **cortices** /'kɔ:tɪsi:z; 'kɔ:rtɪsi:z/) 外皮,外层;皮层,皮质

cortical /'kɔ:tɪkl; 'kɔ:rtɪkl/ *adj.* 外皮的;皮质的,皮层的

corticosteroid /ˌkɔ:tɪkəʊ'stɪərɔɪd; ˌkɔ:rtɪkəʊ'stɪrɔɪd/ *n.* (肾上腺)皮质类固醇

cortisol /'kɔ:tɪsɒl; 'kɔ:rtɪsɒl/ *n.* (*syn.* **hydrocortisone**) 皮质醇,氢化可的松

cosmetic /kɒz'metɪk/ *adj.* 美容的;整容的‖ *n.* 化妆品,美容品

costa /'kɒstə/ *n.* 肋骨

costal /'kɒstl/ *adj.* 肋骨的;肋部的

couch /kaʊtʃ/ *n.* 沙发;长榻;诊床,诊察台

cough /kɒf/ *v.* 咳,咳嗽;咳出‖ *n.* 咳嗽(声);咳嗽病

coughing /'kɒfɪŋ/ *n.* 咳嗽

counsel /'kaʊnsl/ *v.* 劝告,建议;提供专业咨询‖ *n.* 建议,劝告;律师

counseling /'kaʊnsəlɪŋ/ *n.* 咨询,建议

count /ˌkaʊnt/ *n.* 总数;点数;(量的)计数

counteract /ˌkaʊntə'rækt/ *v.* 抵消,抵抗

course /kɔ:s; kɔ:rs/ *n.* 路线;进程;病程;疗程

coxa /'kɒksə/ *n.* 髋;髋关节

cramp /kræmp/ *n.* 痛性痉挛,抽筋;(腹部)绞痛‖ *v.*(使)痉挛;(使)绞痛

cranial /'kreɪniəl/ *adj.* 颅的;颅骨的

craniotomy /ˌkreɪnɪˈɒtəmi/ *n.* 开颅术;穿颅术

cranium /ˈkreɪniəm/ *n.* (*pl.* **craniums** *or* **crania** /ˈkreɪniə/) 颅骨,头盖骨

cream /kriːm/ *n.* 奶油;精华;护肤霜,乳膏

creatine /ˈkriːətiːn/ *n.* 肌酸

creatinine /krɪˈætɪniːn/ *n.* 肌酐

crest /krest/ *n.* 顶峰,波峰;嵴

cripple /ˈkrɪpl/ *v.* 使跛;使伤残‖ *n.* 跛子;残疾人

crippled /ˈkrɪpld/ *adj.* 使跛的;残疾的

crisis /ˈkraɪsɪs/ *n.* 临界,极期;危象

critical /ˈkrɪtɪkl/ *adj.* 临界的,极期的;危象的,危急的

crook /krʊk/ *n.* 骗子;弯曲;臂弯,肘弯‖ *v.* (手指或手臂)弯曲

crooked /ˈkrʊkɪd/ *adj.* 弯曲的;扭曲的

cross-section /ˈkrɒsˌsekʃn/ *n.* 断面图,横截面

cross-sectional /ˈkrɒsˈsekʃənəl/ *adj.* 横断层面的

crotch /krɒtʃ/ *n.* 胯部,两腿分叉处;裤裆

croup /kruːp/ *n.* 哮吼,格鲁布

crush /krʌʃ/ *v.* 压,挤压;压碎,压伤;压倒;榨出‖ *n.* 挤压;压碎;迷恋;果汁

crushing /ˈkrʌʃɪŋ/ *n.* 挤压;压碎

crust /krʌst/ *n.* 硬皮,外皮,壳;痂‖ *v.* 结成硬皮;形成痂

crutch /krʌtʃ/ *n.* 腋杖,拐杖;支器;(*syn.* **crotch**)胯部,两腿分叉处

crystal /ˈkrɪstl/ *n.* 结晶;结晶体

crystalline /ˈkrɪstəlaɪn/ *adj.* 水晶的;晶状的;结晶体组成的

cubital /ˈkjuːbɪtl/ *adj.* 前臂的;肘的

cubitus /ˈkjuːbɪtəs/ *n.* 肘;前臂

cuff /kʌf/ *n.* 袖口;套囊

culminate /ˈkʌlmɪneɪt/ *v.* 结束,达到极点

culprit /ˈkʌlprɪt/ *n.* 罪犯;导致问题的原因

cultivate /ˈkʌltɪveɪt/ *v.* 栽培;培养

culture /ˈkʌltʃə; ˈkʌltʃər/ *n.* 培养;培养物‖ *v.* 培养

cumulative /ˈkjuːmjələtɪv/ *adj.* 积累的,积蓄的

curable /ˈkjʊərəbl; ˈkjʊrəbl/ *adj.* 能治愈的

curative /ˈkjʊərətɪv; ˈkjʊrətɪv/ *adj.* 有疗效的,可治疗的‖ *n.* 药物;治疗法

cure /kjʊə; kjʊər/ *v.* 治愈(病人);治愈(疾病);痊愈‖ *n.* 药物;疗法;治疗;疗程

cut /kʌt/ *v.* 切割;割开;割伤,划伤;出牙‖ *n.* 切割;切口,伤口

cutaneous /kjʊˈteɪniəs/ *adj.* 皮肤的,影响皮肤的

cyanosis /ˌsaɪəˈnəʊsɪs/ *n.* 发绀,青紫

cycle /ˈsaɪkl/ *n.* 循环,周期

cyclic /ˈsaɪklɪk/ *adj.* 循环的,周期的

cyst /sɪst/ *n.* 囊肿;囊,泡囊;包囊

cystic /ˈsɪstɪk/ *adj.* 囊肿的;包囊中的;膀胱的;胆囊的

cystitis /sɪˈstaɪtɪs/ *n.* 膀胱炎

cytokine /ˈsaɪtəkaɪn/ *n.* 细胞因子;细胞活素

cytomegalovirus (*abbr.* **CMV**) /ˌsaɪtəˈmegələʊvaɪrəs/ *n.* 巨细胞病毒

cytoplasm /ˈsaɪtəˌplæzəm/ *n.* 细胞质,细胞浆

cytoplasmic /ˌsaɪtəpˈlæzmɪk/ *adj.* 细胞质的

cytosine /ˈsaɪtəsɪn/ *n.* 胞嘧啶

cytosol /ˈsaɪtəsɒl/ *n.* 细胞溶质,胞液

cytosolic /ˌsaɪtəˈsɒlɪk/ *adj.* 细胞溶质的

cytotoxic /ˌsaɪtəˈtɒksɪk/ *adj.* 细胞毒素的

D

damage /ˈdæmɪdʒ/ *n.* & *v.* 损坏;损伤;伤害

dead /ˈded/ *adj.* 死亡的;无知觉的,麻木的

deadly /ˈdedli/ *adj.* 致死的,致命的

deaf /def/ *adj.* 聋的,失聪的

deafness /ˈdefnɪs/ *n.* 聋,耳聋

death /deθ/ *n.* 死,死亡;死因

debilitate /dɪˈbɪlɪteɪt/ *v.* 使虚弱，使衰弱

debilitated /dɪˈbɪlɪteɪtɪd/ *adj.* 虚弱的

debilitating /dɪˈbɪlɪteɪtɪŋ/ *adj.* 使虚弱的

debility /dɪˈbɪləti/ *n.* 虚弱，无力

debridement /dɪˈbri:dmənt/ *n.* 清创术

decay /dɪˈkeɪ/ *v.* 腐烂；（牙齿）遭蛀蚀；衰弱；衰变‖ *n.* 腐烂；蛀牙；衰弱；衰变

decompose /ˌdi:kəmˈpəʊz/ *v.* 腐烂，分解

decomposition /ˌdi:kɒmpəˈzɪʃn/ *n.* 腐烂，分解

decompression /ˌdi:kəmˈpreʃn/ *n.* 减压，解压

decongestant /ˌdɪkənˈdʒestənt/ *adj.* 减轻充血的‖ *n.* 减充血剂

decubitus /dɪˈkju:bɪtəs/ *n.* 卧姿，卧位；褥疮

defaecate *or* **defecate** /ˈdefəkeɪt/ *v.* 排便

defaecation *or* **defecation** /defəˈkeɪʃn/ *n.* 排便

defect /dɪˈfekt/ *n.* 缺陷，缺损

defective /dɪˈfektɪv/ *adj.* 有缺陷的，缺损的‖ *n.* 有缺陷的人，不健全者

defence *or* **defense** /dɪˈfens/ *n.* 防御

defensive /dɪˈfensɪv/ *adj.* 防御性的，防御的

deficiency /dɪˈfɪʃnsi/ *n.* 缺乏，不足；缺点，缺陷

deficient /dɪˈfɪʃnt/ *adj.* 不足的，缺乏的；有缺点的，有缺陷的

deficit /ˈdefɪsɪt/ *n.* 赤字；不足；缺陷

deflate /dɪˈfleɪt/ *v.* 放气；泄气

deform /dɪˈfɔ:m; dɪˈfɔ:rm/ *v.*（使）变形；（使）成畸形

deformation /ˌdi:fɔ:ˈmeɪʃn; ˌdi:fɔ:rˈmeɪʃn/ *n.* 变形；畸形

deformed /dɪˈfɔ:md; dɪˈfɔ:rmd/ *adj.* 变形的，畸形的

deformity /dɪˈfɔ:məti; dɪˈfɔ:rməti/ *n.* 变形，畸形；畸形部位，畸形器官

degenerate /dɪˈdʒenəreɪt/ *adj.* 退化的，衰退的；变性的，变质的‖ *v.* 退化，衰退；变性，变质‖ *n.* 精神变态者

degeneration /dɪˌdʒenəˈreɪʃn/ *n.* 变性，退化，变质

degenerative /dɪˈdʒenərətɪv/ *adj.* 变性的，退化的，变质的

degradation /ˌdegrəˈdeɪʃn/ *n.* 降低；退化；降解

degrade /dɪˈgreɪd/ *v.* 使降低；使退化；使降解

degree /dɪˈgri:/ *n.*（温度的）度，度数；（烧伤的）严重程度

dehydrate /di:ˈhaɪdreɪt/ *v.*（使）脱水，去水

dehydrated /di:ˈhaɪdreɪtɪd/ *adj.* 脱水的

dehydration /ˌdi:haɪˈdreɪʃn/ *n.* 脱水

deleterious /ˌdeləˈtɪəriəs; ˌdeləˈtɪriəs/ *adj.* 有害的

delirious /dɪˈlɪəriəs; dɪˈlɪriəs/ *adj.* 谵妄的；发狂的

delirium /dɪˈlɪəriəm; dɪˈlɪriəm/ *n.* 谵妄；发狂

deliver /dɪˈlɪvə; dɪˈlɪvər/ *v.* 递送；助产，接生；使分娩；生产

delivery /dɪˈlɪvəri/ *n.* 递送；分娩，生产

deltoid /ˈdeltɔɪd/ *adj.* 三角形的；三角肌的‖ *n.* 三角肌

delusion /dɪˈlu:ʒn/ *n.* 妄想；错觉

dementia /dɪˈmenʃə/ *n.* 痴呆

dendrite /ˈdendraɪt/ *n.*（神经细胞）树突

dendritic /denˈdrɪtɪk/ *adj.* 树状的，树突的

denervate /di:ˈnɜ:veɪt; di:ˈnɜ:rveɪt/ *v.* 去神经

denervation /ˌdi:nəˈveɪʃn; ˌdi:nərˈveɪʃn/ *n.* 去神经，去神经支配

dense /dens/ *adj.* 密集的；浓密的；密度大的

density /ˈdensəti/ *n.* 密集；浓度；密度

dental /ˈdentl/ *adj.* 牙齿的；牙科的

dentist /ˈdentɪst/ *n.* 牙科医生，牙医

dentistry /ˈdentɪstri/ *n.* 牙科学；牙科技术

denture /ˈdentʃə; ˈdentʃər/ *n.* 托牙，假牙

deoxygenate /di:ˈɒksɪdʒəneɪt/ *v.* 脱氧，除氧

dependence /dɪˈpendəns/ *n.* 依赖，上瘾

dependency /dɪˈpendənsi/ *n.* 依赖性；（*syn.* **dependence**）依赖，上瘾

dependent /dɪˈpendənt/ *adj.* 依赖的；依赖性的；悬垂的

deplete /dɪˈpliːt/ *v.* 耗尽，使枯竭；排空，减液，放血

depleted /dɪˈpliːtɪd/ *adj.* 衰竭的

depletion /dɪˈpliːʃn/ *n.* 耗尽，衰竭；排空，减液，放血

deposit /dɪˈpɒzɪt/ *v.* 使沉积，使淤积 ‖ *n.* 沉积；沉积物，淤积物；牙垢

depress /dɪˈpres/ *v.* 使抑郁，使沮丧；降低；削弱，抑制；按下，推压

depressant /dɪˈpresnt/ *adj.* 抑制的 ‖ *n.* 抑制药

depressed /dɪˈprest/ *adj.* 抑郁的；患抑郁症的；降低的；凹陷的

depressing /dɪˈpresɪŋ/ *adj.* 令人沮丧的；抑郁的

depression /dɪˈpreʃn/ *n.* 抑郁(症)；降低，减弱；凹，窝

depressive /dɪˈpresɪv/ *adj.* 降低的，抑制的；抑郁的 ‖ *n.* 抑郁症患者

depressor /dɪˈpresə; dɪˈpresər/ *n.* 抑制剂；(血压)降压剂；压器，压板；(*syn.* **depressor muscle**)降肌；(*syn.* **depressor nerve**)减压神经

deprivation /ˌdeprəˈveɪʃn/ *n.* 剥夺，丧失，缺乏

deprive /dɪˈpraɪv/ *v.* 剥夺，夺去

derange /dɪˈreɪndʒ/ *v.* 使紊乱；使精神错乱

derangement /dɪˈreɪndʒmənt/ *n.* 紊乱；精神错乱

derivative /dɪˈrɪvətɪv/ *adj.* 衍生的 ‖ *n.* 派生物；衍生物

dermal /ˈdɜːml; ˈdɜːrml/ *adj.* 真皮的；皮肤的

dermatitis /ˌdɜːməˈtaɪtɪs; ˌdɜːrməˈtaɪtɪs/ *n.* 皮炎

dermatologist /ˌdɜːməˈtɒlədʒɪst; ˌdɜːrməˈtɒlədʒɪst/ *n.* 皮肤病学家，皮肤科医生

dermatology /ˌdɜːməˈtɒlədʒi; ˌdɜːrməˈtɒlədʒi/ *n.* 皮肤病学

dermatome /ˈdəːmətəʊm; ˈdəːrmətəʊm/ *n.* 皮区；皮刀

dermatomyositis /ˌdɜːmətəˌmaɪəˈsaɪtɪs; ˌdɜːrmətəˌmaɪəˈsaɪtɪs/ *n.* 皮肌炎

dermis /ˈdɜːmɪs; ˈdɜːrmɪs/ *n.* 真皮

descending /dɪˈsendɪŋ/ *adj.* 下降的

descent /dɪˈsent/ *n.* 下降；下落；血统

detect /dɪˈtekt/ *v.* 发现，查出，检出

detection /dɪˈtekʃn/ *n.* 发现，查出，检出

detergent /dɪˈtɜː dʒənt; dɪˈtɜː rdʒnt/ *n.* 去污剂，去垢剂 ‖ *adj.* 去污的

deteriorate /dɪˈtɪəriəreɪt; dɪˈtɪriəreɪt/ *v.* 恶化；变质；衰退

deterioration /dɪˌtɪəriəˈreɪʃn; dɪˌtɪriəˈreɪʃn/ *n.* 恶化；变质；衰退

determinant /dɪˈtɜː mɪnənt; dɪˈtɜː rmɪnənt/ *n.* 决定因素；决定物 ‖ *adj.* 决定性的

determination /dɪˌtɜːmɪˈneɪʃn; dɪˌtɜːrmɪˈneɪʃn/ *n.* 决定，测定

detrimental /ˌdetrɪˈmentl/ *adj.* 有害的，不利的

develop /dɪˈveləp/ *v.* 成长，发育；研发；发展；感染，患；显影

development /dɪˈveləpment/ *n.* 成长，发育；研发；发展；显影

developmental /dɪˌveləpˈmentl/ *adj.* 发育的；发展的；与进化有关的

deviant /ˈdiːviənt/ *adj.* 偏离标准的,不正常的 ‖ *n.* 偏离标准者，不正常者

deviate /ˈdiːvieɪt/ *v.* 背离，偏离

deviation /ˌdiːviˈeɪʃn/ *n.* 偏离，偏向，反常

dexamethasone /ˌdeksəˈmeθəzəʊn/ *n.* 地塞米松，氟美松

dextrose /ˈdekstrəʊs/ *n.* 葡萄糖，右旋糖

diabetes /ˌdaɪəˈbiːtiːz/ *n.* 糖尿病，多尿症

diabetic /ˌdaɪəˈbetɪk/ *adj.*（患）糖尿病的；适合糖尿病患者的‖ *n.* 糖尿病患者
diagnose /ˈdaɪəgnəʊz/ *v.* 诊断
diagnosis /daɪəgˈnəʊsɪs/ *n.* 诊断；诊断结果
diagnostic /ˌdaɪəgˈnɒstɪk/ *adj.* 诊断的；用于诊断的；特征的，显示症状的‖ *n.* 诊断学；症状；诊器
diagnostically /ˌdaɪəgˈnɒstɪkli/ *adv.* 诊断上，按照诊断
diagram /ˈdaɪəgræm/ *n.* 图，线图，简图
dialysate /daɪˈæləseɪt/ *n.* 透析物；透析液
dialysis /daɪˈæləsɪs/ *n.* 渗析
diaphragm /ˈdaɪəfræm/ *n.* 隔，隔膜；隔板；膜片；避孕隔膜，子宫帽
diarrhoea *or* **diarrhea** /ˌdaɪəˈriːə/ *n.* 腹泻
diastole /daɪˈæstəli/ *n.* 舒张，心舒期
diastolic /daɪəˈstɒlɪk/ *adj.* 舒张的
diazepam /daɪˈæzəpæm/ *n.* 地西泮，安定
die /daɪ/ *v.* 死，死亡；消失，消逝
diet /ˈdaɪət/ *n.* 饮食；特定饮食；节食‖ *v.* 节食，进规定饮食
dietary /ˈdaɪətri; ˈdaɪəteri/ *adj.* 饮食的
dieter /ˈdaɪətə; ˈdaɪətər/ *n.* 节食者
dietetic /daɪəˈtetɪk/ *adj.* 饮食的，营养的
dietetics /daɪəˈtetɪks/ *n.* 饮食学，营养学
dietician *or* **dietitian** /ˌdaɪəˈtɪʃn/ *n.* 营养学家
differential /ˌdɪfəˈrenʃəl/ *adj.* 差别的；区别性的
differentiate /ˌdɪfəˈrenʃɪeɪt/ *v.* 区别，辨别；变异，变化
differentiation /ˌdɪfəˌrenʃɪˈeɪʃn/ *n.* 区别，辨别；分化
diffuse /dɪˈfjuːs/ *adj.* 弥散的，扩散的‖ *v.* 使弥散，使扩散，使渗透
diffusion /dɪˈfjuːʒən/ *n.* 弥散，扩散
digest /daɪˈdʒest/ *v.* 消化
digestion /daɪˈdʒestʃn/ *n.* 消化；消化能力
digestive /daɪˈdʒestɪv/ *adj.* 消化的‖ *n.* 消化药
digit /ˈdɪdʒɪt/ *n.* 手指；拇指；脚趾
digital /ˈdɪdʒɪtl/ *adj.* 手指的；脚趾的
digitalis /ˌdɪdʒɪˈteɪlɪs; ˌdɪdʒɪˈtæləs/ *n.* 洋地黄；洋地黄制剂（强心剂）
digoxin /dɪˈdʒɒksən/ *n.* 地高辛，异羟基洋地黄毒甙（强心剂）
dilatation /ˌdaɪləˈteɪʃn/ *n.* 膨胀，扩张；扩张术
dilate /daɪˈleɪt/ *v.* 使膨胀，扩张
dilation /daɪˈleɪʃn/ *n.* 膨胀，扩张；扩张术
dilator /daɪˈleɪtə; daɪˈleɪtər/ *n.* 扩张肌；扩张器
dilute /daɪˈluːt/ *v.* 稀释‖ *adj.* 稀释的
dilution /daɪˈluːʃn/ *n.* 稀释；冲淡稀释物
dioxide /daɪˈɒksaɪd/ *n.* 二氧化物
diphtheria /dɪfˈθɪəriːə; dɪfˈθɪriːə/ *n.* 白喉
disability /ˌdɪsəˈbɪləti/ *n.* 残疾，伤残
disable /dɪsˈeɪbl/ *v.* 使残废，使伤残
disabled /dɪsˈeɪbld/ *adj.* 残疾的，有缺陷的
disarticulate /ˌdɪsɑːˈtɪkjʊleɪt; ˌdɪsɑːrˈtɪkjʊleɪt/ *v.* 使关节断离
disarticulation/ˌdɪsɑːˌtɪkjʊˈleɪʃn; ˌdɪsɑːrˌtɪkjʊˈleɪʃn/ *n.* 关节离断术
disc *or* **disk** /dɪsk/ *n.* 盘，板
discharge /dɪsˈtʃɑːdʒ; dɪsˈtʃɑːrdʒ/ *v.* 获准出院；排出‖ /ˈdɪstʃɑːdʒ; ˈdɪstʃɑːrdʒ/ *n.* 出院；排出；排出物
discoloration /dɪsˌkʌləˈreɪʃn/ *n.* 变色，褪色
discolour *or* **discolor** /dɪˈskʌlə; dɪˈskʌlər/ *v.* 使变色，使褪色
discomfort /dɪsˈkʌmfət; dɪsˈkʌmfərt/ *n.* 不舒适，不安，烦闷
discontinuation /ˌdɪskənˌtɪnjʊˈeɪʃn/ *n.* 停药，中断
discontinue /ˌdɪskənˈtɪnjuː/ *v.* 终止，中断
discrete /dɪˈskriːt/ *adj.* 稀疏的，分散的
disease /dɪˈziːz/ *n.* 病，疾病
diseased /dɪˈziːzd/ *adj.* 患病的，病变的

disinfect /ˌdɪsɪnˈfekt/ *v.* 消毒,杀菌

disinfectant /ˌdɪsɪnˈfektənt/ *n.* 消毒剂,杀菌剂‖ *adj.* 消毒的,杀菌的

disintegrate /dɪsˈɪntɪgreɪt/ *v.* 分解;分裂

disintegration /dɪsˌɪntɪˈgreɪʃn/ *n.* 分解;分裂

dislocate /ˈdɪsləkeɪt/ *v.* 使脱位,使脱臼

dislocated /ˈdɪsləkeɪtɪd/ *adj.* 脱位的,离位的

dislocation /ˌdɪsləˈkeɪʃn/ *n.* 脱位,脱臼

disorder /dɪsˈɔ:də; dɪsˈɔ:rdər/ *n.* 混乱;病症,紊乱,失调,障碍‖ *v.* 使生病,使失调,使紊乱

disordered /dɪsˈɔ:dəd; dɪsˈɔ:rdərd/ *adj.* 混乱的;生病的,失调的,紊乱的,错乱的

disorientation /dɪsˌɔ:riənˈteɪʃn/ *n.* 迷失方向,迷惑;迷向,定向障碍

dispensary /dɪˈspensəri/ *n.* 药房,配药处;医务室,诊所

dispense /dɪˈspens/ *v.* 分配;配药,配剂

displace /dɪsˈpleɪs/ *v.* 移位,转移;取代,置换

displaced /dɪsˈpleɪst/ *adj.* 移位的

displacement /dɪsˈpleɪsmənt/ *n.* 移位,错位;取代;置换;移置作用,情感转移

disposition /ˌdɪspəˈzɪʃn/ *n.* 性情,性格;倾向,意向;排列;布置

disrupt /dɪsˈrʌpt/ *v.* 扰乱,打断;使破裂

disruption /dɪsˈrʌpʃn/ *n.* 中断,扰乱,破裂

dissect /dɪˈsekt/ *v.* 解剖

dissection /dɪˈsekʃn/ *n.* 解剖;解剖标本

disseminated /dɪˈseməneɪtɪd/ *adj.* 散布的,播散的

dissociate /dɪˈsəʊʃieɪt/ *v.* 分离;分裂

dissociated /dɪˈsəʊʃieɪtɪd/ *adj.* 分裂的

dissociation /dɪˌsəʊʃiˈeɪʃn/ *n.* 分离;分裂

dissociative /dɪˈsəʊʃiətɪv/ *adj.* 分离的;分裂的

dissolve /dɪˈzɒlv/ *v.* 溶解,融化;分解,破坏

dissolved /dɪˈzɒlvd/ *adj.* 溶解的,融化的

distal /ˈdɪstl/ *adj.* 远侧的,末梢的

distend /dɪˈstend/ *v.* 使扩张,膨胀

distended /dɪˈstendɪd/ *adj.* 扩张的,膨胀的

distention /dɪsˈtenʃn/ *n.* 膨胀,肿胀

distill /dɪˈstɪl/ *v.* 蒸馏;提纯;去除

distress /dɪsˈtres/ *n.* 痛苦,苦恼;疼痛,不适;危难,危急‖ *v.* 使焦虑,使苦恼

disturb /dɪsˈtɜ:b; dɪsˈtɜ:rb/ *v.* 搅乱,使不安

disturbance /dɪsˈtɜ: bəns; dɪsˈtɜ: rbəns/ *n.* 障碍;失调;紊乱

diuresis /ˌdaɪjʊəˈri: sɪs; ˌdaɪəˈri: sɪs/ *n.* 利尿,多尿

diuretic /ˌdaɪjʊˈreɪtɪk; ˌdaɪjəˈretɪk/ *adj.* 利尿的‖ *n.* 利尿剂

diversion /daɪˈvɜ: ʃn; dɪˈvɜ: rʒn/ *n.* 转向,转移,偏离

divert /daɪˈvɜ:t; daɪˈvɜ:rt/ *v.* 使转向,转移

diverticular /ˌdaɪvəˈtɪkjələ; ˌdaɪvərˈtɪkjələr/ *adj.* 憩室的,膨部的

diverticulitis /ˌdaɪvətɪkjʊˈlaɪtɪs; ˌdaɪvərtɪkjʊˈlaɪtɪs/ *n.* 憩室炎

diverticulosis /ˌdaɪvətɪkjʊˈləʊsɪs; ˌdaɪvərtɪkjʊˈləʊsɪs/ *n.* 憩室病

diverticulum /ˌdaɪvəˈtɪkjələm; ˌdaɪvərˈtɪkjələm/ *n.* (*pl.* **diverticula** /ˌdaɪvəˈtɪkjələ; ˌdaɪvərˈtɪkjələ/) 憩室,膨部

divide /dɪˈvaɪd/ *v.* 分开;分隔;分裂

division /dɪˈvɪʒn/ *n.* 分开;分隔;细胞分裂;分界线

dizziness /ˈdɪzinɪs/ *n.* 头晕,眩晕

dizzy /ˈdɪzi/ *adj.* 头晕的,眩晕的‖ *v.* 使头晕;使眩晕

DNA /ˌdi: enˈeɪ/ *n.* (**deoxyribonucleic acid**) 脱氧核糖核酸

doctor (*abbr.* **Dr.**) /ˈdɒktə; ˈdɒktər/ *n.* 医生;牙医;兽医‖ *v.* 伪造;(将毒药等)掺入

dominance /ˈdɒmənəns/ *n.* 优势,显性

dominant /ˈdɒmɪnənt/ *adj.* 占优势的;显性的

‖ *n.* 显性等位基因；显性性状；优势种

dominate /ˈdɒmɪneɪt/ *v.* 统治，支配

donate /dəʊˈneɪt/ *v.* 献血；捐献器官

donation /dəʊˈneɪʃn/ *n.* 捐献，捐赠

donor /ˈdəʊnə; ˈdəʊnər/ *n.* 捐献者；供体，供者

dopamine /ˈdəʊpəmiːn/ *n.* 多巴胺

dorsal /ˈdɔːsl; ˈdɔːrsl/ *adj.* 背的；背侧的

dorsum /ˈdɔːsəm; ˈdɔːrsəm/ *n.* (*pl.* **dorsa** /ˈdɔːsə; ˈdɔːrsə/) 背；背部

dosage /ˈdəʊsɪdʒ/ *n.* 剂量，用量

dose /dəʊs/ *n.* 量，一次剂量，一剂；射线剂量 ‖ *v.* 服药，给药

doxycycline /ˌdɒksiˈsaɪkliːn/ *n.* 强力霉素

drain /dreɪn/ *v.* 引流，导液 ‖ *n.* 引流管

drainage /ˈdreɪnɪdʒ/ *n.* 引流，导液

drape /dreɪp/ *n.* 帷，帘；布单，盖布

dress /ˈdres/ *v.* 敷药，包扎

dressing /ˈdresɪŋ/ *n.* 敷裹；敷料；调料

dribble /ˈdrɪbl/ *v.* 滴淌；流口水

dribbling /ˈdrɪblɪŋ/ *n.* 流涎

dried /draɪd/ *adj.* 干燥的

drip /drɪp/ *v.* 滴下；滴出 ‖ *n.* 滴；滴注；滴注器

droop /druːp/ *v.* 低垂，下垂

drooping /ˈdruːpɪŋ/ *adj.* 下垂的，低垂的 ‖ *n.* 下垂

drop /drɒp/ *v.* 降低；落下；滴下；垂下；累垮 ‖ *n.* 下降，减少；滴；滴剂

droplet /ˈdrɒplɪt/ *n.* 小滴

dropper /ˈdrɒpə; ˈdrɒpər/ *n.* 滴管，滴瓶

drosophila /drɒˈsɒfilə; drəʊˈsɒfilə/ *n.* 果蝇

drowsiness /ˈdraʊzinɪs/ *n.* 困倦，嗜睡

drowsy /ˈdraʊzi/ *adj.* 困倦的，思睡的

drug /drʌg/ *n.* 药，药物；毒品 ‖ *v.* 用药麻醉；掺入麻醉药

druggist /ˈdrʌgɪst/ *n.* (*syn.* **pharmacist**) 药师，药剂师

drugstore /ˈdrʌgstɔː; ˈdrʌgstɔːr/ *n.*〔*syn.* (*UK*) **chemist**〕药店

dry /draɪ/ *adj.* (皮肤或头发)发干的；口渴的；口干的，喉咙干的；干咳的；(眼睛)无泪的

dryness /ˈdraɪnɪs/ *n.* 干度，干燥

duct /dʌkt/ *n.* 管，道

duodenal /ˌdjuːəʊˈdiːnəl; ˌduːəˈdiːnəl/ *adj.* 十二指肠的

duodenum /ˌdjuːəʊˈdiːnəm; ˌduːəˈdiːnəm/ *n.* 十二指肠

duplicate /ˈdjuːpləkət/ *adj.* 复制的；成对的 ‖ *n.* 复制品 ‖ /ˈdjuːpləkeɪt/ *v.* 复制

duplication /ˌdjuːplɪˈkeɪʃn/ *n.* 复制；重复

dysfunction /dɪsˈfʌŋkʃn/ *n.* 机能障碍，功能障碍

dyspepsia /dɪsˈpepʃə/ *n.* (*syn.* **indigestion**) 消化不良

dysphagia /dɪsˈfeɪdʒiə/ *n.* 吞咽困难

dysplasia /dɪsˈpleɪʒiə/ *n.* 发育异常，发育不良

dyspnoea *or* **dyspnea** /dɪsˈpniːə/ *n.* 呼吸困难

dystrophy /ˈdɪstrəfi/ *n.* 营养不良

E

ear /ˈɪə; ɪər/ *n.* 耳

earache /ˈɪəreɪk/ *n.* 耳痛

eardrum /ˈɪədrʌm; ˈɪərdrʌm/ *n.* 耳膜，鼓膜

earwax /ˈɪəwæks; ˈɪərwæks/ *n.* 耵聍，耳垢

echocardiography /ˌekəʊˌkɑːdɪˈɒgrəfi; ˌekəʊˌkɑːrdɪˈɒgrəfi/ *n.* 心回波描记术，超声心动检查

eclampsia /ɪˈklæmpsiə/ *n.* 子痫，惊厥

ectoderm /ˈektəʊdəːm; ˈektəʊdəːrm/ *n.* 外胚层

ectopic /ekˈtɒpɪk/ *adj.* 异位的；离位的；异常的 ‖ *n.* 宫外孕

eczema /ɪgˈziːmə, ˈeksəmə/ *n.* 湿疹

effect /ɪˈfekt/ *n.* 效果；结果

effective /ɪˈfektɪv/ *adj.* 有效的；产生预期效果的
effectiveness /ɪˈfektɪvnɪs/ *n.* 有效；有力
effector /ɪˈfektə; ɪˈfektər/ *n.* 效应器；效应物
efferent /ˈefərənt/ *adj.* 传出的；输出的；离心的‖ *n.* 输出神经纤维；输出血管
efficacious /ˌefɪˈkeɪʃəs/ *adj.* 有效的
efficacy /ˈefɪkəsi/ *n.* 功效；效力
efficiency /ɪˈfɪʃənsi/ *n.* 效力；效能
efficient /ɪˈfɪʃnt/ *adj.* 效率高的
efficiently /ɪˈfɪʃəntli/ *adv.* 有效地
effusion /ɪˈfju:ʒən/ *n.* 流出；发散；渗出
egg /eg/ *n.* 卵细胞；卵子
ejaculate /ɪˈdʒækjʊleɪt/ *v.* 射精
ejaculation /ɪˌdʒækjʊˈleɪʃn/ *n.* 射精
eject /ɪˈdʒekt/ *v.* 喷射；射出
ejection /ɪˈdʒekʃn/ *n.* 喷出；排出物
elastic /ɪˈlæstɪk/ *adj.* 有弹性的
elbow /ˈelbəʊ/ *n.* 肘
electrocardiogram (*abbr.* **ECG** *or* **EKG**) /ɪˌlek-trəʊˈkɑ:di:əˌgræm; ɪˌlektrəʊˈkɑ:rdi:əgræm/ *n.* 心电图
electrocardiograph (*abbr.* **ECG** *or* **EKG**) /ɪˌlektrəʊˈkɑ:di:əˌgrɑ:f; ɪˌlektrəʊˈkɑ:rdi:əgræf/ *n.* 心电图机
electrode /ɪˈlektrəʊd/ *n.* 电极
electrolyte /ɪˈlektrəlaɪt/ *n.* 电解溶液；电解质
electron /ɪˈlektrɒn/ *n.* 电子
electronic /ˌɪlekˈtrɒnɪk/ *adj.* 电子的
electrophysiologic /ɪˌlektrəʊˌfɪzɪəˈlɒdʒɪk/ *adj.* 电生理学的
electrophysiology /ɪˌlektrəʊfɪzɪˈɒlədʒi/ *n.* 电生理学
element /ˈeləmənt/ *n.* 元素；要素
elevate /ˈelɪveɪt/ *v.* 使升高，提高
elevated /ˈelɪveɪtɪd/ *adj.* 偏高的；隆起的，鼓起的
elevation /ˌeləˈveɪʃn/ *n.* 提高；增加
elicit /ɪˈlɪsɪt/ *v.* 引出；探出
eliminate /ɪˈlɪmɪneɪt/ *v.* 消除；排泄
elimination /ɪˌlɪmɪˈneɪʃn/ *n.* 排除；排泄
elongate /i:ˌlɑ:ŋˈgeɪʃn/ *n.* 拉长，伸长
elongate /ˈi:lɒŋgeɪt; ɪˈlɔ:ŋgeɪt/ *v.* 拉长，伸长
elucidate /ɪˈlu:sɪdeɪt/ *v.* 阐明；解释
embed /ɪmˈbed/ *v.* 嵌入；埋入
embolism /ˈembəlɪzəm/ *n.* 栓塞
embolization /ˌembəlaɪˈzeɪʃn/ *n.* 栓子形成，栓化
embolus /ˈembələs/ *n.* (*pl.* **emboli** /ˈembəlaɪ/) 栓子
embryo /ˈembrɪəʊ/ *n.* (*pl.* **embryos**) 胚胎
embryogenesis /ˌembrɪəʊˈdʒenɪsɪs/ *n.* 胚胎发生，胚胎发育
embryonic /ˌembri:ˈɒnɪk/ *adj.* 胚胎的
emergence /ɪˈmɜ:dʒəns; ɪˈmɜ:rdʒəns/ *n.* 出现；破壳而出
emergency /ɪˈmɜ:dʒənsi; ɪˈmɜ:rdʒənsi/ *n.* 紧急情况；急诊病人；急诊科
emission /ɪˈmɪʃn/ *n.* 发出；排放
emit /ɪˈmɪt/ *v.* 排放；散发
emphysema /ˌemfɪˈsi:mə/ *n.* 肺气肿，气肿
empirical /emˈpɪrɪkl/ *adj.* 依靠经验的
empyema /ˌempaɪˈi:mə/ *n.* 积脓
encephalitis /enˌsefəˈlaɪtɪs/ *n.* 脑炎
encephalopathy /enˌsefəˈlɒpəθi/ *n.* 脑病
enclose /ɪnˈkləʊz/ *v.* 围住；包围
encode /ɪnˈkəʊd/ *v.* 编码
endemic /ɪnˈdemɪk/ *adj.* 地方性的；地方病的
endocardiac /ˌendəʊˈkɑ:dɪæk; ˌendəʊˈkɑ:rdɪæk/ *adj.* 心内的；心内膜的
endocarditis /ˌendəʊkɑ:ˈdaɪtɪs; ˌendəʊkɑ:rˈdaɪtɪs/ *n.* 心内膜炎
endocardium /ˌendəʊˈkɑ:dɪəm; ˌendəʊˈkɑ:rdɪəm/ *n.* 心内膜

endocrine /ˈendəʊkraɪn; ˈendəkrən/ *n.* 内分泌物，激素；内分泌腺‖ *adj.* 内分泌腺的，内分泌的
endocytosis /ˌendəʊsaɪˈtəʊsɪs/ *n.* 胞吞作用
endoderm /ˈendəʊdəːm; ˈendəʊdəːrm/ *n.* 内胚层
endogenous /enˈdɒdʒənəs/ *adj.* 内生的，内源的
endometrial /ˌendəʊˈmiːtrɪəl/ *adj.* 子宫内膜的
endometrium /ˌendəʊˈmiːtrɪəm/ *n.* 子宫内膜
endoscope /ˈendəskəʊp/ *n.* 内窥镜
endoscopic /ˌendəsˈkɒpɪk/ *adj.* 内窥镜的；内窥镜检查的
endoscopy /enˈdɒskəpi/ *n.* 内镜检查术
endothelial /ˌendəʊˈθiːlɪəl/ *adj.* 内皮的
endothelium /ˌendəʊˈθiːlɪəm/ *n.* 内皮
endotoxin /ˌendəʊˈtɒksən/ *n.* 内毒素
endpoint /ˈendpɔɪnt/ *n.* 端点，终点
endurance /ɪnˈdjʊərəns; ɪnˈdʊrəns/ *n.* 忍耐力，耐力
endure /ɪnˈdjʊə; ɪnˈdjʊər/ *v.* 忍耐，忍受；持续，持久
enema /ˈenɪmə/ *n.* 灌肠；灌肠剂
energetic /ˌenəˈdʒetɪk; ˌenərˈdʒetɪk/ *adj.* 精力充沛的
energy /ˈenədʒi; ˈenərdʒi/ *n.* 活力，精力；能，能量
enhance /ɪnˈhɑːns; ɪnˈhæs/ *v.* 提高，增强
enhanced /ɪnˈhɑːnst; ɪnˈhænst/ *adj.* 提高的，增强的
enhancement /ɪnˈhɑːnsmənt; ɪnˈhænsmənt/ *n.* 提高，增强
enlarge /ɪnˈlɑːdʒ; ɪnˈlɑːrdʒ/ *v.* (使)变大；(使)扩大
enlargement /ɪnˈlɑːdʒmənt; ɪnˈlɑːrdʒmənt/ *n.* 增大，膨大；放大
enteral /ˈentərəl/ *adj.* 肠内的，肠溶性的
enteric /ɪnˈterɪk/ *adj.* 肠的，肠内的
enzymatic /ˌenzaɪˈmætɪk/ *adj.* 酶的
enzyme /ˈenzaɪm/ *n.* 酶
eosinophil /ˌiːəʊˈsɪnəfɪl/ *n.* 嗜酸性粒细胞
epidemic /ˌepɪˈdemɪk/ *adj.* 流行性的‖ *n.* 流行
epidemiologic /ˌepɪdiːmɪəˈlɒdʒɪk/ *adj.* 流行病学的
epidemiologist /ˌepɪdiːmɪˈɒlədʒɪst/ *n.* 流行病学家
epidemiology /ˌepɪdiːmɪˈɒlədʒi/ *n.* 流行病学
epidermis /ˌepɪˈdɜːmɪs; ˌepəˈdɜːrmɪs/ *n.* 表皮
epidural /ˌepɪˈdjʊərəl; ˌepɪˈdʊrəl/ *adj.* 硬膜外的‖ *n.* 硬膜外麻醉剂
epigastric /ˌepɪˈgæstrɪk/ *adj.* 上腹部的
epigastrium /ˌepɪˈgæstrɪəm/ *n.* 腹上部
epigenetic /ˌepɪdʒɪˈnetɪk/ *adj.* 外成的；渐成的
epilepsy /ˈepəlepsi/ *n.* 癫痫
epinephrine /ˌepəˈnefrɪn/ *n.* (*syn.* **adrenalin**) 肾上腺素
episode /ˈepɪsəʊd/ *n.* 插曲；发作
episodic /ˌepəˈsɒdɪk/ *adj.* 不定期发生的
epithelial /ˌepəˈθiːliəl/ *adj.* 上皮的
epithelium /ˌepəˈθiːliəm/ *n.* 上皮
equation /ɪˈkweɪʃn/ *n.* 方程式，等式，反应式
equilibrium /ˌiːkwəˈlɪbrɪəm/ *n.* 平衡；平静
equivalent /ɪˈkwɪvələnt/ *n.* 等同物，对应物，当量‖ *adj.* 相等的，等值的
eradicate /ɪˈrædɪkeɪt/ *v.* 根除，消灭
eradication /ɪˌrædɪˈkeɪʃn/ *n.* 拔掉，除掉
erect /ɪˈrekt/ *adj.* 竖直的，勃起的
erectile /ɪˈrektaɪl; ɪˈrektl/ *adj.* 能勃起的
erection /ɪˈrekʃn/ *n.* 勃起，竖立
erode /ɪˈrəʊd/ *v.* 侵蚀，腐蚀
eroded /ɪˈrəʊdɪd/ *adj.* 受侵蚀的，被侵蚀的
erosion /ɪˈrəʊʒən/ *n.* 糜烂，侵蚀，腐蚀
erotic /ɪˈrɒtɪk/ *adj.* 性欲的；引起性欲的
erupt /ɪˈrʌpt/ *v.* 爆发；发疹；出牙
eruption /ɪˈrʌpʃn/ *n.* 爆发；发疹；疹；出牙

erysipelas /ˌerɪˈsɪpɪləs/ *n.* 丹毒

erythema /ˌerɪˈθiːmə/ *n.* 红斑

erythematous /ˌerɪˈθiːmətəs/ *adj.* 红斑的

erythrocyte /ɪˈrɪθrəsaɪt/ *n.*(*syn.* **red blood cell**) 红细胞

erythromycin /ɪˌrɪθrəˈmaɪsɪn/ *n.* 红霉素

escape /ɪˈskeɪp/ *v.* 逃跑,逸出‖ *n.* 逸出,脱逸

essential /ɪˈsenʃl/ *adj.* 必需的,本质的;自发的,原发的;必不可少的

ethanol /ˈeθəˌnɔːl/ *n.* 乙醇

ether /ˈiːθə; ˈiːθər/ *n.* 乙醚

eugenic /juːˈdʒenɪk/ *adj.* 优生的

eugenics /juːˈdʒenɪks/ *n.* 优生学

euthanasia /ˌjuːθəˈneɪʒə/ *n.* (*syn.* **mercy killing**) 安乐死

evacuate /ɪˈvækjʊeɪt/ *v.* 排空;排泄

evacuation /ɪˌvækjuːˈeɪʃn/ *n.* 排空;排泄;排泄物

evade /ɪˈveɪd/ *v.* 避免,逃避

evasion /ɪˈveɪʒən/ *n.* 躲避,逃避

evolution /ˌiːvəˈluːʃn/ *n.* 进化;演变

evolutionary /ˌiːvəˈluːʃənəri/ *adj.* 进化的

evolve /ɪˈvɒlv/ *v.* 发展,演变;演化,进化

exacerbate /ɪɡˈzæsəbeɪt; ɪɡˈzæsərbeɪt/ *v.* 加重,转剧

exacerbation /ɪɡˌzæsəˈbeɪʃn; ɪɡˌzæsərˈbeɪʃn/ *n.* 加重,转剧

examination /ɪɡˌzæmɪˈneɪʃn/ *n.* 检查,诊查

examine /ɪɡˈzæmɪn/ *v.* 检查,诊查

excise /ɪkˈsaɪz/ *v.* 切除,割去

excision /ɪkˈsɪʒən/ *n.* 切割,切除

excitation /ˌeksɪˈteɪʃn/ *n.* 刺激,兴奋

excite /ɪkˈsaɪt/ *v.* 刺激,兴奋

excrete /ɪkˈskriːt/ *v.* 排泄

excretion /ɪksˈkriːʃn/ *n.* 排泄;排泄物

exertion /ɪɡˈzɜːʃn; ɪɡˈzɜːrʃn/ *n.* 用力,劳累

exertional /ɪɡˈzɜːʃənəl; ɪɡˈzɜːrʃənəl/ *adj.* 劳累性的

exhalation /ˌekshəˈleɪʃn/ *n.* 排出;排出物;呼出

exhale /ɪksˈheɪl/ *v.* 呼出,呼气

exhaust /ɪɡˈzɔːst/ *v.* 使精疲力竭;排光

exhaustion /ɪɡˈzɔːstʃn/ *n.* 精疲力竭;耗尽

exhibit /ɪɡˈzɪbɪt/ *v.* 表现,显示

exocrine /ˈeksəkraɪn; ˈeksəkrɪn/ *adj.* 外分泌的;外分泌腺的

exogenous /ekˈsɒdʒɪnəs/ *adj.* 外源的,外生的

expand /ɪkˈspænd/ *v.* 扩大;扩充;扩展

expansion /ɪkˈspænʃn/ *n.* 扩大;扩展;扩展部分

expel /ɪkˈspel/ *v.* 排出,喷出

experiment /ɪksˈperɪmənt/ *n.* 实验,试验‖ /ɪksˈperɪment/ *v.* 做实验,做试验

experimental /ɪksˌperɪˈmentl/ *adj.* 实验性的,试验性的

experimentation /ɪkˌsperəmenˈteɪʃn/ *n.* 实验,试验

expiration /ˌekspɪˈreɪʃn/ *n.* 期满;死亡;呼气,呼出

expire /ɪkˈspaɪə; ɪkˈspaɪr/ *v.* 终止,到期;死亡;呼气,呼出

exploration /ˌeksplәˈreɪʃn/ *n.* 探索,研究

explore /ɪkˈsplɔː; ɪkˈsplɔːr/ *v.* 探查,探索

expose /ɪksˈpəʊz/ *v.* 暴露,使遭受;曝光;当众露阴

exposure /ɪkˈspəʊʒə; ɪkˈspəʊʒər/ *n.* 暴露,接触;身体受冻;曝光;照射

express /ɪkˈspres/ *v.* 表达;表示;榨出

expression /ɪksˈpreʃn/ *n.* 面容,表情;表达;压出,压榨

expulsion /ɪkˈspʌlʃn/ *n.* 排出;娩出

extend /ɪkˈstend/ *v.* 伸展,延长,扩大

extension /ɪksˈtenʃn/ *n.* 伸展;扩散,蔓延;牵伸术

extensor /ɪksˈtensə; ɪksˈtensər/ *n.* (*syn.* **extensor muscle**) 伸肌

external /ɪkˈstɜːnəl; ɪkˈstɜːrnəl/ *adj.* 外的，外部的；外用的

extracellular /ˌekstrəˈseljələ; ˌekstrəˈseljələr/ *adj.* 细胞外的

extract /ɪkˈstrækt/ *v.* 提取；取出，拔出‖ /ˈekstrækt/ *n.* 提取物，浸膏，汁

extraction /ɪkˈstrækʃn/ *n.* 拔出，取出，取胎；提取，浸出

extrinsic /ɪkˈstrɪnsɪk/ *adj.* 外在的，外部的

exudate /ˈeksjʊdeɪt/ *n.* 渗出物

exudation /ˌeksjʊˈdeɪʃn/ *n.* 渗出；渗出物

exude /ɪɡˈzuːd/ *v.* 渗出，流出；散发出

eye /aɪ/ *n.* 眼，眼睛

eyeball /ˈaɪbɔːl/ *n.* 眼球

eyebrow /ˈaɪbraʊ/ *n.* 眉；眉毛

eyelid /ˈaɪlɪd/ *n.* 睑，眼睑

eyesight /ˈaɪsaɪt/ *n.* 视力；眼界

F

face /feɪs/ *n.* 面；面容

facial /ˈfeɪʃl/ *adj.* 面的；牙前庭面的‖ *n.* 面部护理，美容

factor /ˈfæktə; ˈfæktər/ *n.* 因子，因素；遗传因子；凝血因子

fade /feɪd/ *v.* 褪色；衰老

faecal *or* **fecal** /ˈfiːkl/ *adj.* 粪便的

faeces *or* **feces** /ˈfiːsiːz/ *n.* 粪便

Fahrenheit (*abbr.* **F**) /ˈfærənhaɪt; ˈferənhaɪt/ *adj.* 华氏温标的，华氏的‖ *n.* 华氏温标

fail /feɪl/ *v.* 失败，失效

failure /ˈfeɪljə; ˈfeɪljər/ *n.* 失败，失效，衰竭

faint /feɪnt/ *n.* 昏厥，晕厥‖ *v.* 昏厥，晕倒‖ *adj.* 虚弱的；微弱的

faint /ˈfeɪntiŋ/ *n.* 昏厥，晕厥

false /fɔːls/ *adj.* 假的；人造的

familial /fəˈmɪljəl/ *adj.* 家族的

family /ˈfæməli/ *n.* 家庭；科；族

fascia /ˈfeɪʃə; ˈfeɪʃiə/ *n.* 筋膜

fat /fæt/ *n.* 脂肪；脂‖ *adj.* 肥胖的；油腻的；鼓起的，肿的

fatal /ˈfeɪtl/ *adj.* 致命的

fatality /fəˈtæləti/ *n.* 死亡；致命性；宿命

fatigue /fəˈtiːɡ/ *n.* 疲劳

fatness /ˈfætnɪs/ *n.* 肥胖

fat-soluble /fætˈsɒljʊbl/ *adj.* 脂溶性的

fatty /ˈfæti/ *adj.* 脂肪的；高脂的

feasible /ˈfiːzəbl/ *adj.* 可实行的

febrile /ˈfiːbraɪl; ˈfebrəl/ *adj.* 发热的

feeble /ˈfiːbl/ *adj.* 虚弱的；懦弱的

feedback /ˈfiːdbæk/ *n.* 反馈

feel /fiːl/ *n.* 觉得，感到；(通过触觉)感觉到；摸起来；触，摸；体验到

feeling /ˈfiːlɪŋ/ *n.* 感情；感觉；触觉

female /ˈfiːmeɪl/ *adj.* 女性的，雌性的‖ *n.* 女性，女子，雌性生物

femoral /ˈfemərəl/ *adj.* 股骨的

femur /ˈfiːmə; ˈfiːmər/ *n.* (*pl.* **femurs** *or* **femora** /ˈfemərə/) (*syn.* **thighbone**) 股骨

ferment /fəˈment; fərˈment/ *n.* 酶，酵素；发酵‖ *v.*(使)发酵

fermentation /ˌfɜːmənˈteɪʃn; ˌfɜːrmenˈteɪʃn/ *n.* 发酵

fertile /ˈfɜːtaɪl; ˈfɜːrtl/ *adj.* 能生育的；成熟的

fertilisation *or* **fertilization** /ˌfɜːtəlaɪˈzeɪʃn; ˌfɜːrtəliˈzeɪʃn/ *n.* 受精

fertilise *or* **fertilize** /ˈfɜːtəlaɪz; ˈfɜːrtəlaɪz/ *v.* 使受孕，使受精

fertility /fɜːˈtɪləti; fɜːrˈtɪləti/ *n.* 生育力；生育率

fever /ˈfiːvə; ˈfiːvər/ *n.* 发热，热；热病

feverish /ˈfiːvərɪʃ/ *adj.* 发烧的；引起热病的

fibre *or* **fiber** /ˈfaɪbə; ˈfaɪbər/ *n.* 纤维

fibril /ˈfaɪbrɪl/ *n.* 原纤维，纤丝

fibrillation /ˌfɪbrəˈleɪʃn/ *n.* 原纤维形成；纤维

性颤动

fibrin /ˈfaɪbrɪn/ *n.* 纤维蛋白

fibrinogen /faɪˈbrɪnədʒən/ *n.* 纤维蛋白原

fibrinolysis /ˌfaɪbrɪˈnɒlɪsɪs/ *n.* 纤维蛋白溶解

fibrinolytic /ˌfaɪbrɪnəˈlɪtɪk/ *adj.* 溶解纤维蛋白的

fibroid /faɪbrɔɪd/ *adj.* 纤维性的，纤维状的‖ *n.* 纤维样肌瘤，子宫肌瘤

fibroma /faɪˈbrəʊmə/ *n.* 纤维瘤

fibrosis /faɪˈbrəʊsɪs/ *n.* 纤维变性，纤维化

fibrotic /faɪˈbrɒtɪk/ *adj.* 纤维变性的

fibrous /ˈfaɪbrəs/ *adj.* 纤维的，含纤维的

fibula /ˈfɪbjələ/ *n.* (*pl.* **fibulas** *or* **fibulae** /ˈfɪbjʊliː/) 腓骨

filament /ˈfɪləmənt/ *n.* 丝，细丝，纤丝

filling /ˈfɪlɪŋ/ *n.* 充填；填料

film /ˈfɪlm/ *n.* 软片，胶片；膜，薄膜

filter /ˈfɪltə; ˈfɪltər/ *n.* 滤器，过滤器；滤光片；滤声器‖ *v.* 过滤

filtrate /ˈfɪltreɪt/ *n.* 滤液

filtration /fɪlˈtreɪʃn/ *n.* 过滤；滤光

fine /faɪn/ *adj.* 健康的；细微的

finger /ˈfɪŋgə; ˈfɪŋgər/ *n.* 指

fingernail /ˈfɪŋgəneɪl; ˈfɪŋgərneɪl/ *n.* 指甲

fingertip /ˈfɪŋgətɪp; ˈfɪŋgərtɪp/ *n.* 指尖

first-degree /ˈfɜːstdɪˈgriː; ˈfɜːrstdɪˈgriː/ *adj.* (烧伤)最轻度的，第一度的

first-line /ˈfɜːstˈlaɪn; ˈfɜːrstˈlaɪn/ *adj.* (治疗)第一线的，首选的

fissure /ˈfɪʃə; ˈfɪʃər/ *n.* 裂，裂隙；裂纹

fistula /ˈfɪstjələ/ *n.* (*pl.* **fistulas** *or* **fistulae** /ˈfɪstjʊliː/) 瘘，瘘管

fit /fɪt/ *adj.* 健康的；适合的‖ *n.* 发作；适合；相配‖ *v.* 适合；相配

fitness /ˈfɪtnɪs/ *n.* 健康；适合

fix /fɪks/ *v.* 固定，安装；矫正；凝视

fixation /fɪkˈseɪʃn/ *n.* 固定；固定术；固恋；注视

fixed /fɪkst/ *adj.* 固定的；笑容僵硬的

flank /flæŋk/ *n.* 胁，胁腹

flare /fleə; fleər/ *n.* 潮红；发红；突发‖ *v.* 复发；突然加剧

flare-up /ˈfleərʌp/ *n.* 突发；复发

flat /flæt/ *adj.* 水平的；鞋平跟的；足扁平的；嗓音平淡的‖ *adv.* 水平地；平躺地

flatus /ˈfleɪtəs/ *n.* 〔*syn.* (*UK*) **wind** *or* (*US*) **gas**〕胃气，肠气

flatulence /ˈflætʃələns/ *n.* 肠胃气胀

flesh /fleʃ/ *n.* 肉

fleshy /ˈfleʃi/ *adj.* 肉质的

flex /fleks/ *v.* 曲，屈曲

flexibility /ˌfleksəˈbɪləti/ *n.* 弹性，灵活性，柔性

flexible /ˈfleksəbl/ *adj.* 柔韧的；易弯曲的

flexion /ˈflekʃn/ *n.* 曲，弯曲

flexor /ˈfleksə; ˈfleksər/ *n.* 屈肌

float /fləʊt/ *v.* 浮，漂浮

floater /ˈfləʊtə; ˈfləʊtər/ *n.* (眼中的)漂浮物，悬浮物

floating /ˈfləʊtɪŋ/ *adj.* 漂浮的；浮动的

flora /ˈflɔːrə/ *n.* (*pl.* **floras** *or* **florae** ˈflɔːriː/) 植物群，菌丛

flow /fləʊ/ *n.* 流，流动；流量；月经‖ *v.* 流动；行经

flu /fluː/ *n.* (*syn.* **influenza**) 感冒

fluid /ˈfluːɪd/ *n.* 液，液体；流体‖ *adj.* 流动的，流体的

fluorescence /flʊəˈresns; flʊˈresns/ *n.* 荧光

fluorescent /flʊəˈresnt; flʊˈresnt/ *adj.* 荧光的

fluoroquinolone /ˌflʊərəˈkwɪnələʊn/ *n.* 氟喹诺酮

flush /flʌʃ/ *v.* 发红，脸红；冲洗；冲走‖ *n.* 脸红，潮红；冲洗；一阵强烈感情

flutter /ˈflʌtə; ˈflʌtər/ *v.* 挥动，颤动；快速搏动‖ *n.* 扑腾，扑动

focal /fəʊkl/ *adj.* 焦点的；病灶的

focus/ˈfəʊkəs/ *n.* (*pl.* **focuses** *or* **foci**/ˈfəʊsaɪ/) 焦点，聚光点；病灶；疫源地；焦距‖ *v.* 聚焦于；调焦

foetal *or* **fetal** /ˈfiːtl; ˈfɪtl/ *adj.* 胎儿的

foetus *or* **fetus** /ˈfiːtəs/ *n.* 胎儿

folate /ˈfəʊleɪt/ *n.* (*syn.* **folic acid**) 叶酸盐，叶酸

fold /fəʊld/ *n.* 褶皱，襞，褶‖ *v.* 折叠；交叠；包，裹

follicle /ˈfɒlɪkl/ *n.* 滤泡，小囊；毛囊；卵泡

follicular /fɒˈlɪkjələ; fɒˈlɪkjələr/ *adj.* 滤泡的，小囊的；卵泡的

foot /fʊt/ *n.* (*pl.* **feet** /fiːt/) 足；英尺

foramen /fəˈreɪmen/ *n.* (*pl.* **foramina** /fəˈreɪmənə/)孔

forceps /ˈfɔːseps; ˈfɔːrseps/ *n.* 钳，镊

fore /fɔː; fɔːr/ *adj.* 在前部的

forearm /ˈfɔːrɑːm; ˈfɔːrɑːrm/ *n.* 前臂

forefinger /ˈfɔːfɪŋgə; ˈfɔːrfɪŋgər/ *n.* 食指，示指

forehead /ˈfɒrɪd;ˈfɔːrhed/ *n.* 额，前额

foreign /ˈfɒrɪn/ *adj.* 外来的，异质的

foreskin /ˈfɔːskɪn; ˈfɔːrskɪn/ *n.* 包皮

form /fɔːm; fɔːrm/ *n.* 形状，形态；体形；状态；型‖ *v.* 形成；构成

formalin /ˈfɔːməlɪn; ˈfɔːrməlɪn/ *n.* 福尔马林，甲醛溶液

formation /fɔːˈmeɪʃn; fɔːrˈmeɪʃn/ *n.* 形成；结构；形成物

formula /ˈfɔːmjələ; ˈfɔːrmjələ/ *n.* (*pl.* **formulas** *or* **formulae** /ˈfɔːmjəliː; ˈfɔːrmjəliː/) 公式，式；配方，处方

formulate /ˈfɔːmjəleɪt; ˈfɔːrmjəleɪt/ *v.* 列成公式；按配方制造

formulation /ˌfɔː mjəˈleɪʃn; ˌfɔː rmjəˈleɪʃn/ *n.* 列成公式；配方；配制物，制剂

fossa /ˈfɒsə/ *n.* (*pl.* **fossae** /ˈfɒsiː/) 窝，凹

fracture /ˈfræktʃə; ˈfræktʃər/ *n.* 折断，骨折‖ *v.* 折断，骨折

fractured /ˈfræktʃəd; ˈfræktʃərd/ *adj.* 断裂的，骨折的

fragile /ˈfrædʒaɪl; ˈfrædʒl/ *adj.* 易碎的，脆弱的；虚弱的

fragility /frəˈdʒɪləti/ *n.* 脆性，脆弱

fragment /ˈfrægmənt/ *n.* 碎片，断片，片段‖ *v.* 碎裂，破裂

fragmentation /ˌfrægmənˈteɪʃn/ *n.* 断裂，碎裂

frail /freɪl/ *adj.* 脆弱的，虚弱的

frame /freɪm/ *n.* 架，框；镜框；支架；骨架，体形

frontal /ˈfrʌntl/ *adj.* 前面的；额的

fructose /ˈfrʌktəʊs/ *n.* 果糖

fulminant /ˈfʊlmɪnənt/ *adj.* 暴发的

function /ˈfʌŋkʃn/ *n.* 机能，功能，官能‖ *v.* 工作，运转

functional /ˈfʌŋkʃnəl/ *adj.* 功能的，机能的，官能的

fungal /ˈfʌŋgəl/ *adj.* 真菌的，霉菌的

fungus /ˈfʌŋgəs/ *n.* (*pl.* **funguses** *or* **fungi** /ˈfʌŋdʒaɪ/) 真菌，霉菌

fuse /fjuːz/ *v.* 熔合，结合

fusion /ˈfjuːʒn; ˈfjuʒn/ *n.* 熔化，熔合；融合

G

gag /gæg/ *n.* 塞口物；张口器‖ *v.* 捂住；作呕，恶心

gait /geɪt/ *n.* 步态

galactose /gəˈlæktəʊs/ *n.* 半乳糖

gall /gɔːl/ *n.* (*syn.* **bile**) 胆汁；肿痛，擦伤；虫瘿

gallbladder *or* **gall bladder** /ˈgɔːlblædə; ˈgɔːlblædər/ *n.* 胆囊

gallstone /ˈgɔːlstəʊn/ *n.* 胆结石，胆石；

gamete /ˈgæmiːt/ *n.* 配子

ganglion /ˈgæŋgliən/ *n.*(*pl.* **ganglia** /ˈgæŋgliə/) 结节,结块状;神经节;腱鞘囊肿
gangrene /ˈgæŋgri:n/ *n.* 坏疽‖ *v.* 患坏疽
gangrenous /ˈgæŋgrɪnəs/ *adj.* 坏疽性的
gas /gæs/ *n.* (*pl.* **gases**) 气体;煤气;麻醉气;毒气;〔*syn.* (*UK*) **wind** *or* **flatus**〕胃气,肠气
gash /gæʃ/ *n.* 深长的伤口或切口‖ *v.* 划伤,砍伤
gastric /ˈgæstrɪk/ *adj.* 胃的
gastrin /ˈgæstrɪn/ *n.* 促胃液素,胃泌素
gastritis /gæˈstraɪtɪs/ *n.* 胃炎
gastroenteritis /ˌgæstrəʊˌentəˈraɪtɪs/ *n.* 胃肠炎
gastrointestinal /ˌgæstrəʊɪnˈtestənəl/ *adj.* 胃肠的
gauze /gɔ:z/ *n.* 薄纱;纱布
gel /dʒel/ *n.* 凝胶;发胶‖ *v.* 胶化,形成胶体;上发胶
gender /ˈdʒendə; ˈdʒendər/ *n.* 性别
gene /dʒi:n/ *n.* 基因
generate /ˈdʒenəreɪt/ *v.* 发生;产生;生殖
generation /ˌdʒenəˈreɪʃn/ *n.* 世代,一代;产生;生殖
generic /dʒəˈnerɪk/ *adj.* 一般的,通用的;属的;无商标的,非专利的‖ *n.* 无商标的药品
generically /dʒəˈnerɪkli/ *adv.* 一般地,类属地
genetic /dʒɪˈnetɪk/ *adj.* 基因的,遗传学的;起源的,演变的
genetically /dʒɪˈnetɪkli/ *adv.* 基因地,遗传地
geneticist /dʒəˈnetɪsɪst/ *n.* 遗传学者
genetics /dʒɪˈnetɪks/ *n.* 遗传学;遗传特征
genital /ˈdʒenɪtl/ *adj.* 生殖器的;生殖的‖ *n.* (外)生殖器
genitalia /ˌdʒenɪˈteɪliə/ *n.* 生殖器
genitourinary /ˌdʒenɪtəʊˈjʊərɪnəri; ˌdʒenətəʊˈjʊrɪneri/ *adj.* 泌尿生殖的
genome /ˈdʒi:nəʊm/ *n.* 基因组,染色体组
genomic /dʒɪˈnɒmɪk/ *adj.* 基因组的,染色体组的
genomics /dʒɪˈnɒmɪks/ *n.* 基因组学
genotype /ˈdʒenətaɪp; ˈdʒi:nətaɪp/ *n.* 基因型,遗传型
gentamicin /ˌdʒentəˈmaɪsɪn/ *n.* 庆大霉素
genus /ˈdʒi:nəs/ *n.* (*pl.* **genera** /ˈdʒenərə/) 属
germ /dʒɜ:m; dʒɜ:rm/ *n.* 病菌,细菌;胚,胚芽
germinal /ˈdʒɜ:mɪnəl; ˈdʒɜ:rmɪnəl/ *adj.* 胚的,生发的
gestation /dʒeˈsteɪʃn/ *n.* 妊娠,受孕
gestational /dʒeˈsteɪʃənəl/ *adj.* 妊娠的
get /get/ *v.* 得到;感染上,患上
gland /glænd/ *n.* 腺
glandular /ˈglændjələ; ˈglændʒələr/ *adj.* 腺的,腺性的
glans /glænz/ *n.* 阴茎头;阴蒂
glaucoma /glɔ:ˈkəʊmə/ *n.* 青光眼
glia /ˈglaɪə; ˈgli:ə/ *n.* 神经胶质
glial /ˈglaɪəl; ˈgli:əl/ *adj.* 神经胶质的
glioma /glaɪˈəʊmə; gli:ˈəʊmə/ *n.* (*pl.* **gliomas** *or* **gliomata** /glaɪˈəʊmətə; gli:ˈəʊmətə/) *n.* 神经胶质瘤
globin /ˈgləʊbɪn/ *n.* 珠蛋白
globulin /ˈglɒbjʊlɪn/ *n.* 球蛋白
glomerular /glɒˈmerʊlə; gləˈmerələr/ *adj.* 小球的;肾小球的;血管小球的
glomerulonephritis /glɒˌmerʊləʊnɪˈfraɪtɪs; gləˌmerəˌləʊnɪˈfraɪtɪs/ *n.* 肾小球肾炎
glomerulus /glɒˈmerʊləs; gləˈmerələs/ (*pl.* **glomeruli** /glɒˈmerʊlaɪ, gləˈmerəlaɪ/) *n.* 小球;肾小球;血管小球
glucagon /ˈglu:kəgɒn/ *n.* 胰高血糖素
glucocorticoid /ˌglu:kəʊˈkɔ:tɪkɔɪd; ˌglu:kəʊˈkɔ:rtɪkɔɪd/ *n.* 糖皮质激素
glucose /ˈglu:kəʊs/ *n.* 葡萄糖
glutamate /ˈglu:təmeɪt/ *n.* 谷氨酸盐;谷氨酸一钠,味精

gluten /ˈgluːtən/ *n.* 谷蛋白，面筋

glycerol /ˈglɪsərɒl/ *n.* 甘油

glycogen /ˈglaɪkəʊdʒən/ *n.* 糖原

go /gəʊ/ *v.* 去；变为，变得；官能衰退，下降

gonad /ˈgəʊnæd/ *n.* 性腺(睾丸或卵巢)

gonadal /gəʊˈnædl/ *adj.* 性腺的

gonorrhoeae *or* **gonorrhea** /ˌgɒnəˈriːə/ *n.* 淋病

gout /gaʊt/ *n.* 痛风

graft /grɑːft; græft/ *n.* 移植；移植物，移植片 ‖ *v.* 移植

gram-negative /ˈgræmˈnegətɪv/ *adj.* 革兰氏阴性的

gram-positive /ˈgræmˈpɒzɪtɪv/ *adj.* 革兰氏阳性的

granular /ˈgrænjələ; ˈgrænjələr/ *adj.* 颗粒的，粒状的

granulation /ˌgrænjʊˈleɪʃn/ *n.* 肉芽形成；胞浆粒形成；粒；颗粒状物；制粒法

granule /ˈgrænjuːl/ *n.* 粒，颗粒

granuloma /ˌgrænjʊˈləʊmə/ *n.* 肉芽肿

granulomatosis /ˌgrænjʊˌləʊməˈtəʊsɪs/ *n.* 肉芽肿病

granulomatous /ˌgrænjʊˈləʊmətəs/ *adj.* 肉芽肿的

graze /greɪz/ *v.* 擦；擦伤 ‖ *n.* (*syn.* **abrasion**) 擦伤

groin /grɔɪn/ *n.* 腹股沟

groove /gruːv/ *n.* 沟，槽

gross /grəʊs/ *adj.* 臃肿的；大体的，肉眼的；粗俗的

grow /grəʊ/ *v.* 生长，发育；留长，蓄长；增加

growth /grəʊθ/ *n.* 生长，发育；赘生物；细胞增生

guanine /ˈgwɑːniːn/ *n.* 鸟嘌呤

guanosine /ˈgwɑːnəsiːn/ *n.* 鸟苷，鸟嘌呤核苷

gullet /ˈgʌlɪt/ *n.* (*syn.* **oesophagus**) 食管，食道

gum /gʌm/ *n.* 龈；树胶；黏胶 ‖ *v.* 用牙床嚼；黏合

gustatory /ˈgʌstətri; ˈgʌstətɔːri/ *adj.* 味觉的

gut /gʌt/ *n.* 肠；原肠；肠线；(*inf.*) 胃

gynaecologic(al) *or* **gynecologic(al)** /ˌgaɪnɪkəˈlɒdʒɪk(l) / *adj.* 妇科学的

gynaecologist *or* **gynecologist** /ˌgaɪnɪˈkɒlədʒɪst/ *n.* 妇科医生

gynaecology *or* **gynecology** /ˌgaɪnɪˈkɒlədʒi/ *n.* 妇科学

gyrus /ˈdʒaɪərəs; ˈdʒaɪrəs/ *n.* (*pl.* **gyri** /ˈdʒaɪraɪ/) 脑回，回

H

habitual /həˈbɪtʃʊəl/ *adj.* 习惯性的

haematocrit *or* **hematocrit** /ˈhiːmətəkrɪt; hɪˈmætəkrɪt/ *n.* 血细胞比容；血细胞容量计

haematogenous *or* **hematogenous** /ˌhiːməˈtɒdʒənəs/ *adj.* 生血的，血原性的

haematological *or* **hematological** /ˌhiːmətəˈlɒdʒɪkl/ *adj.* 血液学的

haematology *or* **hematology** /ˌhiːməˈtɒlədʒi/ *n.* 血液学

haematuria *or* **hematuria** /ˌhiːməˈtjʊərɪə; ˌhiːməˈtʊriə/ *n.* 血尿

haemodialysis *or* **hemodialysis** /ˌhiːmʊdaɪˈælɪsɪs/ *n.* 血液透析

haemoglobin *or* **hemoglobin** /ˌhiːməˈgləʊbɪn/ *n.* 血红蛋白

haemolysis *or* **hemolysis** /hiːˈmɒləsɪs/ *n.* 溶血，血细胞溶解

haemolytic *or* **hemolytic** /ˌhiːməˈlɪtɪk/ *adj.* 溶血的

haemophilia *or* **hemophilia** /ˌhiːməˈfɪliə/ *n.* 血友病

haemoptysis *or* **hemoptysis** /hɪˈmɒptɪsɪs/ *n.* 咯血

haemorrhage *or* **hemorrhage** /ˈhemərɪdʒ/ *n.* 出血

haemorrhagic *or* **hemorrhagic** /ˌheməˈrædʒɪk/ *adj.* 出血的

haemorrhoid *or* **hemorrhoid** /ˈhemərɔɪd/ *n.* 痔

haemostasis *or* **hemostasis** /ˌhiːməˈsteɪsɪs/ *n.* 止血法

haemostatic *or* **hemostatic** /ˌhiːməˈstætɪk/ *adj.* 止血的‖ *n.* 止血剂,止血药

hair /heə; heər/ *n.* 毛,发

hairy /ˈheəri; ˈheri/ *adj.* 多毛发的

half-life /ˈhɑːflaɪf; ˈhæflaɪf/ *n.* 半衰期

hallmark /ˈhɔːlmɑːk; ˈhɔːlmɑːrk/ *n.* 标志,标点

hallucinate /həˈluːsɪneɪt/ *v.* 产生幻觉

hallucination /həˌluːsɪˈneɪʃn/ *n.* 幻觉

hallucinogen /hæˈluːsinədʒən; həˈluːsɪnədʒən/ *n.* 幻觉剂

hand /ˈhænd/ *n.* 手

handicap /ˈhændɪkæp/ *n.* 残障,残疾‖ *v.* 妨碍,使不利

handicapped /ˈhændɪkæpt/ *adj.* 残障的,残疾的

harden /ˈhɑːdn; ˈhɑːrdn/ *v.* 变硬

hardening /ˈhɑːdnɪŋ; ˈhɑːrdnɪŋ/ *n.* (*syn.* **sclerosis**) 硬化

harm /hɑːm; hɑːrm/ *n.* & *v.* 损伤,伤害

harmful /ˈhɑːmfl; ˈhɑːrmfl/ *adj.* 有害的

harmless /ˈhɑːmlɪs; ˈhɑːrmlɪs/ *adj.* 无害的

hashish /ˈhæʃiːʃ; hæˈʃiːʃ/ *n.* (*syn.* **marijuana**) 大麻

have /hæv/ *v.* 有;带有;患病;生孩子,怀孩子

hazardous /ˈhæzədəs; ˈhæzərdəs/ *adj.* 危险的,有害的

head /ˈhed/ *n.* 头;(*syn.* **headache**) 头痛

headache /ˈhedeɪk/ *n.* 头痛

heal /hiːl/ *v.* 使痊愈,康复

healing /ˈhiːlɪŋ/ *n.* 痊愈,康复

health /helθ/ *n.* 健康

healthcare *or* **health care** /ˈhelθkeə; ˈhelθkeər/ *n.* 卫生保健

healthful /ˈhelθfl/ *adj.* 有益于健康的

healthy /ˈhelθi/ *adj.* 健康的

hear /hɪə; hɪər/ *v.* 听;听见

hearing /ˈhɪərɪŋ; ˈhɪrɪŋ/ *n.* 听觉,听力

heart /hɑːt; hɑːrt/ *n.* 心,心脏

heartbeat /ˈhɑːtbiːt; ˈhɑːrtbiːt/ *n.* 心搏动,心搏

heartburn /ˈhɑːtbɜːn; ˈhɑːrtbɜːrn/ *n.* 胃灼热

heel /hiːl/ *n.* 足跟

heparin /ˈhepərɪn/ *n.* 肝素

hepatectomy /ˌhepəˈtektəmi/ *n.* 肝切除术

hepatic /hɪˈpætɪk/ *adj.* 肝的

hepatitis /ˌhepəˈtaɪtɪs/ *n.* 肝炎

hepatocellular /ˌhepətəʊˈseljələ; ˌhepətəʊˈseljələr/ *adj.* 肝细胞的

hepatocyte /ˈhepətəsaɪt; hɪˈpætəsaɪt/ *n.* (*syn.* **hepatic cell**) 肝细胞

hepatomegaly /ˌhepətəʊˈmegəli/ *n.* 肝肿大

herb /hɜːb; (h)ɜːrb/ *n.* 香草,药草

herbal /ˈhɜːbl; ˈ(h)ɜːrbl/ *adj.* 药草的

herbalist /ˈhɜːbəlɪst; ˈ(h)ɜːrbəlɪst/ *n.* 草药医师,草药专家

hereditary /hɪˈredɪtəri/ *adj.* 遗传的,遗传性的

heredity /həˈredəti/ *n.* 遗传;遗传性

hernia /ˈhɜːniə; ˈhɜːrniə/ *n.* 疝

heroin /ˈherəʊɪn/ *n.* 海洛因

herpes /ˈhɜːpiːz; ˈhɜːrpiːz/ *n.* 疱疹

herpesvirus /ˈhɜːpiːzˌvaɪrəs; ˈhɜːrpiːzˌvaɪrəs/ *n.* 疱疹病毒

heterogeneity /ˌhetəˌrəʊdʒəˈniːiti/ *n.* 异质性

heterogeneous /ˌhetərəˈdʒiːniːəs/ *adj.* 不同种类的,混杂的

high-pitched /ˌhaɪˈpɪtʃt/ *adj.* 声调高的,尖声的

high-resolution /ˌhaɪrezəˈluːʃn/ *adj.* 高分辨度的;高清晰度的

high-risk /ˌhaɪˈrɪsk/ *adj.* 高危险度的

hinder /ˈhɪndə; ˈhɪndər/ *v.* 阻碍，妨碍

hip /hip/ *n.* 臀部，髋部

hirsutism /ˈhɜ: sjʊtɪzəm; ˈhɜ: rsətɪzəm/ *n.* 多毛症

histamine /ˈhɪstəmi:n/ *n.* 组胺

histocompatibility /ˌhɪstəʊkəmˌpætəˈbɪləti/ *n.* 组织相容性

histologic(al) /ˌhɪstəˈlɒdʒɪk(1) / *adj.* 组织学的

histology /hɪˈstɒlədʒi/ *n.* 组织学

histopathologic /ˈhɪstəʊˌpæθəˈlɒdʒɪk/ *adj.* 组织病理学说的

histopathology /ˈhɪstəʊpəˈθɔ:lədʒi/ *n.* 病理组织学

HIV /ˌeɪtʃaɪˈvi:/ *n.*（**human immunodeficiency virus**）人体免疫缺损病毒

hives /haɪvz/ *n.*（*syn.* **urticaria**）荨麻疹

HIV-negative /ˌeɪtʃaɪˈvi:ˈnegətɪv/ *adj.* HIV 阴性的

HIV-positive /ˌeɪtʃaɪˈvi: ˈpɒzɪtɪv/ *adj.* HIV 阳性的

homeostasis /ˌhəʊmɪəʊˈsteɪsɪs/ *n.*（*pl.* **homeostases** /ˌhəʊmɪəʊˈsteɪsi:z/）内环境稳定

homogeneous /həʊməˈdʒi: nɪəs; ˌhɒməʊˈdʒi:nɪəs/ *adj.* 同种的，同质的

homologous /hɒˈmɒləgəs/ *adj.* 同源的，同系的

homosexual /ˌhəʊməˈsekʃʊəl; ˌhɒməˈsekʃʊəl/ *adj.* 同性的，同性恋的

homozygote /ˌhəʊməˈzaɪgəʊt; ˌhɒməˈzaɪgəʊt/ *n.* 纯合子

hookworm /ˈhʊkwɜ:m; ˈhʊkwɜ:rm/ *n.* 钩虫

hormonal /hɔ:ˈməʊnəl; hɔ:rˈməʊnəl/ *adj.* 荷尔蒙的

hormone /ˈhɔ:məʊn; ˈhɔ:rməʊn/ *n.* 荷尔蒙，激素

hospice /ˈhɒspɪs/ *n.* 晚期病人医院，济贫医院

hospital /ˈhɒspɪtl/ *n.* 医院

hospitalisation *or* **hospitalization** /ˌhɒspɪtlɪˈzeɪʃn/ *n.* 住院，入院；住院期

hospitalise *or* **hospitalize** /ˈhɒspɪtlaɪz/ *v.*（使）住院

host /həʊst/ *n.* 寄主，宿主

humerus /ˈhju:mərəs/ *n.* 肱骨

humour *or* **humor** /ˈhju:mə; hju:mər/ *n.* 体液

humoural *or* **humoral** /ˈhju:mərəl/ *adj.* 体液的

hurt /hɜ:t; hɜ:rt/ *v.* 弄痛，使受伤；疼痛 ‖ *n.* 痛苦，伤口 ‖ *adj.* 受伤的

hyaline /ˈhaɪəli:n/ *adj.* 透明的，玻璃样的

hybrid /ˈhaɪbrɪd/ *n.* 杂种 ‖ *adj.* 杂交成的

hybridization /ˌhaɪbrɪdaɪˈzeɪʃn/ *n.* 杂交

hydrate /ˈhaɪdreɪt/ *n.* 水化物 ‖ *v.* 使水合，变成水合物，为皮肤补水

hydration /haɪˈdreɪʃn/ *n.* 水化作用，水合作用

hydrocortisone /ˌhaɪdrəˈkɔ:tɪsəʊn; ˌhaɪdrəˈkɔ: rtɪsəʊn/ *n.* 氢化可的松

hydrolysis /haɪˈdrɒlɪsɪs/ *n.* 水解(作用)

hydrophilic /ˌhaɪdrəˈfɪlɪk/ *adj.* 亲水的，吸水的

hydrophobia /ˌhaɪdrəˈfəʊbiə/ *n.* 恐水

hydrophobic /ˌhaɪdrəʊˈfəʊbɪk/ *adj.* 忌水的，狂犬病的

hydrops /ˈhaɪdrɒps/ *n.* 水肿，积液

hygiene /ˈhaɪdʒi:n/ *n.* 卫生学

hygienic /haɪˈdʒi:nɪk/ *adj.* 卫生的

hyperactive /ˌhaɪpərˈæktɪv/ *adj.* 机能亢进的；活动过强的

hyperactivity /ˌhaɪpərækˈtɪvəti/ *n.* 活动过度，机能亢进

hypercalcaemia *or* **hypercalcemia** /ˌhaɪpəkælˈsi: mɪə; ˌhaɪpərkælˈsi: miə/ *n.* 高钙血症

hyperglycaemia *or* **hyperglycemia** /ˌhaɪpəglaɪˈsi:miə; ˌhaɪpərglaɪˈsi:miə/ *n.* 高血糖症

hyperkalaemia *or* **hyperkalemia**

/ˌhaɪpəkəˈliːmiə; ˌhaɪpərkəˈliːmiə/ *n.* 高钾血症

hyperlipidaemia *or* **hyperlipidemia** /ˌhaɪpəˌlɪpɪˈdiː mɪə; ˌhaɪpərˌlɪpəˈdiː miə/ *n.* 高脂血症

hyperparathyroidism /ˌhaɪpəˌpærə ˈθaɪrɔɪdɪzəm; ˌhaɪpərˌpærəˈθaɪrɔɪdɪzəm/ *n.* 甲状旁腺功能亢进

hyperplasia /ˌhaɪpəˈpleɪziə; ˌhaɪpərˈpleɪziə/ *n.* (*syn.* **proliferation**) 增生

hypersensitive /ˌhaɪpəˈsensɪtɪv; ˌhaɪpərˈsensɪtɪv/ *adj.* 过敏的;有过敏反应的

hypersensitivity /ˌhaɪpəsensɪˈtɪvəti; ˌhaɪpərsensɪˈtɪvəti/ *n.* 超敏感性

hypertension /ˌhaɪpəˈtenʃn; ˌhaɪpərˈtenʃn/ *n.* 高血压

hypertensive /ˌhaɪpəˈtensɪv; ˌhaɪpərˈtensɪv/ *adj.* 高血压的‖ *n.* 高血压患者

hyperthermia /ˌhaɪpəˈθɜːmɪə; ˌhaɪpərˈθɜːrmiə/ *n.* 体温过高

hyperthyroidism /ˌhaɪpəˈθaɪrɔɪdɪzəm; ˌhaɪpərˈθaɪrɔɪdɪzəm/ *n.* 甲状腺功能亢进

hypertrophic /ˌhaɪpəˈtrɒfɪk; ˌhaɪpərˈtrɒfɪk/ *adj.* 肥大的

hypertrophy /haɪˈpɜːtrəfi; haɪˈpɜːrtrəfi/ *n.* 肥大

hyperventilation /ˌhaɪpəˌventɪˈleɪʃn; ˌhaɪpərˌventəˈleɪʃn/ *n.* 通气过度

hypnosis /hɪpˈnəʊsɪs/ *n.* 催眠,催眠状态;(*syn.* **hypnotism**) 催眠术

hypnotic /hɪpˈnɒtɪk/ *adj.* 催眠的‖ *n.* 催眠药

hypnotism /ˈhɪpnətɪzəm/ *n.* 催眠术

hypocalcaemia *or* **hypocalcemia** /ˌhaɪpəʊkælˈsiːmiə/ *n.* 低钙血症

hypodermic /ˌhaɪpəʊˈdɜːmɪk; ˌhaɪpəʊˈdɜːrmɪk/ *adj.* 皮下的

hypodermis /ˌhaɪpəʊˈdɜːmɪs/ *n.* 下皮

hypoglycaemia *or* **hypoglycemia** /ˌhaɪpəʊglaɪˈsiːmiə/ *n.* 低血糖症

hypoglycemic /ˌhaɪpəʊglaɪˈsiː mɪk/ *adj.* 低血糖的

hypokalaemia *or* **hypokalemia** /ˌhaɪpəʊkəˈliːmiə/ *n.* 低钾血症

hypoparathyroidism /ˌhaɪpəʊˌpærəˈθaɪrɔɪdɪzəm/ *n.* 甲状旁腺机能减退

hypoperfusion /ˌhaɪpəʊpəˈfjuːʒn; ˌhaɪpəʊpərˈfjuːʒn/ *n.* 灌注不足

hypoplasia /ˌhaɪpəʊˈpleɪziə/ *n.* 发育不全

hypotension /ˌhaɪpəʊˈtenʃn/ *n.* 低血压;压力过低

hypotensive /ˌhaɪpəʊˈtensɪv/ *adj.* 降低血压的;低血压的

hypothalamic /ˌhaɪpəʊθəˈlæmɪk/ *adj.* 下丘脑的

hypothalamus /ˌhaɪpəʊˈθæləməs/ *n.* 下丘脑

hypothermia /haɪpəʊˈθɜː miə; haɪpəʊˈθɜːrmiə/ *n.* 低温,体温过低

hypothesis /haɪˈpɒθəsɪs/ *n.* (*pl.* **hypotheses** /haɪˈpɒθəsiːz/) 假设,假说

hypothyroidism /haɪpəʊˈθaɪrɔɪdɪzəm/ *n.* 甲状腺机能减退症

hypoxia /haɪˈpɒksiə/ *n.* 缺氧

hypoxic /haɪˈpɒksɪk/ *adj.* 缺氧的

hysteria /hɪˈstɪriə; hɪˈsteriə/ *n.* 癔病,歇斯底里

hysterical /hɪˈsterɪk/ *adj* 癔病的,歇斯底里的

I

ibuprofen /ˌaɪbjuːˈprəʊfən/ *n.* 异丁苯乙酸,布洛芬

identical /aɪˈdentɪkl/ *adj.* 完全相同的;同卵的

identifiable /aɪˈdentɪfaɪəbl/ *adj.* 可以确认的,可辨认的

identification /aɪˌdentɪfɪˈkeɪʃn/ *n.* 识别,鉴

定;认同;自居

identify /aɪˈdentəfaɪ/ *v.* 识别,鉴定,鉴别

idiopathic /ˌɪdɪəˈpæθɪk/ *adj.* 原发性的,特发的

ileal /ˈɪliəl/ *adj.* 回肠的

ileum /ˈɪliəm/ *n.* (*pl.* **ilea** /ˈɪliə/) 回肠

iliac /ˈɪlɪæk/ *adj.* 髂骨的;下体的

ilium /ˈɪliəm/ *n.* (*pl.* **ilia** /ˈɪliə/) 髂骨

ill /ɪl/ *adj.* 有病的;有害的,不良的

illness /ˈɪlnɪs/ *n.* 疾病,不健康

image /ˈɪmɪdʒ/ *n.* 像,影像,图像‖ *v.* (使)成像

imaging /ˈɪmɪdʒɪŋ/ *n.* 影像,成像

imbalance /ɪmˈbæləns/ *n.* 不平衡,失调

immature /ˌɪməˈtjʊə; ˌɪməˈtʃuːər/ *adj.* 未成熟的;发育未全的

immaturity /ˌɪməˈtjʊərəti; ˌɪməˈtʃʊrəti/ *n.* 未成熟

immobile /ɪˈməʊbaɪl; ɪˈməʊbl/ *adj.* 不动的;不能移动的,

immobility /ˌɪməʊˈbɪləti/ *n.* 不动,稳定

immobilization /ɪˌməʊbɪlaɪˈzeɪʃn/ *n.* 固定

immobilise *or* **immobilize** /ɪˈməʊbɪlaɪz/ *v.* 使不动;使固定

immune /ɪˈmjuːn/ *adj.* 免疫的

immunise *or* **immunize** /ˈɪmjuːnaɪz/ *v.* 免疫,使免疫

immunity /ɪˈmjuːnəti/ *n.* 免疫力

immunization /ˌɪmjʊnaɪˈzeɪʃn/ *n.* 免疫,免疫作用,免疫接种

immunocompetent /ˌɪmjʊnəʊˈkɒmpɪtənt/ *adj.* 免疫活性的,具有免疫能力的

immunocompromised /ˌɪmjʊnəʊˈkɒmprəmaɪzd/ *adj.* 免疫减弱的,免疫受损的

immunodeficiency /ˌɪmjʊnəʊdɪˈfɪʃənsi/ *n.* 免疫缺陷

immunoglobulin (*abbr.* **Ig**) /ˌɪmjuːnəʊˈglɒbjʊlɪn/ *n.* 免疫球蛋白

immunologic /ˌɪmjʊnəʊˈlɒdʒɪk/ *adj.* 免疫学的

immunology /ˌɪmjʊˈnɒlədʒi/ *n.* 免疫学

immunosuppress /ˌɪmjʊnəʊsəˈpres/ *v.* 抑制免疫

immunosuppressant /ˌɪmjʊnəʊsəˈpresənt/ *adj.* 免疫抑制的‖ *n.* 免疫抑制剂

immunosuppression /ˌɪmjʊnəʊsəˈpreʃn/ *n.* 免疫抑制

immunosuppressive /ˌɪmjʊnəʊsəˈpresɪv/ *adj.* 免疫抑制的‖ *n.* 免疫抑制剂

impair /ɪmˈpeə; ɪmˈpeər/ *v.* 削弱;损害

impairment /ɪmˈpeəmənt; ɪmˈpeərmənt/ *n.* 损害,损伤

impede /ɪmˈpiːd/ *v.* 妨碍,阻止

impediment /ɪmˈpedɪmənt/ *n.* 妨碍,障碍物;语言障碍

impending /ɪmˈpendɪŋ/ *adj.* 即将发生的,迫近的

impetigo /ˌɪmpɪˈtaɪgəʊ/ *n.* 脓疱病

implant /ɪmˈplɑːnt; ɪmˈplænt/ *v.* 植入;移植;(受精卵)着床‖ /ˈɪmplɑːnt; ˈɪmplænt/ *n.* 植入物,移植体

implantation /ˌɪmplɑːnˈteɪʃn; ˌɪmplænˈteɪʃn/ *n.* 种植;植入,移植;着床

impotence /ˈɪmpətəns/ *n.* 阳痿

impotent /ˈɪmpətənt/ *adj.* 性无能的,阳痿的

impulse /ˈɪmpʌls/ *n.* 推力,冲力,搏动;冲动;神经脉冲

inactivate /ɪnˈæktɪveɪt/ *v.* 使不活跃,阻止

inactivation /ɪnˌæktɪˈveɪʃn/ *n.* 阻止活动

inborn /ˈɪnbɔːn; ˈɪnbɔːrn/ *adj.* 先天的,天生的

incidence /ˈɪnsɪdəns/ *n.* 发生,发生率

incipient /ɪnˈsɪpiənt/ *adj.* 初期的,初始的

incise /ɪnˈsaɪz/ *v.* 切割,切开

incision /ɪnˈsɪʒən/ *n.* 切割,切口,切痕

incompatibility /ˌɪnkəmˌpætəˈbɪləti/ *n.* 不相容性,配合禁忌

incompatible /ˌɪnkəm'pætəbl/ *adj.* 不相容的；相克的，配合禁忌的

incompetence /ɪn'kɒmpɪtəns/ *n.* 无能力；机能不全

incompetent /ɪn'kɒmpɪtənt/ *adj.* 不适合的；机能不全的

incomplete /ˌɪnkəm'pliːt/ *adj.* 未完成的；不完全的，不完善的

incontinence /ɪn'kɒntənəns/ *n.*（大小便）失禁，无节制

incontinent /ɪn'kɒntənənt/ *adj.*（大小便）失禁的，无节制的

incoordination /ˌɪnkəʊˌɔːdə'neɪʃn; ˌɪnkəʊˌɔːrdə'neɪʃn/ *n.*（*syn.* **ataxia**）共济失调，动作失调

incubate /'ɪŋkjʊbeɪt/ *v.* 孵化；温育；（传染病）潜伏

incubation /ˌɪŋkjʊ'beɪʃn/ *n.* 孵化；温育；保育婴儿；潜伏期

incur /ɪn'kɜː; ɪn'kɜːr/ *v.* 遭受，招致

incurable /ɪn'kjʊərəbl; ɪn'kjʊrəbl/ *adj.* 治愈不了的‖ *n.* 绝症病人

index /'ɪndeks/ *n.*（*pl.* **indexes** *or* **indices** /'ɪndɪsiːz/）指示，标志，测量；指针

indicate /'ɪndɪkeɪt/ *v.* 标明；显示；指示，表明有必要

indication /ˌɪndɪ'keɪʃn/ *n.* 指示，标志；读数；指征，适应症

indicative /ɪn'dɪkətɪv/ *adj.* 指示的，标志的

indicator /'ɪndɪkeɪtə; 'ɪndɪkeɪtər/ *n.* 指示物；量表，仪表；指示剂

indigestion /ˌɪndɪ'dʒestʃn/ *n.*（*syn.* **dyspepsia**）消化不良，不消化

indolent /'ɪndələnt/ *adj.* 不积极的；无痛的；生长缓慢的

induce /ɪn'djuːs/ *v.* 导致；催产，引产

inducible /ɪn'djuːsɪbl/ *adj.* 可诱导的

induction /ɪn'dʌkʃn/ *n.* 诱导；催产，引产

infancy /'ɪnfənsi/ *n.* 幼年，婴儿期

infant /'ɪnfənt/ *n.* 幼儿，婴儿

infantile /'ɪnfəntaɪl/ *adj.* 婴儿的，幼儿的

infarct /'ɪnfɑːkt; 'ɪnfɑːrkt/ *n.* 梗塞，梗死

infarction /ɪn'fɑːkʃn; ɪn'fɑːrkʃn/ *n.* 梗塞形成；（*syn.* **infarct**）梗塞，梗死

infect /ɪn'fekt/ *v.* 感染，传染

infected /ɪn'fektɪd/ *adj.* 被感染的

infection /ɪn'fekʃn/ *n.* 感染，传染；传染病

infectious /ɪn'fekʃəs/ *adj.* 传染的，传染性的

infective /ɪn'fektɪv/ *adj.* 会传染的

inferior /ɪn'fɪəriə; ɪn'fɪriər/ *adj.* 在其它器官之下的

infertility /ˌɪnfə'tɪləti; ˌɪnfər'tɪləti/ *n.* 不育

infest /ɪn'fest/ *v.* 寄生于；大批滋生

infiltrate /ɪn'fɪltreɪt/ *v.* 渗入，渗透，浸润‖ *n.* 渗透物，浸润物

infiltration /ˌɪnfɪl'treɪʃn/ *n.* 渗入，渗透，浸润；渗入物，浸润物

inflame /ɪn'fleɪm/ *v.* 发炎

inflammation /ˌɪnflə'meɪʃn/ *n.* 炎症，发炎

inflammatory /ɪn'flæmətəri; ɪn'flæməˌtɔːri/ *adj.* 炎症的，发炎的

inflatable /ɪn'fleɪtəbl/ *adj.* 可充气的，可膨胀的

inflate /ɪn'fleɪt/ *v.* 使充气，膨胀

inflict /ɪn'flɪkt/ *v.* 使遭受

influenza /ˌɪnfluː'enzə/ *or*（*inf.*）**flu** /fluː/ *n.* 流感，流行性感冒

infrared /ˌɪnfrə'red/ *adj.* 红外线的，产生红外线的‖ *n.* 红外线

infuse /ɪn'fjuːz/ *v.* 浸泡，泡制；输注，注入

infusion /ɪn'fjuːʒən/ *n.* 浸出，浸泡；浸液，浸剂；输注，注入

ingest /ɪn'dʒest/ *v.* 咽下，吸收，摄取

ingestion /ɪn'dʒestʃn/ *n.* 摄取，摄食

inguinal /ˈɪŋgwənəl/ *adj.* 腹股沟的

inhalation /ˌɪnhəˈleɪʃn/ *n.* 吸入;吸入剂

inhale /ɪnˈheɪl/ *v.* 吸入,吸气

inhaler /ɪnˈhelə; ɪnˈhelər/ *n.* 吸入器

inherent /ɪnˈhɪərənt; ɪnˈhɪrənt/ *adj.* 内在的,固有的

inherit /ɪnˈherɪt/ *v.* 继承,遗传

inheritance /ɪnˈherɪtəns/ *n.* 遗传;遗传特性

inhibit /ɪnˈhɪbɪt/ *v.* 阻止;抑制

inhibition /ˌɪnhəˈbɪʃn/ *n.* 阻止;抑制

inhibitor /ɪnˈhɪbɪtə; ɪnˈhɪbɪtər/ *n.* 抑制剂,抑制物

inhibitory /ɪnˈhɪbɪtəri; ɪnˈhɪbɪˌtɔːri/ *adj.* 抑制的

inject /ɪnˈdʒekt/ *v.* 注射

injection /ɪnˈdʒekʃn/ *n.* 注射;注射剂

injure /ˈɪndʒə; ˈɪndʒər/ *v.* 伤害,损伤

injurious /ɪnˈdʒʊəriəs; ɪnˈdʒʊrɪəs/ *adj.* 有害的

injury /ˈɪndʒəri/ *n.* 伤,损伤

innate /ɪˈneɪt/ *adj.* 天生的;固有的

inner /ˈɪnə; ˈɪnər/ *adj.* 内部的,内在的

innervate /ˈɪnəveɪt, ɪˈnɜːrveɪt/ *v.* 使受神经支配;刺激

innervation /ˌɪnəˈveɪʃn; ˌɪnərˈveɪʃn/ *n.* 神经分布,神经支配

inoculate /ɪˈnɒkjʊleɪt/ *v.* 接种

inoculation /ɪˌnɒkjʊˈleɪʃn/ *n.* 接种

inoperable /ɪnˈɒpərəbl/ *adj.* 不能手术的

inorganic /ˌɪnɔːˈgænɪk; ˌɪnɔːrˈgænɪk/ *adj.* 无机的

inpatient /ˈɪnpeɪʃnt/ *n.* 住院病人

insane /ɪnˈseɪn/ *adj.* 精神失常的,疯癫的

insanity /ɪnˈsænəti/ *n.* 精神错乱,精神病

insecticide /ɪnˈsektɪsaɪd/ *n.* 杀昆虫剂

insecurity /ˌɪnsɪˈkjʊərəti; ˌɪnsɪˈkjʊrəti/ *n.* 不安全感

inseminate /ɪnˈsemɪneɪt/ *v.* 使受精,授精

inseminatioin /ɪnˌsemɪˈneɪʃn/ *n.* 授精

insert /ɪnˈsɜːt; ɪnˈsɜːrt/ *v.* 插入,嵌入‖ *n.* 插入物,嵌入物

insertion /ɪnˈsɜːʃn; ɪnˈsɜːrʃn/ *n.* 插入,嵌入;插入物;附着,附着处

insidious /ɪnˈsɪdiəs/ *adj.* 潜伏的,隐袭的

insight /ˈɪnsaɪt/ *n.* 洞察力;自知力

insoluble/ɪnˈsɒljʊbl/ *adj.* 无法解决;不能溶解的

insomnia /ɪnˈsɒmniə/ *n.* (*syn.* **sleeplessness**)失眠(症)

inspiration /ˌɪnspəˈreɪʃn/ *n.* 启发;灵感;吸入,吸气

inspiratory /ɪnˈspaɪrətri; ɪnˈspaɪrəˌtɔː ri/ *adj.* 吸入的,吸气的

inspire /ɪnˈspaɪə; ɪnˈspaɪər/ *v.* 激发;吸气,吸入

instability /ˌɪnstəˈbɪləti/ *n.* 不稳定性;行为无常,情绪不定

instinct /ˈɪnstɪŋkt/ *n.* 天性,本能;直觉

insufficiency /ˌɪnsəˈfɪʃənsi/ *n.* 不足;机能不全

insufficient /ˌɪnsəˈfɪʃnt/ *adj.* 不足的;机能不全的

insulin /ˈɪnsəlɪn/ *n.* 胰岛素

intact /ɪnˈtækt/ *adj.* 未受损的,无缺的

intake /ˈɪnteɪk/ *n.* 入口;吸入,吸气;摄入量,吸入量

integrity /ɪnˈtegrəti/ *n.* 统一,完好,健全

integument /ɪnˈtegjʊmənt/ *n.* 体被;皮

integumentary /ɪnˌtegjʊˈmentəri/ *adj.* 外皮的,包皮的

intelligence /ɪnˈtelədʒəns/ *n.* 才智,智力

intensive /ɪnˈtensɪv/ *adj.* 加强的,集中的

intention /ɪnˈtenʃn/ *n.* 意图;愈合

intercellular /ˌɪntəˈseljələ; ˌɪntərˈseljələr/ *adj.* 在细胞间的

intercostal /ˌɪntəˈkɒstl; ˌɪntərˈkɒstl/ *adj.* 肋骨间的

intercourse /ˈɪntəkɔːs; ˈɪntərkɔːrs/ *n.* 交际,交

往;(*syn.* **sexual intercourse**) 性交

interfere /ˌɪntəˈfɪə; ˌɪntərˈfɪər/ *v.* 扰乱,干扰

interference /ˌɪntəˈfɪərəns; ɪntəˈfɪrəns/ *n.* 扰乱,干扰

interferon (*abbr.* **IFN**) /ˌɪntəˈfɪərɒn; ˌɪntərˈfɪrɒn/ *n.* 干扰素

interior /ɪnˈtɪəriə; ɪnˈtɪriər/ *adj.* 里面的,内部的‖ *n.* 内部,里面

intermittent /ˌɪntəˈmɪtənt; ˌɪntərˈmɪtənt/ *adj.* 间歇的,不稳定的

internal /ɪnˈtɜːnəl; ɪnˈtɜːrnəl/ *adj.* 内在的,内部的

interstitial /ˌɪntəˈstɪʃl; ˌɪntərˈstɪʃl/ *adj.* 间隙的,间质的

intervention /ˌɪntəˈvenʃn; ˌɪntərˈvenʃn/ *n.* 介入,干预;措施,做法

intestinal /ɪnˈtestənəl/ *adj.* 肠的

intestine /ɪnˈtestən/ *n.* 肠,肠子

intolerance /ɪnˈtɒlərəns/ *n.* 偏执,不容忍;排斥,不耐受

intolerant /ɪnˈtɒlərənt/ *adj.* 不容忍的,偏执的;过敏的,排斥的

intoxicate /ɪnˈtɒksɪkeɪt/ *v.* 使喝醉;使中毒

intoxication /ɪnˌtɒksɪˈkeɪʃn/ *n.* 醉酒;中毒

intraabdominal /ˌɪntrəæbˈdɒmɪnəl/ *adj.* 腹内的

intracellular /ˌɪntrəˈseljələ; ˌɪntrəˈseljələr/ *adj.* 细胞内的

intracranial /ˌɪntrəˈkreɪniəl/ *adj.* 颅内的

intractable /ɪnˈtræktəbl/ *adj.* 难控制的;难治疗的

intramuscular /ˌɪntrəˈmʌskjələ; ˌɪntrəˈmʌskjələr/ *adj.* 肌肉内的,肌肉的

intraocular /ˌɪntrəˈɒkjələ; ˌɪntrəˈɒkjələr/ *adj.* 眼内的

intrauterine /ˌɪntrəˈjuːtəraɪn/ *adj.* 子宫内的

intravascular /ˌɪntrəˈvæskjələ; ˌɪntrəˈvæskjələr/ *adj.* 血管内的

intravenous /ˌɪntrəˈviːnəs/ *adj.* 静脉内的,注入静脉的

intravenously /ˌɪntrəˈviːnəsli/ *adv.* 静脉注射地,通过静脉地

intricate /ˈɪntrɪkɪt/ *adj.* 错综复杂的;盘根错节的

intrinsic /ɪnˈtrɪnsɪk/ *adj.* 本质的;内部的

introduce /ˌɪntrəˈdjuːs/ *v.* 引进,引入;插入,纳入

introduction /ˌɪntrəˈdʌkʃn/ *n.* 引进,传入;插入,导入

invade /ɪnˈveɪd/ *v.* 涌入;侵入

invalid /ˈɪnvəlɪd/ *n.* 病人‖ *v.* 使病弱‖ *adj.* 病弱的;供病人用的

invasion /ɪnˈveɪʒən/ *n.* 发病,发作;侵袭侵入;侵犯

invasive /ɪnˈveɪsɪv/ *adj.* 侵入的,开刀的,手术的;侵袭的;侵犯的

inversion /ɪnˈvɜːʃn; ɪnˈvɜːrʃn/ *n.* 内翻,反向;转化;性倒错;(染色体的)倒位

iodine (*sym.* **I**) /ˈaɪədɪn; ˈaɪədaɪn/ *n.* 碘

ion /ˈaɪən/ *n.* 离子

ionize /ˈaɪənaɪz/ *v.* (使)电离,离子化

iris /ˈaɪərɪs; ˈaɪrɪs/ *n.* 虹膜

iron (*sym.* **Fe**) /ˈaɪən; aɪərn/ *n.* 铁;铁剂

irradiate /ɪˈreɪdɪeɪt/ *v.* 照射,放射;辐照;

irradiation /ɪˌreɪdɪˈeɪʃn/ *n.* 照射,放射;辐照

irrational /ɪˈræʃənəl/ *adj.* 不合理的,无理性的

irreversible /ˌɪrɪˈvɜːsəbl; ˌɪrɪˈvɜːrsəbl/ *adj.* 不可逆转的

irrigate /ˈɪrɪgeɪt/ *v.* 冲洗(器官或伤口)

irrigation /ˌɪrɪˈgeɪʃn/ *n.* 冲洗

irritability /ˌɪrɪtəˈbɪləti/ *n.* 应激性;过敏性

irritable /ˈɪrɪtəbl/ *adj.* 过敏的;应激性的

irritant /ˈɪrɪtənt/ *n.* 刺激物,刺激剂‖ *adj.* 会引起发炎的,有刺激性的

irritate /ˈɪrɪteɪt/ *v.* 使发炎,使不适;刺激

irritation /ˌɪrɪˈteɪʃn/ *n.* 使发炎；刺激

ischaemia *or* **ischemia** /ɪsˈkiːmiə/ *n.* 缺血

ischaemic *or* **ischemic** /ɪsˈkiːmɪk/ *adj.* 缺血性的

islet /ˈaɪlət/ *n.* 小岛，岛

isolate /ˈaɪsəleɪt/ *v.* 使隔离；分离，使离析‖*n.* 分离菌

isolated /ˈaɪsəleɪtɪd/ *adj.* 隔离的；分离的

isolation /ˌaɪsəˈleɪʃn/ *n.* 隔离；分离

isotonic /ˌaɪsəˈtɒnɪk/ *adj.* 等压的；等渗压的；等张的

issue /ˈɪsjuː; ˈɪʃuː/ *n.* 流出，排出；流出物，排出物；伤口，溃疡‖*v.* 使流出，排出

itch /ɪtʃ/ *n.* 痒，搔痒‖*v.* 发痒

itching /ˈɪtʃiŋ/ *n.* 痒，搔痒

itchy /ˈɪtʃi/ *adj.* 发痒的

IUD /ˌaɪ juː ˈdiː/ (**intrauterine device**) *n.* 宫内节育器

IVF /ˌaɪ viː ˈef/ (**in vitro fertilization**) *n.* 体外受精

J

jaundice /ˈdʒɔːndɪs/ *n.* 黄疸病

jaw /dʒɔː/ *n.* 颌；颌骨

jawbone /ˈdʒɔːbəʊn/ *n.* 颌骨

jejunum /dʒɪˈdʒuːnəm/ *n.* 空肠

jerk /dʒɜːk; dʒɜːrk/ *n.* 急拉，猛推；痉挛，抽搐；反射‖*v.* 急拉，猛推；痉挛，抽搐

jerky /ˈdʒɜːki; ˈdʒɜːrki/ *adj.* 急动的

joint /dʒɔɪnt/ *n.* 关节

jugular /ˈdʒʌgjələ; ˈdʒʌgjələr/ *adj.* 喉的，颈的，颈静脉的‖*n.* 颈静脉

juice /dʒuːs/ *n.* 汁，液；体液

junction /ˈdʒʌnkʃn/ *n.* 连接，结合；汇合处，接点

juvenile /ˈdʒuːvənaɪl; ˈdʒuːvənəl/ *n.* 少年，儿童‖*adj.* 少年的，未成年的

K

karyotype /ˈkæriətaɪp/ *n.* 染色体组型，核型

keratin /ˈkerətɪn/ *n.* 角蛋白

keratinocyte /ˌkerəˈtɪnəsaɪt/ *n.* 角质化细胞

keratitis /ˌkerəˈtaɪtɪs/ *n.* 角膜炎

ketone /ˈkiːtəʊn/ *n.* 酮

kidney /ˈkɪdni/ *n.* 肾，肾脏

killed /kɪld/ *adj.* 被消灭的；功能丧失的

killer /ˈkɪlə; ˈkɪlər/ *n.* 杀手；致命物

kinase /ˈkaɪneɪz/ *n.* 激酶

kinetic /kɪˈnetɪk/ *adj.* 运动的

knead /niːd/ *v.* 揉捏，按摩

knee /niː/ *n.* 膝关节，膝盖

kneecap /ˈniːkæp/ *n.* 膝盖骨，髌骨

knee-jerk /ˈniːdʒɜːk; ˈniːdʒɜːrk/ *n.* 膝跳反射‖*adj.* 膝反射的；自动的，机械的

knuckle /ˈnʌkl/ *n.* 指节；膨出部

kwashiorkor /ˌkwɒʃɪˈɔːkɔː; ˌkwɒʃɪˈɔːrkər/ *n.* 夸希奥科病，恶性营养不良病

L

labour *or* **labor** /ˈleɪbə; ˈleɪbər/ *n.* 劳动；分娩‖*v.* 苦干；分娩

laceration /ˌlæsəˈreɪʃn/ *n.* 撕裂；裂口，裂伤

lachrymal *or* **lacrimal** /ˈlækrəml/ *adj.* 泪的；泪腺的

lactase /ˈlækteɪz/ *n.* 乳糖酶

lactate /ˈlækteɪt/ *v.* 泌乳‖*n.* 乳酸盐

lactation /lækˈteɪʃn/ *n.* 泌乳；哺乳期

lactic /ˈlæktɪk/ *adj.* 乳的；乳中提取的

lactose /ˈlæktəʊz/ *n.* 乳糖

lag /læg/ *n.* 迟滞；迟滞期，延缓期

lame /leɪm/ *adj.* 跛的‖*v.*(使)跛

lameness /ˈleɪmnɪs/ *n.* 跛，跛行

lancet /ˈlænsɪt/ *n.* 柳叶刀,手术刀

larva /ˈlɑːvə; ˈlɑːrvə/ *n.* (*pl.* **larvas** *or* **larvae** /ˈlɑːviː; ˈlɑːrviː/) (昆虫的)幼虫

laryngeal /ləˈrɪndʒiəl; ləˈrɪndʒəl/ *adj.* 喉的

larynx /ˈlærɪŋks/ *n.* (*pl.* **larynxes** *or* **larynges** /ləˈrɪndʒiːz/) 喉

laser /ˈleɪzə; ˈleɪzər/ *n.* 激光;激光器

lassitude /ˈlæsitjuːd/ *n.* 无力,倦怠,衰竭

latency /ˈleɪtənsi/ *n.* 潜伏;潜伏期

latent /ˈleɪtənt/ *adj.* 潜伏的,隐蔽的

lateral /ˈlætərəl/ *adj.* 侧的,侧面的;外侧的,旁边的;影响侧边的

lavage /ˈlævɪdʒ; ləˈvɑːʒ/ *n.* 灌洗(器官)

laxative /ˈlæksətɪv/ *n.* 轻泻剂,通便剂 ‖ *adj.* 通便的

lay /leɪ/ *v.* 下蛋;产卵

layer /ˈleɪə; ˈleɪər/ *n.* 下蛋鸡;层 ‖ *v.* 分层放置

lead (*sym.* **Pb**) /led/ *n.* 铅

lead /liːd/ *n.* 导线;导联

leak /liːk/ *v.* 漏,渗漏,泄漏 ‖ *n.* 裂缝,漏洞;(*inf.*) 小便

leakage /ˈliːkɪdʒ/ *n.* 渗漏,外漏

leaky /ˈliːki/ *adj.* 漏的,有漏洞的

lean /liːn/ *adj.* 瘦且健康的;脂肪少的 ‖ *n.* 瘦肉

lecithin /ˈlesɪθɪn; ˈlesəθən/ *n.* 卵磷脂

leg /leg/ *n.* 腿;假腿

leishmania /liːʃˈmeɪniə; liːʃˈmæniə/ *n.* 利什曼原虫

leishmaniasis /ˌliːʃməˈnaɪəsɪs/ *n.* 利什曼病

lens /lenz/ *n.* 透镜,镜片;晶状体

leprosy /ˈleprəsi/ *n.* 麻风病

leprous /ˈleprəs/ *adj.* 麻风的;患麻风的

leptin /ˈleptɪn/ *n.* 瘦蛋白

lesbian /ˈlezbiən/ *n.* 女同性恋者 ‖ *adj.* 女性同性恋的

lesion /ˈliːʒən/ *n.* 损害,损伤

lethal /ˈliːθl/ *adj.* 致死的

lethargic /ləˈθɑːdʒɪk; ləˈθɑːrdʒɪk/ *adj.* 懒散的,倦怠的;昏睡的,嗜睡的,

lethargy /ˈleθədʒi; ˈleθərdʒi/ *n.* 懒散,倦怠;昏睡,嗜睡

leucocyte *or* **leukocytem** /ˈluːkəsaɪt/ *n.* (*syn.* **white blood cell**) 白细胞

leucorrhoea *or* **leucorrhea** /ˌluːkəˈriːə/ *n.* 白带

leukaemia *or* **leukemia** /luːˈkiːmiə/ *n.* 白血病

leukaemic *or* **leukemic** /luːˈkiːmɪk/ *adj.* 白血病的;患白血病的

liability /ˌlaɪəˈbɪləti/ *n.* 易感性,易患性

liable /ˈlaɪəbl/ *adj.* 可能做某事的;易患某病的,易受某事影响的

libido /lɪˈbiːdəʊ/ *n.* 性欲;欲力,里比多;精神能力

lichen /ˈlɪtʃn; ˈlaɪkn/ *n.* 地衣;癣

lid /lɪd/ *n.* 盖,盖子;眼睑;眼皮

lidocaine /ˈlɪdəkeɪn; ˈlaɪdəkeɪn/ *n.* 利多卡因

life-saving /ˈlaɪfˌseɪvɪŋ/ *n.* 救生 ‖ *adj.* 救生的

lifespan /ˈlaɪfspæn/ *n.* 寿命;预期生命期限

lifestyle /ˈlaɪfstaɪl/ *n.* 生活方式

life-threatening /ˈlaɪfˌθretnɪŋ/ *adj.* 危及生命的,可能致命的

ligament /ˈlɪgəmənt/ *n.* 韧带

ligate /laɪˈgeɪt/ *v.* 结扎,绑扎

ligation /laɪˈgeɪʃn/ *n.* 结扎,结扎法

ligature /ˈlɪgətʃə; ˈlɪgətʃər/ *n.* 带子;结扎线,缚线

limb /lɪm/ *n.* 肢

limp /lɪmp/ *v.* 跛行 ‖ *n.* 跛行 ‖ *adj.* 柔软的;软弱的

lineage /ˈlɪnɪɪdʒ/ *n.* 血统,家系;谱系

linear /ˈlɪniə; ˈlɪniər/ *adj.* 线的,直线的,线性的

lining /ˈlaɪnɪŋ/ *n.* 衬层,衬里;膜:

linkage /ˈlɪŋkɪdʒ/ *n.* 连接;关联;基因连锁

lip /lɪp/ *n.* 唇,口唇;边缘部分

lipase /ˈlaɪpeɪz/ *n.* 脂肪酶，脂酶
lipid /ˈlɪpɪd/ *n.* 脂，脂质，类脂
lipoma /lɪˈpəʊmə/ *n.* 脂肪瘤
lipoprotein /ˈlɪpəprəʊtiːn; ˌlaɪpəʊˈprəʊtiːn/ *n.* 脂蛋白
liquid /ˈlɪkwɪd/ *n.* 液体‖ *adj.* 液体的，液态的
lithotomy /lɪˈθɒtəmi/ *n.* 切石术，结石切除术
live /laɪv/ *adj.* 活的；（疫苗）有活体病毒的；（酸奶）有活性菌的
liver /ˈlɪvə; ˈlɪvər/ *n.* 肝脏
lobe /ləʊb/ *n.*（*syn.* **ear lobe**）耳垂；叶
lobectomy /ləʊˈbektəmi/ *n.* 叶切除术
local /ˈləʊkl/ *adj.* 局部的
localise *or* **localize** /ˈləʊkəlaɪz/ *v.* 使局部化；定位
localised *or* **localized** /ˈləʊkəlaɪzd/ *adj.* 局部的；未扩散的
localization /ˌləʊkəlaɪˈzeɪʃn/ *n.* 局部化，局限；定位
lockjaw /ˈlɒkdʒɔː/ *n.*（*syn.* **tetanus**）破伤风；牙关紧闭症
locus /ˈləʊkəs/ *n.*（*pl.* **loci** /ˈləʊsaɪ/）位置，部位
loin /lɔɪn/ *n.* 腰，腰部；耻骨区，下身
longevity /lɒnˈdʒevəti/ *n.* 长寿，长命
longsighted /lɒŋˈsaɪtɪd/ *or* **farsighted** /fɑːˈsaɪtɪd; fɑːrˈsaɪtɪd/ *adj.* 远视的
longsightedness *or* **farsightedness** *n.*（*syn.* **hyperopia**）远视
long-standing /lɒŋˈstændɪŋ/ *adj.* 长期的
long-term /lɒŋˈtɜːm; lɒŋˈtɜːrm/ *adj.* 长期的
loop /luːp/ *n.* 环，袢，套圈
lotion /ˈləʊʃn/ *n.* 洗液，洗剂；搽液，涂剂
louse /laʊs/ *n.*（*pl.* **lice** /laɪs/）虱子
low /ˈləʊ/ *adj.* 低的；近底部的；低于通常标准的；含量低的；低声的
lower /ˈləʊə; ˈləʊər/ *adj.* 下面的，下方的‖ *v.* 降低
low-grade /ˈləʊˈgreɪd/ *adj.* 劣质的；轻度的
low-pitched /ˈləʊˈpɪtʃt/ *adj.* 低调的；轻声的
lumbar /ˈlʌmbə; ˈlʌmbər/ *adj.* 腰的‖ *n.* 腰部
lumen /ˈluː mən/ *n.*（*pl.* **lumens** *or* **lumina** /ˈluːmənə/）腔
luminal /ˈluːmənəl/ *adj.* 腔的
lump /lʌmp/ *n.* 团，块；肿块，隆起
lung /lʌŋ/ *n.* 肺
lupus /ˈluːpəs/ *n.* 狼疮
lymph /lɪmf/ *n.* 淋巴（液）
lymphadenitis /lɪmˌfædəˈnaɪtɪs/ *n.* 淋巴结炎
lymphadenopathy /ˌlɪmfædəˈnɒpəθi/ *n.* 淋巴结病
lymphangitis /ˌlɪmfənˈdʒaɪtɪs/ *n.* 淋巴管炎
lymphatic /lɪmˈfætɪk/ *adj.* 淋巴的，淋巴管的‖ *n.* 淋巴管
lymphocyte /ˈlɪmfəsaɪt/ *n.* 淋巴细胞
lymphocytic /ˌlɪmfəˈsɪtɪk/ *adj.* 淋巴细胞的
lymphoid /ˈlɪmfɔɪd/ *adj.* 淋巴的；淋巴样的；淋巴组织样的
lymphoma /lɪmˈfəʊmə/ *n.* 淋巴瘤
lyse /laɪs; laɪz/ *v.* 使分解，使溶解
lysis /ˈlaɪsɪs/ *n.* 溶解；分解；（症状）减退
lysosomal /ˌlaɪsəˈsəʊml/ *adj.* 溶酶体的
lysosome /ˈlaɪsəsəʊm/ *n.* 溶酶体

M

macromolecule /ˌmækrəʊˈmɒlɪkjuːl/ *n.* 大分子，高分子
macrophage /ˈmækrəfeɪdʒ/ *n.* 巨噬细胞
macula /ˈmækjələ/ *n.* 斑；斑疹；黄斑
macular /ˈmækjələ; ˈmækjələr/ *adj.*（眼球）黄斑的；斑点的，斑疹的
mad /mæd/ *adj.* 发狂的；患狂犬病的
madness /ˈmædnɪs/ *n.*（*syn.* **insanity**）疯狂；愚蠢；狂怒；狂热

magnify /ˈmægnəfaɪ/ *v.* 放大,扩大;增大,加强
maintain /meɪnˈteɪn/ *v.* 维持;保养;供养
maintenance /ˈmeɪntənəns/ *n.* 维持;保养
major /ˈmeɪdʒə; ˈmeɪdʒər/ *adj.* 主要的;严重大的;成年的
malabsorption /ˌmæləbˈsɔːpʃn; ˌmæləbˈsɔːrpʃn/ *n.* 吸收不良,吸收障碍
malady /ˈmælədi/ *n.* 病,疾病
malaise /mæˈleɪz/ *n.* 不适,欠爽
malaria /məˈleəriə; məˈleriə/ *n.* 疟疾
malarial /məˈleəriəl; məˈleəriəl/ *adj.* 疟疾的;患疟疾的
male /meɪl/ *adj.* 男性的,雄性的‖ *n.* 男性,男子;雄性生物
malformation /ˌmælfɔːˈmeɪʃn; ˌmælfɔːrˈmeɪʃn/ *n.* 畸形,畸形部位
malignancy /məˈlɪgnənsi/ *n.* 恶毒;恶性;恶性肿瘤
malignant /məˈlɪgnənt/ *adj.* 恶毒的;恶性的;癌的
malleolus /məˈliːələs/ *n.* (*pl.* **malleoli** /məˈliːəlaɪ/) 踝,脚踝两侧的圆形突起
malnourished /mælˈnʌrɪʃt/ *adj.* 营养不良的
malnutrition /ˌmælnjʊˈtrɪʃn/ *n.* 营养不良
malocclusion /ˌmæləˈkluːʒn/ *n.* 错位咬合
mamma /ˈmæmə/ *n.* (*pl.* **mammae** /ˈmæmiː/) 乳房
mammal /ˈmæml/ *n.* 哺乳动物
mammalian /mæˈmeɪljən/ *adj.* 哺乳动物的
mammary /ˈmæməri/ *adj.* 乳房的
mammography /mæˈmɒgrəfi/ *n.* 乳房X射线照相术
mania /ˈmeɪniə/ *n.* 躁狂;狂热
manifest /ˈmænəfest/ *adj.* 明显的‖ *v.* 显示;(病症)显现
manifestation /ˌmænəfeˈsteɪʃn/ *n.* 显示,表明;表现;症状,症候
manipulate /məˈnɪpjʊleɪt/ *v.* 操作,使用;推拿,正骨,治疗脱臼
manipulation /məˌnɪpjʊˈleɪʃn/ *n.* 操作;推拿
map /mæp/ *n.* 图;示意图;(基因)图谱‖ *v.* 绘图;绘制空间分布图
marasmus /məˈræzməs/ *n.* 消瘦;衰弱
marijuana *or* **marihuana** /ˌmærəˈwɑːnə/ *n.* (*inf.* **pot**)(*syn.* **cannabis**) 大麻,大麻毒品
mark /mɑːk; mɑːrk/ *n.* 标志,痕迹,疤痕,斑点‖ *v.* 作标记;标示
marker /ˈmɑːkə; ˈmɑːrkər/ *n.* 标志;标志物
marrow /ˈmærəʊ/ *n.* 髓
masculine /ˈmæskjʊlɪn/ *adj.* 男性的,雄性的‖ *n.* 阳性;男性,男人
mask /mɑːsk; mæsk/ *n.* 面罩,口罩;面膜;掩蔽‖ *v.* 戴面罩;掩藏
mass /mæs/ *n.* 大量;主体;质量;块,丸块,团
massage /ˈmæsɑːʒ; məˈsɑːʒ/ *n.* & *v.* 按摩
masseur /mæˈsɜː; mæˈsɜːr/ *n.* 按摩师
mastoid /ˈmæstɔɪd/ *adj.* 乳突的,乳头状的
maternal /məˈtɜːnəl; məˈtɜːrnəl/ *adj.* 母亲的,母性的;母系的;母源的
maternity /məˈtɜːnəti; məˈtɜːrnəti/ *n.* 母亲身份;母性;产房
matrix /ˈmeɪtrɪks/ *n.* (*pl.* **matrixes** *or* **matrices** /ˈmetrɪsiːz/) 母体,基体;细胞间质,基质;子宫
matter /ˈmætə; ˈmætər/ *n.* 物体,材料;排出物,排泄物
maturation /ˌmætʃʊˈreɪʃn/ *n.* 成熟;化脓
mature /məˈtjʊə; məˈtʃʊər/ *adj.* 发育成熟的‖ *v.* 发育成熟
maturity /məˈtʃʊərəti; məˈtʃʊrəti/ *n.* 成熟,成熟期
maxilla /mækˈsɪlə/ *n.* (*pl.* **maxillae** /mækˈsɪliː/) 上颌骨
maxillary /mækˈsɪləri; ˈmæksɪleri/ *adj.* 颌骨

的,上颌骨的‖ *n.* 上颌骨;颌骨

measure /ˈmeʒə; ˈmeʒər/ *v.* 测量,计量;量度为‖ *n.* 测量;测量单位;措施

measurement /ˈmeʒəmənt; ˈmeʒərmənt/ *n.* 测量,计量;测量结果

mechanical /mɪˈkænɪkl/ *adj.* 机械的,自动的,无意识的

medial /ˈmi:djəl/ *adj.* 内侧的,近中的,中层的

median /ˈmi:diən/ *adj.* 正中的,中线的

mediastinal /ˌmi:diəˈstaɪnəl/ *adj.* 纵隔的

mediastinum /ˌmi: diəˈstaɪnəm/ *n.* (*pl.* **mediastina** /ˌmi:diəˈstaɪnə/) 中隔,纵隔

mediate /ˈmi:dɪeɪt/ *v.* 调节,影响‖ *adj.* 靠媒介的,间接的

mediator /ˈmi:di:eɪtə; ˈmi:di:eɪtər/ *n.* 调停者;传递器;递质,中介物;介体

medical /ˈmedɪkl/ *adj.* 医学的,医疗的,内科的‖ *n.* 体格检查,健康检查

medically /ˈmedɪkli/ *adv.* 医学上地,医药上地

medicate /ˈmedɪkeɪt/ *v.* 用药,用药治疗,加入药物

medication /ˌmedɪˈkeɪʃn/ *n.* 药,药物;药物治疗

medicinal /məˈdɪsənəl/ *adj.* 药的,有疗效的‖ *n.* 药用物质,药用材料

medicine /ˈmedɪsɪn/ *n.* 医学,内科学;(口服)药,药物,药品

medium /ˈmi:diəm/ *n.* (*pl.* **mediums** *or* **media** /ˈmi:diə/) 方法,工具,手段;介质;培养基‖ *adj.* 中等的,中号的

medulla /mɪˈdʌlə/ *n.* (*pl.* **medullas** *or* **medullae** /mɪˈdʌli:/) 髓质

medullary /mɪˈdʌləri; ˈmedəleri/ *adj.* 髓质的,髓状的

megaloblast /ˈmegələʊblæst/ *n.* 巨成红细胞

megaloblastic /ˌmegələʊˈblæstɪk/ *adj.* 巨成红细胞的

melanin /ˈmelənɪn/ *n.* 黑色素

melanoma /ˌmeləˈnəʊmə/ *n.* 黑瘤,黑色素瘤

membrane /ˈmembreɪn/ *n.* 膜,薄膜,隔膜

membranous /ˈmembrənəs/ *adj.* 膜的,膜状的

memorize /ˈmeməraɪz/ *v.* 记住;存储

memory /ˈeməri/ *n.* 记忆;记忆力;内存

menarche /məˈnɑ:ki; ˈmenɑ:rki/ *n.* 月经初潮

mend /mend/ *v.* 修理;康复;痊愈

meningeal /mɪˈnɪndʒiəl; ˌmenənˈdʒi:əl/ *adj.* 脑(脊)膜的

meningioma /mɪˌnɪndʒɪˈəʊmə/ *n.* (良性的)脑(脊)膜瘤

meningitis /ˌmenɪnˈdʒaɪtɪs/ *n.* 脑(脊)膜炎

meningococcus /mɪˌnɪŋgəʊˈkɒkəs/ *n.* (*pl.* **meningococci** /mɪˌnɪŋgəʊˈkɒksaɪ/) 脑膜炎球菌

meninx /ˈmi:nɪŋks/ *n.* (*pl.* **meninges** /mɪˈnɪndʒi:z/) 脑(脊)膜

menopause /ˈmenəpɔ:z/ *n.* 绝经,绝经期

menstrual /ˈmenstru:əl/ *adj.* 月经的

menstruate /ˈmenstrʊeɪt/ *v.* 行经,来月经

menstruation /ˌmenstrʊˈeɪʃn/ *n.* 月经,行经

mental /ˈmentl/ *adj.* 精神的,心理的,智力的;精神病的,患精神病的

mentally /ˈmentəli/ *adj.* 心理上,精神上,智力上

mercury (*sym.* **Hg**) /ˈmɜ:kjʊri; ˈmɜ:rkjʊri/ *n.* 汞,水银,水银柱,汞柱

merge /mɜ:dʒ; mɜ:rdʒ/ *v.* 融合,合为一体

mesenteric /ˌmesənˈterɪk/ *adj.* 肠系膜的

mesentery /ˈmesəntəri; ˈmezənteri/ *n.* 肠系膜

meshwork /ˈmeʃwɜ:k; ˈmeʃwɜ:rk/ *n.* 网,网状物

mesothelioma /ˌmezəˌθi:lɪˈəʊmə/ *n.* 间皮瘤

metabolic /ˌmetəˈbɒlɪk/ *adj.* 新陈代谢的

metabolism /mɪˈtæbəlɪzəm/ *n.* 新陈代谢

metabolite /mɪˈtæbəlaɪt/ *n.* 代谢产物

metabolize /mɪˈtæbəlaɪz/ *v.* 新陈代谢

metacarpal /ˌmetəˈkɑːpl; ˌmetəˈkɑːrpl/ *n.* 掌骨 ‖ *adj.* 掌骨的

metaplasia /ˌmetəˈpleɪziə/ *n.* 组织变形,组织转化,化生

metastasis /məˈtæstəsɪs/ *n.* (*pl.* **metastases** /məˈtæstəsiːz/) 转移;转移灶

metastasize /məˈtæstəsaɪz/ *v.* 转移

metastatic /ˌmetəˈstætɪk/ *adj.* 转移的

metatarsal /ˌmetəˈtɑːsl; ˌmetəˈtɑːrsl/ *n.* 跖骨 ‖ *adj.* 跖的

methanol /ˈmeθənɒl/ *n.* 甲醇

methotrexate /ˌmeθəˈtreksеɪt/ *n.* 甲氨蝶呤(抗肿瘤药)

microbe /ˈmaɪkrəʊb/ *n.* 微生物

microbiologic /ˌmaɪkrəʊˌbaɪəˈlɒdʒɪk/ *adj.* 微生物的,微生物学的

microbiology /ˌmaɪkrəʊbaɪˈɒlədʒi/ *n.* 微生物学

microgram (*sym.* μg) /ˈmaɪkrəʊgræm/ *n.* 微克

microorganism /ˌmaɪkrəʊˈɔːgənɪzəm; ˌmaɪkrəʊˈɔːrgənɪzəm/ *n.* 微生物

microscope /ˈmaɪkrəskəʊp/ *n.* 显微镜

microscopic /ˌmaɪkrəˈskɒpɪk/ *adj.* 使用显微镜的;极小的

microscopically /ˌmaɪkrəˈskɒpɪkli/ *adv.* 使用显微镜地,显微镜下

microscopy /maɪˈkrɒskəpi/ *n.* 显微镜术,显微镜检查

midbrain /ˈmɪdbreɪn/ *n.* 中脑

middle /ˈmɪdl/ *adj.* 中部的,居中的 ‖ *n.* 中部,腰部

midline /ˈmɪdlaɪn/ *n.* 中线,中平面

midwife /ˈmɪdwaɪf/ *n.* 助产士,接生员

midwifery /ˌmɪdˈwɪfəri/ *n.* 助产,接生

migraine /ˈmaɪgreɪn/ *n.* 偏头痛

migrate /maɪˈgreɪt/ *v.* 转移

migration /maɪˈgreɪʃn/ *n.* 转移

mild /maɪld/ *adj.* (病症)轻微的;(肥皂等)温和的;味淡的

miliary /ˈmɪliəri/ *adj.* (疾病)粟粒状的

milk /ˈmɪlk/ *n.* 乳,奶

milky /ˈmɪlki/ *adj.* 奶的,奶制的;乳状的

mind /maɪnd/ *n.* 头脑;思维;记忆力

mineral /ˈmɪnərəl/ *n.* 矿物质 ‖ *adj.* 矿物质的

minor /ˈmaɪnə; ˈmaɪnər/ *adj.* 次要的;轻微的 ‖ *n.* 未成年人

miscarriage /ˈmɪskærɪdʒ/ *n.* 流产

misdiagnose /mɪsˈdaɪəgnəʊz/ *v.* 误诊

mismatch /ˈmɪsmætʃ/ *n.* 不匹配,错配 ‖ /mɪsˈmætʃ/ *v.* 不匹配,不般配

misuse /mɪsˈjuːz/ *v.* 误用,滥用 ‖ /mɪsˈjuːs/ *n.* 误用,滥用

mite /maɪt/ *n.* 螨

mitochondrial /ˌmaɪtəʊˈkɒndriəl/ *adj.* 线粒体的

mitochondrion /ˌmaɪtəʊˈkɒndriən/ *n.* (*pl.* **mitochondria** /ˌmaɪtəʊˈkɒndriə/) 线粒体

mitosis /maɪˈtəʊsɪs/ *n.* (*pl.* **mitoses** /maɪˈtəʊsiːz/) 有丝分裂

mitral /ˈmaɪtrl/ *adj.* 二尖瓣的,僧帽瓣的

mix /ˈmɪks/ *v.* 混合;调配;相容

mixed /ˈmɪkst/ *adj.* 混合的,混杂的

mixture /ˈmɪkstʃə; ˈmɪkstʃər/ *n.* 混合;混合物;合剂

mobile /ˈməʊbaɪl, ˈməʊbl/ *adj.* 可移动的;行动方便的;表情多变的;流动的

mobilise *or* **mobilize** /ˈməʊbəlaɪz/ *v.* 动员;调动;使可移动;使松动

mobility /məʊˈbɪləti/ *n.* 可动性,移动性

mobilization /ˌməʊbɪlaɪˈzeɪʃn/ *n.* 动员;调动;活动法,松动术

modality /məʊˈdæləti/ *n.* 方式;疗法;感觉

model /ˈmɒdl/ *n.* 模式,模型 ‖ *v.* 做模型,塑造

modelling *or* **modeling** /ˈmɒdlɪŋ/ *n.* 模型制作,造型

moderate /ˈmɒdərət/ *adj.* 适度的,中等的‖/ˈmɒdəreɪt/ *v.* 缓和,使适中

moderately /ˈmɒdərətli/ *adv.* 适度地,适中地

modification /ˌmɒdəfɪˈkeɪʃn/ *n.* 改进;变型;变体

modified /ˈmɒdəfaɪd/ *adj.* 改进的,缓和的

modify /ˈmɒdəfaɪ/ *v.* 改进;使改形

modulate /ˈmɒdjʊleɪt; ˈmɒdʒəleɪt/ *v.* 调节,控制;调整(音量)

modulation /ˌmɒdjʊˈleɪʃn; ˌmɒdʒəˈleɪʃn/ *n.* 调节;调整;适应

moist /mɔɪst/ *adj.* 微湿的,湿润的

moisten /ˈmɔɪsn/ *v.* 使湿润,弄湿

moisture /ˈmɔɪstʃə; ˈmɔɪstʃər/ *n.* 水分,湿气,潮湿

mole /məʊl/ *n.* 痣;胎块

molecular /məˈlekjələ; məˈlekjələr/ *adj.* 分子的

molecule /ˈmɒlɪkjuːl/ *n.* 分子

monitor /ˈmɒnɪtə; ˈmɒnɪtər/ *n.* 显示器;监视器,监护仪‖*v.* 监测,监护

monoamine /ˌmɒnəʊˈeɪmiːn/ *n.* 一元胺

monoclonal /ˌmɒnəʊˈkləʊnəl/ *adj.* 单克隆的

monocyte /ˈmɒnəsaɪt/ *n.* 单核细胞

mononucleosis /ˌmɒnəʊˌnjuːklɪˈəʊsɪs/ *n.* (*syn.* **glandular fever**) 单核细胞增多症

monoxide /məˈnɒksaɪd/ *n.* 一氧化物

mood /muːd/ *n.* 心境,情绪,心情

morbid /ˈmɔːbɪd; ˈmɔːrbɪd/ *adj.* 病的,与疾病有关的;病态的,不正常的

morbidity /mɔːˈbɪdəti; mɔːrˈbɪdəti/ *n.* 成病,病态;发病率,病率

morphine /ˈmɔːfiːn; ˈmɔːrfiːn/ *n.* 吗啡

mortal /ˈmɔːtl; ˈmɔːrtl/ *adj.* 必死的;致命的

mortality /mɔːˈtæləti; mɔːrˈtæləti/ *n.* 必死性;死亡;死亡率

mosquito /məˈskiːtəʊ/ *n.* (*pl.* **mosquitoes** *or* **moquistos**) 蚊子

mother /ˈmʌðə; ˈmʌðər/ *n.* 母亲;母兽;母体

motile /ˈməʊtaɪl; ˈməʊtl/ *adj.* 能动的,游动的

motility /məʊˈtɪləti/ *n.* 能动性,机动性

motion /ˈməʊʃn/ *n.* 动,移动;〔*syn.* (*US*) **movement**〕排便,大便

motor /ˈməʊtə; ˈməʊtər/ *n.* 原动力‖*adj.* 原动的;肌肉运动的,运动神经的

mould *or* **mold** /məʊld/ *n.* 霉,霉菌;模型;铸模;牙模‖*v.* 塑造;影响

mount /maʊnt/ *v.* 封固,安放‖*n.* 载片

mouth /maʊθ/ *n.* 嘴,口;开口,孔

movable *or* **moveable** /ˈmuːvəbl/ *adj.* 可动的,活动的

movement /ˈmuːvmənt/ *n.* 动,移动;〔*syn.* (*UK*) **motion**〕排便,大便

moxa /ˈmɒksə/ *n.* 艾,灸料,灼烙剂

moxibustion /ˌmɒksəˈbʌstʃn/ *n.* 艾灸,艾灼

mucosa /mjuːˈkəʊsə/ *n.* (*syn.* **mucous membrane**) 黏膜

mucosal /mjuːˈkəʊsl/ *adj.* 黏膜的

mucous /ˈmjuːkəs/ *adj.* 黏液的,黏液性的

mucus /ˈmjuːkəs/ *n.* 黏液

multifactorial /ˌmʌltɪfækˈtɔːriəl/ *adj.* 多因素的,多因子的

multiple /ˈmʌltəpl/ *adj.* 多数的,多发的

multiplication /ˌmʌltəplɪˈkeɪʃn/ *n.* 增多;繁殖

multiply /ˈmʌltɪplaɪ/ *v.* 使增加;繁殖

mumps /mʌmps/ *n.* 腮腺炎

murmur /ˈmɜːmə; ˈmɜːrmər/ *n.* 杂音

muscle /ˈmʌsl/ *n.* 肌肉

muscular /ˈmʌskjələ; ˈmʌskjələr/ *adj.* 肌肉的;肌肉发达的

musculoskeletal /ˌmʌskjələʊˈskelɪtl/ *adj.* 肌与骨骼的

mutant /ˈmjuːtnt/ *n.* 变种,突变体‖*adj.* 突变的,变异的

mutate /mjuː'teɪt; 'mjuːteɪt/ *v.* 变异,突变
mutation /mjuː'teɪʃn/ *n.* 变异,突变
myalgia /maɪ'ældʒə; maɪ'ældʒiə/ *n.* 肌痛
myalgic /maɪ'ældʒɪk/ *adj.* 肌痛的
mycobacterium /ˌmaɪkəʊbæk'tɪəriəm; ˌmaɪkəʊbæk'tɪriəm/ *n.* (*pl.* **mycobacteria** /ˌmaɪkəʊbæk'tɪəriə; ˌmaɪkəʊbæk'tɪriə/) 分枝杆菌
mycoplasma /ˌmaɪkəʊ'plæzmə/ *n.* (*pl.* **mycoplasmas** *or* **mycoplasmata** /ˌmaɪkəʊ'plæzmətə/) 支原体
myelin /'maɪəlɪn/ *n.* 髓磷脂
myeloid /'maɪəlɔɪd/ *adj.* 骨髓的;脊髓的
myeloma /ˌmaɪə'ləʊmə/ *n.* 骨髓瘤
myocardial /ˌmaɪəʊ'kɑːdiəl; ˌmaɪəʊ'kɑːrdiəl/ *adj.* 心肌的
myocarditis /ˌmaɪəʊkɑː'daɪtɪs; ˌmaɪəʊkɑːr'daɪtɪs/ *n.* 心肌炎
myocardium /ˌmaɪəʊ'kɑːdiəm; ˌmaɪəʊ'kɑːrdiəm/ *n.* (*syn.* **heart muscle**) 心肌
myoglobin /ˌmaɪəʊ'gləʊbɪn/ *n.* 肌红蛋白
myopia /maɪ'əʊpiə/ *n.* (*syn.* **short sight** *or* **shortsightedness** *or* **nearsightedness**) 近视
myopic /maɪ'ɒpɪk/ *adj.* (*syn.* **shortsighted** *or* **nearsighted**) 近视的
myosin /'maɪəsɪn/ *n.* 肌球蛋白
myositis /ˌmaɪə'saɪtɪs/ *n.* 肌炎

N

nail /neɪl/ *n.* 钉子;指甲,趾
naked /'neɪkɪd/ *adj.* 裸露的,裸体的
narcotic /nɑː'kɒtɪk; nɑːr'kɒtɪk/ *n.* 麻醉剂;镇痛剂‖ *adj.* 麻醉的;催眠的
narrow /'nærəu/ *adj.* 狭窄的‖ *v.* 使窄小,变窄
narrowing /'nærəuɪŋ/ *n.* 变窄;收缩术
nasal /'neɪzl/ *adj.* 鼻的
nascent /'næsənt/ *adj.* 新兴的,新生的
nasogastric /ˌneɪzəʊ'gæstrɪk/ *adj.* 鼻胃的
naturopathy /ˌneɪtʃə'rɒpəθi/ *n.* 自然医术,自然疗法
nausea /'nɔːziə/ *n.* 恶心
nauseous /'nɔːziəs; 'nɔːʃəs/ *adj.* 恶心的,致恶心的
navel /'neɪvl/ *n.* (*syn.* **umbilicus**) 脐
neck /nek/ *n.* 颈;颈部;牙颈
necrosis /nə'krəʊsɪs/ *n.* (*pl.* **necoses** /nə'krəʊsiːz/) 坏死
necrotic /nə'krɒtɪk/ *adj.* 坏死的
needle /'niːdl/ *n.* 针;注射针;注射;(针灸)针;指针
negative /'negətɪv/ *n.* 阴性‖ *adj.* 负的;有害的;负极的;阴性的
neonatal /ˌniːəʊ'neɪtl/ *adj.* 新生儿的
neonate /'niːəneɪt/ *n.* 新生儿
neoplasia /ˌniːə'pleɪziə/ *n.* 瘤形成
neoplasm /'niːəʊplæzəm/ *n.* 赘生物,肿瘤
neoplastic /ˌniːə'plæstɪk/ *adj.* 赘生物的,肿瘤的
nephritis /nɪ'fraɪtɪs/ *n.* 肾炎
nephropathy /nə'frɒpəθi/ *n.* 肾病
nephrotic /ne'frɒtɪk/ *adj.* 肾病的
nerve /nɜːv; nɜːrv/ *n.* 神经
nervous /'nɜːvəs; 'nɜːrvəs/ *adj.* 神经的;神经性的;神经质的;神经紧张的
nervousness /'nɜːvəsnɪs; 'nɜːrvəsnɪs/ *n.* 神经紧张;神经质
nettle /'netl/ *n.* 荨麻
network /'netwɜːk; 'netwɜːrk/ *n.* 网,网状构造
neural /'njʊərəl; 'njʊrəl/ *adj.* 神经的;神经系统的
neuralgia /njʊə'rældʒə; njʊ'rældʒə/ *n.* 神经痛
neuritis /ˌnjʊə'raɪtɪs; ˌnjʊ'raɪtɪs/ *n.* 神经炎
neuroblastoma /ˌnjʊərəblæ'stəʊmə;

ˌnjʊrəblæˈstəʊmə/ *n.* 神经母细胞瘤

neurofibroma /ˌnjʊərəfaɪˈbrəʊmə; ˌnjʊrəfaɪˈbrəʊmə/ *n.* 神经纤维瘤

neurofibromatosis /ˌnjʊərəfaɪˌbrəʊməˈtəʊsɪs; ˌnjʊrəfaɪˌbrəʊməˈtəʊsɪs/ *n.* 神经纤维瘤病

neurologic(al) /ˌnjʊərəˈlɒdʒɪk(l); ˌnjʊrəˈlɒdʒɪk(l) / *adj.* 神经病学的

neurology /njʊəˈrɒlədʒi; njʊˈrɒlədʒi/ *n.* 神经病学

neuron /ˈnjʊərɒn; ˈnjʊrɒn/ *n.* 神经元

neuropathic /ˌnjʊərəˈpæθɪk; ˌnjʊrəˈpæθɪk/ *adj.* 神经病的

neuropathy /njʊəˈrɒpəθi; njʊˈrɒpəθi/ *n.* 神经病

neurotic /njʊəˈrɒtɪk; njʊˈrɒtɪk/ *adj.* 神经症的；神经质的‖ *n.* 神经过敏者，神经症患者

neurotransmitter /ˌnjʊərəˌtrænsˈmɪtə; ˌnjʊrəˌtrænsˈmɪtər/ *n.* 神经递质

neutral /ˈnju:trəl/ *adj.* 中性的；中立的

neutralise *or* **neutralise** /ˈnju:trəlaɪz/ *v.* 中和；使中立

neutrophil /ˈnju: trəfɪl/ *n.* 嗜中性粒细胞‖ *adj.* 嗜中性的

newborn /ˈnju:bɔ:n; ˈnju:bɔ:rn/ *adj.* 新生的‖ *n.* 新生儿

niacin /ˈnaɪəsɪn/ *n.* 烟酸

nipple /ˈnɪpl/ *n.* 乳头

nitrogen (*sym.* N) /ˈnaɪtrədʒən/ *n.* 氮

nodal /ˈnəʊdl/ *adj.* 结的，结节的

node /nəʊd/ *n.* 结，结节

nodular /ˈnɒdjələ; ˈnɒdʒələr/ *adj.* 小结的

nodule /ˈnɒdju:l; ˈnɒdʒu:l/ *n.* 结，小结

noninfectious /ˌnɒnɪnˈfekʃəs/ *adj.* 非传染性的

noninvasive /ˌnɒnɪnˈveɪsɪv/ *adj.* 非侵袭性的

nonspecific /ˌnɒnspəˈsɪfɪk/ *adj.* 非特异的

nonsteroidal /ˌnɒnstəˈrɔɪdl/ *adj.* 非类固醇类的，非甾类的

norepinephrine /ˌnɔ:repəˈnefri:n/ *or* **noradrenaline** /ˌnɔ:rəˈdrenəlɪn/ *n.* 去甲肾上腺素

normal /ˈnɔ:ml; ˈnɔ:rml/ *adj.* 正常的，标准的‖ *n.* 正常状态，常态

nose /nəʊz/ *n.* 鼻

nosebleed /ˈnəʊzbli:d/ *n.* 鼻出血

nosocomial /ˌnɒsəˈkəʊmiəl/ *adj.* 医院的

nostril /ˈnɒstrəl/ *n.* 鼻孔

nostrum /ˈnɒstrəm/ *n.* 秘方

notch /nɒtʃ/ *n.* 刻痕；切痕

nourish /ˈnʌrɪʃ/ *v.* 给予营养，滋养

nourished /ˈnʌrɪʃt/ *adj.* 营养的，滋养的

nourishment /ˈnʌrɪʃmənt/ *n.* 滋养；营养，营养品

noxious /ˈnɒkʃəs/ *adj.* 有毒的；有害的

nuclear /ˈnju:kliə; ˈnju:kliər/ *adj.* 原子核的；细胞核的

nucleic /ˈnju:kli:ik/ *adj.* 核的

nucleus /ˈnju: kliəs/ *n.* (*pl.* **nucleuses** *or* **nuclei** /ˈnju:kliaɪ/) 原子核；细胞核；核心

numb /ˈnʌm/ *adj.* 麻木的；迟钝的‖ *v.* 使麻木，使失去感觉

numbness /ˈnʌmnɪs/ *n.* 麻木

nurse /nɜ:s; nɜ:rs/ *n.* 护士‖ *v.* 护理；调治；哺乳

nursing /ˈnɜ:sɪŋ; ˈnɜ:rsɪŋ/ *n.* 护理；护理学

nutrient /ˈnju:triənt/ *n.* 营养素，营养物‖ *adj.* 提供营养的

nutrition /nju:ˈtrɪʃn/ *n.* 营养，滋养；营养物，食品

nutritional /nju:ˈtrɪʃənəl/ *adj.* 营养的，营养成分的

nutritionist /nju:ˈtrɪʃənɪst/ *n.* 营养学家

nutritious /nju:ˈtrɪʃəs/ *adj.* 有营养的

O

obese /əʊˈbi:s/ *adj.* 肥胖的

obesity /əʊˈbi:sɪtɪ/ *n.* 肥胖

oblique /əʊˈbliːk/ *adj.* 斜的‖ *n.* 斜肌

obliquely /əʊˈbliːkli/ *adv.* 斜地

obscure /əbˈskjʊə; əbˈskjʊər/ *adj.* 模糊的;不引人注意的‖ *v.* 隐藏;使变模糊

obstetric(al) /əbˈstetrɪk(l)/ *adj.* 产科学的

obstetrician /ˌɒbstəˈtrɪʃn/ *n.* 产科医师

obstetrics /əbˈstetrɪks/ *n.* 产科学

obstruct /əbˈstrʌkt/ *v.* 阻塞,阻挡

obstructed /əbˈstrʌktɪd/ *adj.* 被阻塞的

obstruction /əbˈstrʌkʃn/ *n.* (*syn.* **blockage**)梗阻,阻塞

obstructive /əbˈstrʌktɪv/ *adj.* 梗阻的,阻塞的

occipital /ɒkˈsɪpɪtl/ *adj.* 枕部的,枕骨的

occiput /ˈɒksɪpʌt/ *n.* 枕骨部

occlude /əˈkluːd/ *v.* 使闭塞,堵塞;咬合

occlusion /əˈkluːʒn/ *n.* 闭塞,闭合,封闭,阻塞;封存;咬合

occlusive /əˈkluːsɪv/ *adj.* 闭塞的,闭合的;咬合的

occult /əˈkʌlt/ *adj.* 隐的,潜隐的;模糊的;难以理解的

ocular /ˈɒkjələ; ˈɒkjələr/ *adj.* 眼睛的,视觉的‖ *n.* 目镜

oedema *or* **edema** /ɪˈdiːmə/ *n.* (*pl.* **edemas** *or* **edemata** /ɪˈdiːmətə/) 水肿

oedematous *or* **edematous** /ɪˈdiːmətəs/ *adj.* 水肿的

oesophageal *or* **esophageal** /ɪˌsɒfəˈdʒiːəl/ *adj.* 食管的

oesophagitis *or* **esophagitis** /ɪˌsɒfəˈdʒaɪtɪs/ *n.* 食道炎

oesophagus *or* **esophagus** /ɪˈsɒfəgəs/ *n.* (*syn.* **gullet**) 食道,食管

oestrogen *or* **estrogen** /ˈestrədʒən/ *n.* 雌激素

official /əˈfɪʃl/ *adj.* 法定的;依据药典的

ointment /ˈɔɪntmənt/ *n.* 药膏,软膏

olfaction /ɒlˈfækʃn/ *n.* 嗅,嗅觉

olfactory /ɒlˈfæktəri/ *adj.* 嗅觉的

omentum /əʊˈmentəm/ *n.* (*pl.* **omentums** *or* **omenta** /əʊˈmentə/) 网膜

oncogene /ˈɒŋkəʊdʒɪːn/ *n.* 致癌基因

oncology /ɒŋˈkɒlədʒi/ *n.* 肿瘤学

onset /ˈɒnset/ *n.* 开始,发作

oocyte /ˈəʊəsaɪt/ *n.* 卵母细胞

ooze /uːz/ *v.* 渗出;流脓‖ *n.* 渗流

opacity /əʊˈpæsəti/ *n.* 混浊,不透明;不透明区,浊斑

opaque /əʊˈpeɪk/ *adj.* 不透明的,不透光的

open /ˈəʊpn/ *adj.* 张开的,没有包扎的;易受伤的,脆弱的‖ *v.* 切开;裂开

opening /ˈəʊpənɪŋ/ *n.* 孔,口,管口

operate /ˈɒpəreɪt/ *v.* 运转;操作;动手术,

operation /ˌɒpəˈreɪʃn/ *n.* 运作;运行;手术

operative /ˈɒpərətɪv/ *adj.* 手术的;运行的;有效的

operator /ˈɒpəreɪtə; ˈɒpəreɪtər/ *n.* 操作员

ophthalmic /ɒfˈθælmɪk/ *adj.* 眼的

ophthalmologist /ˌɒfθælˈmɒlədʒɪst/ *n.* 眼科专家,眼科医师

ophthalmology /ˌɒfθælˈmɒlədʒi/ *n.* 眼科学

opiate /ˈəʊpiət/ *n.* 阿片制剂,麻醉剂

opioid /ˈəʊpɪɔɪd/ *n.* 类鸦片

opium /ˈəʊpiəm/ *n.* 阿片,鸦片

opportunistic /ˌɒpətjuːˈnɪstɪk; ˌɒpərtjuːˈnɪstɪk/ *adj.* 条件性的,机会性的

optic(al) /ˈɒptɪk(l)/ *adj.* 眼的;视力的,视觉的;光学的

optician /ɒpˈtɪʃn/ *n.* 眼镜师,眼镜商

oral /ˈɔːrəl/ *adj.* 口的,口腔的,口服的

orally /ˈɔːrəli/ *adv.* 用口地,口服地

orbit /ˈɔːbɪt; ˈɔːrbɪt/ *n.* 眶,眼眶

orchitis /ɔːˈkaɪtɪs; ɔːrˈkaɪtɪs/ *n.* 睾丸炎

orderly /ˈɔːdəli; ˈɔːrdərli/ *n.* 护理员,勤杂工‖ *adj.* 有条理的

organ /ˈɔːgən; ˈɔːrgən/ *n.* 器官

organelle /ˌɔːgəˈnel; ˌɔːrgəˈnel/ *n.* 细胞器

organic /ɔːˈgænɪk; ɔːrˈgænɪk/ *adj.* 器官的，器质的；生物的；有机的；用有机肥的

organism /ˈɔːgənɪzəm; ˈɔːrgənɪzəm/ *n.* 生物，有机体

orgasm /ˈɔːgæzəm; ˈɔːrgæzəm/ *n.* 性高潮

orifice /ˈɔːrəfɪs/ *n.* 孔，口

origin /ˈɒrədʒɪn/ *n.* 起源，起端

orthodontic /ˌɔːθəˈdɒntɪk; ˌɔːrθəˈdɒntɪk/ *adj.* 口腔正畸的

orthodontics /ˌɔːθəˈdɒntɪks; ˌɔːrθəˈdɒntɪks/ *n.* 口腔正畸学

osmosis /ɒzˈməʊsɪs/ *n.* 渗透，渗透性

osmotic /ɒzˈmɒtɪk/ *adj.* 渗透的

ossification /ˌɒsəfɪˈkeɪʃn/ *n.* 骨化

osteoarthritis /ˌɒstɪəʊɑːˈθraɪtɪs; ˌɒstɪəʊɑːrˈθraɪtɪs/ *n.* 骨关节炎

osteoblast /ˈɒstɪəʊblæst/ *n.* 成骨细胞

osteoclast /ˈɒstɪəʊklæst/ *n.* 破骨细胞；折骨器

osteocyte /ˈɒstɪəʊsaɪt/ *n.* 骨细胞

osteoid /ˈɒstɪɔɪd/ *adj.* 骨样的‖ *n.* 类骨质

osteomyelitis /ˌɒstɪəʊˌmaɪəˈlaɪtɪs/ *n.* 骨髓炎

osteopath /ˈɒstɪəpæθ/ *n.* 按骨术医士

osteopathy /ˌɒstɪˈɒpəθi/ *n.* 按骨术，整骨术；骨病

osteoporosis /ˌɒstɪəʊpəˈrəʊsɪs/ *n.* 骨质疏松症

otitis /əʊˈtaɪtɪs/ *n.* 耳炎

otosclerosis /ˌəʊtəʊskləˈrəʊsɪs/ *n.* 耳硬化症；遗传性听力减退

outbreak /ˈaʊtbreɪk/ *n.* 爆发，突发

outer /ˈaʊtə; ˈaʊtər/ *adj.* 外面的；外部的

outflow /ˈaʊtfləʊ/ *n.* 流出，流出物，流出量

outlet /ˈaʊtlet/ *n.* 出口

outpatient /ˈaʊtpeɪʃnt/ *n.* 门诊病人

output /ˈaʊtpʊt/ *n.* 排出量，输出量

oval /ˈəʊvl/ *adj.* 椭圆的，卵圆的‖ *n.* 卵形，椭圆形

ovarian /əʊˈveəriən; əʊˈveriən/ *adj.* 卵巢的

ovary /ˈəʊvəri/ *n.* 卵巢

overactive /ˌəʊvərˈæktɪv/ *adj.* 活动过度的

overactivity /ˌəʊvərækˈtɪvɪti/ *n.* 活动过度

overdose /ˌəʊvəˈdəʊs; ˌəʊvərˈdəʊs/ *v.* 一次用药过量‖ /ˈəʊvədəʊs; ˈəʊvərdəʊs/ *n.*（一次用药）过量

overgrowth /ˈəʊvəgrəʊθ; ˈəʊvərgrəʊθ/ *n.* 生长过度，肥大

overlap /ˈəʊvəlæp; ˈəʊvərlæp/ *n.* 交叠，重叠‖ /ˌəʊvəˈlæp; ˌəʊvərˈlæp/ *v.* 交叠，重叠

over-the-counter /ˈəʊvəðəˈkaʊntə; ˈəʊvərðəˈkaʊntər/ *adj.* (*abbr.* **OTC**)非处方的

ovulate /ˈɒvjʊleɪt/ *v.* 排卵

ovulation /ˌɒvjʊˈleɪʃn/ *n.* 排卵

ovum /ˈəʊvəm/ *n.*（*pl.* **ova** /ˈəʊvə/）卵子

oxygen（*sym.* **O**）/ˈɒksɪdʒn/ *n.* 氧，氧气

oxygenate /ˈɒksɪdʒəneɪt/ *v.* 氧合，充氧

oxygenated /ˈɒksɪdʒəneɪtɪd/ *adj.* 氧合的，充氧的

oxygenation /ˌɒksɪdʒɪˈneɪʃn/ *n.* 氧合，充氧

oxytocin /ˌɒksɪˈtəʊsɪn/ *n.* 后叶催产素

P

pacemaker /ˈpeɪsmeɪkə; ˈpeɪsmeɪkər/ *n.* 心脏起搏器；起搏点

pacing /peɪsɪŋ/ *n.* 起搏

pack /pæk/ *n.* 一捆，一包；包裹法；包裹物；塞子，填塞物‖ *v.* 包，捆；用裹布包扎，塞裹布

packing /ˈpækɪŋ/ *n.* 填塞，包扎；填塞物，包扎材料

pad /pæd/ *n.* 垫，衬垫

paediatric *or* **pediatric** /ˌpiːdɪˈætrɪk/ *adj.* 小儿

科的

paediatrician *or* **pediatrician** /ˌpi:diəˈtrɪʃn/ *n.* 儿科医生,儿科专家

paediatrics *or* **pediatrics** /ˌpi: dɪˈætrɪks/ *n.* 儿科学

pain /peɪn/ *n.* 疼痛,痛‖ *v.* 使痛苦

painful /ˈpeɪnfl/ *adj.* 疼痛的

painkiller /ˈpeɪnkɪlə; ˈpeɪnkɪlər/ *n.* 止痛药

painless /ˈpeɪnlɪs/ *adj.* 无痛的

palate /ˈpælɪt/ *n.* 腭;味觉

palliative /ˈpæliətɪv; ˈpæliˌeɪtɪv/ *n.* 保守治疗;姑息剂,治标剂‖ *adj.* 治标的;缓和的

pallor /ˈpælə; ˈpælər/ *n.* 苍白,皮肤没有血色

palm /pɑ:m/ *n.* 手掌

palmar /ˈpælmə, ˈpælmər/ *adj.* 掌的

palpable /ˈpælpəbl/ *adj.* 可触知的

palpate /ˈpælpeɪt/ *v.* 触诊

palpation /pælˈpeɪʃn/ *n.* 触诊

palpitation /ˌpælpɪˈteɪʃn/ *n.* 心悸

palsy /ˈpɔ:lzi/ *n.* 麻痹,瘫痪

panacea /ˌpænəˈsi:ə/ *n.* 万灵药,万应药

pancreas /ˈpæŋkriəs/ *n.* 胰,胰腺

pancreatic /ˌpæŋkrɪˈætɪk/ *adj.* 胰的,胰腺的

pancreatitis /ˌpæŋkriəˈtaɪtɪs/ *n.* 胰腺炎

pandemic /pænˈdemɪk/ *adj.* 大流行的‖ *n.* 大流行病

pang /pæŋ/ *n.* 剧痛,猝然刺痛

pap /pæp/ *n.* 软食,流食

papilla /pəˈpɪlə/ *n.* (*pl.* **papillae** /pəˈpɪli:/) 乳头,乳头状物

papillary /pəˈpɪləri; ˈpæpəleri/ *adj.* 乳头的,乳头状的

papilloma /ˌpæpɪˈləʊmə/ *n.* 乳头状瘤

papule /ˈpæpjʊl/ *n.* 丘疹

paracetamol /ˌpærəˈsi: təmɒl/ *n.* 〔*syn.* (*US*) **acetaminophen**〕扑热息痛,醋氨酚

paralyse *or* **paralyze** /ˈpærəlaɪz/ *v.* 使瘫痪,使麻痹

paralysis /pəˈrælɪsɪs/ *n.* (*pl.* **paralyses** /pəˈrælɪsi:z/) 瘫痪,麻痹

paralytic /ˌpærəˈlɪtɪk/ *adj.* 麻痹的,瘫痪的‖ *n.* 麻痹者,瘫痪者

paranoia /ˌpærəˈnɔɪə/ *n.* 妄想狂,多疑症

parasite /ˈpærəsaɪt/ *n.* 寄生物,寄生虫

parasitic(al) /ˌpærəˈsɪtɪk(l)/ *adj.* 寄生的,寄生物的,寄生物感染的

parasympathetic /ˌpærəˌsɪmpəˈθetɪk/ *adj.* 副交感神经的

parathyroid /ˌpærəˈθaɪrɔɪd/ *n.* 甲状旁腺;甲状旁腺制剂‖ *adj.* 甲状旁腺的

parenchyma /pəˈreŋkɪmə/ *n.* 实质,主质

parent /ˈpeərənt; ˈperənt/ *n.* 父亲,母亲;亲本,亲代

parental /pəˈrentl/ *adj.* 父母的,双亲的;亲本的,亲代的

parenteral /pəˈrentərəl/ *adj.* 胃肠外的;不经肠的,注射用药物的

parietal /pəˈraɪətl/ *adj.* 体壁的,腔壁的;顶骨的‖ *n.* 体壁,腔壁

parkinsonism /ˈpɑ:kɪnsənɪzəm; ˈpɑ: rkɪnsənɪzəm/ *n.* (*syn.* **Parkinson's disease**) 帕金森病

parotid /pəˈrɒtɪd/ *adj.* 耳旁的‖ *n.* 腮腺

paroxysm /ˈpærəksɪzəm/ *n.* 发作,阵发

paroxysmal /ˌpærəkˈsɪzml/ *adj.* 发作性的,阵发性的

part /pɑ:t; pɑ:rt/ *n.* 部,部位,器官

parturition /ˌpɑ:tjʊˈrɪʃn; ˌpɑ:rtjʊˈrɪʃn/ *n.* (*syn.* **childbirth**) 生产,分娩

pass /pa:s; pæs/ *v.* 通过,经过;排泄,排空;转变,过渡;插入

passage /ˈpæsɪdʒ/ *n.* 通过;通道;排泄;传代;插入

passing /ˈpa:sɪŋ; ˈpæsɪŋ/ *n.* 通过;排泄;逝世

patch /pætʃ/ *n.* 斑，块；药膏，胶布；眼罩；贴片

patella /pəˈtelə/ *n.* (*pl.* **patellae** /pəˈteli:/) (*syn.* **kneecap**) 髌骨，膝盖骨

patency /ˈpeɪtnsi/ *n.* 开放性；显著

patent /ˈpætnt/ *adj.* 专利的；开放的，未闭合的；明显的

pathogen /ˈpæθədʒn/ *n.* 病原体

pathogenesis /ˌpæθəˈdʒenəsɪs/ *n.* 发病机制

pathogenetic /ˌpæθədʒɪˈnetɪk/ *adj.* 发病机制的；(*syn.* **pathogenic**) 疾病的，病原的

pathogenic /ˌpæθəˈdʒenɪk/ *adj.* 疾病的，病原的

pathologic(al) /ˌpæθəˈlɒdʒɪk(l)/ *adj.* 病理学的

pathologist /pəˈθɒlədʒɪst/ *n.* 病理学家

pathology /pæˈθɒlədʒi/ *n.* 病理学

pathophysiology /ˌpæθəʊˌfɪzɪˈɒlədʒi/ *n.* 病理生理学

pathway /ˈpɑ:θweɪ; ˈpæθweɪ/ *n.* 道，路，途径

patient /ˈpeɪʃnt/ *n.* 病人，患者

pectoral /ˈpektərəl/ *adj.* 胸部的；舒胸的，祛痰的

pellagra /pəˈlægrə/ *n.* 糙皮病

pelvic /ˈpelvɪk/ *adj.* 骨盆的

pelvis /ˈpelvɪs/ *n.* (*pl.* **pelvises** *or* **pelves** /ˈpelvi:z/) 骨盆

penetrate /ˈpenɪtreɪt/ *v.* 穿透；渗入

penetration /ˌpenɪˈtreɪʃn/ *n.* 穿透；渗入

penicillin /ˌpenɪˈsɪlɪn/ *n.* 青霉素

penile /ˈpi:naɪl/ *adj.* 阴茎的

penis /ˈpi:nɪs/ *n.* 阴茎

pepsin /ˈpepsɪn/ *n.* 胃蛋白酶

peptic /ˈpeptɪk/ *adj.* 消化的；胃蛋白酶的

peptide /ˈpeptaɪd/ *n.* 肽

percuss /pəˈkʌs; pərˈkʌs/ *v.* 叩，叩诊

percussion /pəˈkʌʃn; pərˈkʌʃn/ *n.* 叩诊

percutaneous /ˌpɜ:kjʊˈteɪniəs; ˌpɜ:rkjʊˈteɪniəs/ *adj.* 经皮的

perforate /ˈpɜ:fəreɪt; ˈpɜ:rfəreɪt/ *v.* 穿孔，打孔

perforation /ˌpɜ:fəˈreɪʃn; ˌpɜ:rfəˈreɪʃn/ *n.* 孔；穿孔，穿破

perfuse /pəˈfju:z; pərˈfju:z/ *v.* 灌，使充满

perfusion /pəˈfju:ʒn; pərˈfju:ʒn/ *n.* 灌注，灌流

perianal /ˌperɪˈeɪnəl/ *adj.* 肛周的

pericardial /ˌperɪˈkɑ: diəl; ˌperɪˈkɑ: rdiəl/ *adj.* 围心的，心包的

pericarditis /ˌperɪkɑ:ˈdaɪtɪs; ˌperɪkɑ:rˈdaɪtɪs/ *n.* 心包炎

pericardium /ˌperɪˈkɑ:diəm; perɪˈkɑ:rdiəm/ *n.* 心包

perinatal /ˌperəˈneɪtl/ *adj.* 围产期的

perineum /ˌperəˈni:əm/ *n.* 会阴

period /ˈpɪəriəd; ˈpɪriəd/ *n.* 期，时期，期间；经期

periodic(al) /ˌpɪərɪˈɒdɪk(l); ˌpɪrɪˈɒdɪk(l)/ *adj.* 周期的；间发性的；定时的

periodically /ˌpɪərɪˈɒdɪkəli; ˌpɪrɪˈɒdɪkəli/ *adv.* 周期性地，定时地

perioperative /ˌperɪˈɒpərətɪv/ *adj.* 围手术期的

periosteum /ˌperɪˈɒstiəm/ *n.* (*pl.* **periostea** /ˌperɪˈɒstiə/) 骨膜

peripheral /pəˈrɪfərəl/ *adj.* 外围的；次要的；周围神经系统的

periphery /pəˈrɪfəri/ *n.* 边缘，外周，周围

peristalsis /ˌperɪˈstælsɪs/ *n.* 蠕动

peritoneal /ˌperɪtəˈni:əl/ *adj.* 腹膜的

peritoneum /ˌperɪtəˈni:əm/ *n.* (*pl.* **peritoneums** *or* **peritonea** /ˌperɪtəˈni:ə/) 腹膜

peritonitis /ˌperɪtəˈnaɪtɪs/ *n.* 腹膜炎

perivascular /ˌperɪˈvæskjələ; ˌperɪˈvæskjələr/ *adj.* 血管周的

permeability /ˌpɜ:mi:əˈbɪləti; ˌpɜ:rmi:əˈbɪləti/ *n.* 渗透性，透过性

permeable /ˈpɜ:mi:əbl; ˈpɜ:rmi:əbl/ *adj.* 可渗透的，可透过的

pernicious /pə'nɪʃəs; pər'nɪʃəs/ *adj.* 恶性的，有害的

peroneal /ˌperə'ni:əl/ *adj.* 腓骨的，腓侧的

perspiration /ˌpɜ:spə'reɪʃn; ˌpɜ:rspə'reɪʃn/ *n.* (*syn.* **sweat**) 汗；(*syn.* **sweating**) 出汗

pertussis /pə'tʌsɪs; pər'tʌsɪs/ *n.* 百日咳 (*syn.* **whooping cough**)

petechia /pɪ'ti:kiə/ *n.* (*pl.* **petechiae** /pɪ'ti:kii:/) 瘀点，瘀斑

petechial /pɪ'ti:kiəl/ *adj.* 瘀点的，瘀斑的

pH /'pi:'eɪtʃ/ *n.* 酸碱度，pH 值

phage /feɪdʒ/ *n.* 噬菌体

phagocyte /'fægəsaɪt/ *n.* 噬菌细胞

phagocytosis /ˌfægəsaɪ'təʊsɪs/ *n.* 吞噬作用

phalanx /'fælæŋks/ *n.* (*pl.* **phalanxes** *or* **phalanges** /fə'lændʒi:z/) 指骨；趾骨

pharmaceutical /ˌfɑ:mə'su:tɪkl; ˌfɑ:rmə'su:tɪkl/ *adj*配药的，制药的‖ *n.* 药物

pharmacist /'fɑ:məsɪst; 'fɑ:rməsɪst/ *n.* 药剂师

pharmacologic(al) /ˌfɑ:məkə'lɒdʒɪk(l); ˌfɑ:rməkə'lɒdʒɪk(l)/ *adj.* 药理学的，药物学的

pharmacology /ˌfɑ:mə'kɒlədʒi; ˌfɑ:rmə'kɒlədʒi/ *n.* 药理学，药物学

pharmacy /'fɑ:məsi; 'fɑ:rməsi/ *n.* 药店，药房；药剂学，制药学

pharyngeal /fə'rɪndʒiəl, ˌfærən'dʒɪ:əl/ *adj.* 咽部的

pharyngitis /ˌfærən'dʒaɪtɪs/ *n.* 咽炎

pharynx /'færɪŋks/ (*pl.* **pharynxes** *or* **pharynges** /fə'rɪndʒi:z/) *n.* 咽

phase /feɪz/ *n.* 阶段，时期

phencyclidine (*abbr.* **PCP**) /fen'saɪklɪdi:n; fen'sɪklɪdi:n/ *n.* 苯环利定(镇痛药)

phenomenon /fɪ'nɒmɪnən/ *n.* (*pl.* **phenomena** /fɪ'nɒmɪnə/) 现象

phenol /'fi:nɒl/ *n.* 酚，石碳酸

phenotype /'fi:nətaɪp/ *n.* 表现型，显型

phenotypic /ˌfi:nə'tɪpɪk/ *adj.* 表现型的

phenylalanine /ˌfi:naɪl'æləni:n; ˌfenəl'æləni:n/ *n.* 苯丙氨酸

phenylketonuria (*abbr.* **PKU**) /ˌfi: naɪlˌki: təʊ'njʊəriə, ˌfenəlˌki: tə'njʊriə/ *n.* 苯丙酮尿症

phenytoin /fe'nɪtəʊɪn, fə'nɪtəwən/ *n.* 苯妥英

phimosis /faɪ'məʊsɪs/ *n.* 包茎

phlebitis /flɪ'baɪtɪs/ *n.* 静脉炎

phlegm /flem/ *n.* 痰，黏痰

phobia /'fəʊbiə/ *n.* 恐惧症，厌恶症

phosphatase /'fɒsfəteɪs/ *n.* 磷酸酶

phosphate /'fɒsfeɪt/ *n.* 磷酸盐

phospholipid /ˌfɒsfə'lɪpɪd/ *n.* 磷脂

phosphorus (*sym.* **P**) /'fɒsfərəs/ *n.* 磷

photophobia /ˌfəʊtəʊ'fəʊbiə/ *n.* 畏光，恐光症

physical /'fɪzɪkl/ *adj.* 身体的，肉体的；性欲的；爱触摸他人的；使用武力的‖ *n.* (*syn.* **physical examination**) 体检

physician /fɪ'zɪʃn/ *n.* 医生，内科医生

physiologic(al) /ˌfɪziə'lɒdʒɪk(l)/ *adj.* 生理学的，生理的

physiologist /ˌfɪzɪ'ɒlədʒɪst/ *n.* 生理学家

physiology /ˌfɪzɪ'ɒlədʒi/ *n.* 生理学

physiotherapy /ˌfɪzɪəʊ'θerəpi/ *n.* (*syn.* **physical therapy**) 物理治疗法，理疗

pigment /'pɪgmənt/ *n.* 色素‖ *v.* 着色，染色

pigmentation /ˌpɪgmən'teɪʃn/ *n.* 色素沉着

pigmented /'pɪgməntɪd/ *adj.* 色素沉着的，有色素的

piles /paɪlz/ *n.* (*pl.*) (*syn.* **hemorrhoids**) 痔

pill /pɪl/ *n.* 丸，片，药丸，丸剂

pin /pɪn/ *n.* 钉，针

pituitary /pɪ'tju:itəri; pɪ'tju:iteri/ *n.* 脑垂体‖ *adj.* 大脑垂体的

placebo /plə'sɪbəʊ/ *n.* 安慰剂，无效对照剂

placenta /plə'sentə/ *n.* (*pl.* **placentas** *or* **placentae** /plə'senti:/) 胎盘

placental /plə'sentl/ *adj.* 胎盘的

plague /pleɪg/ *n.* (*syn.* **epidemic**) 瘟疫;鼠疫

plane /pleɪn/ *n.* 平面

plantar /'plæntə; 'plæntər/ *adj.* 足底的,跖的

plaque /plæk/ *n.* 斑,牙菌斑

plasma /'plæzmə/ *n.* 浆,血浆

plasminogen /plæz'mɪnədʒn/ *n.* 纤维蛋白溶酶原,纤溶酶原

plaster /'plæstə; 'plæstər/ *n.* 石膏;膏,药膏‖ *v.* 敷石膏于;敷膏药于

plastic /'plæstɪk/ *adj.* 可塑的,整形的,修补的

plate /pleɪt/ *n.* 板,板形器官,片形组织;假牙托,托基;铺平皿

platelet /'pleɪtlɪt/ *n.* (*syn.* **thrombocyte**) 血小板

pleura /'plʊərə; 'plʊrə/ *n.* (*pl.* **pleurae** /'plʊəri:; 'plʊri:/) 胸膜

pleural /'plʊərəl; 'plʊrəl/ *adj.* 胸膜的

pleurisy /'plʊərɪsi; 'plʊrɪsi/ *n.* 胸膜炎

pleuritic /ˌplʊə'rɪtɪk; plʊ'rɪtɪk/ *adj.* 肋膜炎的

plexus /'pleksəs/ *n.* (*pl.* **plexus** *or* **plexuses**) 丛

pliers /'plaɪəz; 'plaɪərz/ *n.* 钳,镊

plug /plʌg/ *n.* 填料,塞,栓‖ *v.* 堵,塞

pneumoconiosis /ˌnju:məʊkəʊnɪ'əʊsɪs/ *n.* 尘肺

pneumocystis /ˌnju:məʊ'sɪstɪs/ *n.* 肺囊虫

pneumonia /njʊ'məʊnjə/ *n.* 肺炎

pneumonitis /ˌnju:məʊ'naɪtɪs/ *n.* 肺炎

pneumothorax /ˌnju:məʊ'θɔ:ræks/ *n.* 气胸

pocket /'pɒkɪt/ *n.* 袋,囊

poison /'pɔɪzən/ *n.* 毒,毒药‖ *v.* 毒死,毒害

poisoning /'pɔɪznɪŋ/ *n.* 中毒

poisonous /'pɔɪzənəs/ *adj.* 有毒的

polarity /pəʊ'lærəti/ *n.* 极性

poliomyelitis /ˌpəʊlɪəʊmaɪə'laɪtɪs/ *or* (*inf.*) **polio** /'pəʊliəʊ/ *n.* 脊髓灰质炎

poliovirus /'pəʊlɪəʊvaɪrəs/ *n.* 脊髓灰质炎病毒

polycystic /ˌpɒlɪ'sɪstɪk/ *adj.* 多囊的

polymer /'pɒləmə; 'pɒləmər/ *n.* 聚合物

polymerase /'pɒlɪməreɪz; pə'lɪməreɪs/ *n.* 聚合酶,多聚酶

polymyositis /ˌpɒlɪmaɪə'saɪtɪs/ *n.* 多肌炎

polyneuropathy /ˌpɒlɪnjʊ'rɒpəθi/ *n.* 多神经病

polyp /'pɒlɪp/ *n.* 息肉

polypeptide /ˌpɒlɪ'peptaɪd/ *n.* 多肽

polysaccharide /ˌpɒlɪ'sækəraɪd/ *n.* 多糖

polyunsaturated /ˌpɒlɪʌn'sætʃəˌreɪtɪd/ *adj.* 多重不饱和的

polyuria /ˌpɒlɪ'jʊəriə; ˌpɒlɪ'jʊriə/ *n.* 多尿症

pons /pɒnz/ *n.* (*pl.* **pontes** /'pɒnti:z/) 桥,脑桥

poorly /'pɔ:li; 'pʊrli/ *adv.* 不足地,欠佳地‖ *adj.* 身体不好的

pore /pɔ:; pɔ:r/ *n.* 孔,微孔,细孔

portal /'pɔ:tl; 'pɔ:rtl/ *adj.* 门静脉的;肝门的‖ *n.* 门,入口;门静脉

position /pə'zɪʃn/ *n.* 位置,姿势;体位;胎位‖ *v.* 安放,使处于

positional /pə'zɪʃənəl/ *adj.* 体位的,胎位的

positive /'pɒzɪtɪv/ *adj.* 肯定的;阳性的;正的‖ *n.* 阳性

posterior /pɒ'stɪəriə; pɒ'stɪriər/ *adj.* 后的,后面的

postmenopausal /ˌpəʊstmenə'pɔ:zl/ *adj.* 绝经后的

postmortem /pəʊst'mɔ:təm; pəʊst'mɔ:rtəm/ *adj.* 死后的

postnatal /pəʊst'neɪtl/ *adj.* 出生后的

postoperative /pəʊst'ɒpərətɪv/ *adj.* 手术后的

postpartum /pəʊst'pɑ:təm; pəʊst'pɑ:rtəm/ *adj.* 产后的

postprandial /pəʊst'prændiəl/ *adj.* 饭后的

postural /'pɒstjʊrəl/ *adj.* 姿势的,体位的

potassium (*sym.* **K**) /pə'tæsi:əm/ *n.* 钾

potency /ˈpəʊtnsi/ *n.* 药力,药效;(男子)性能力;发育能力

potent /ˈpəʊtnt/ *adj.* 有效的,有力的;有性交能力的

pouch /paʊtʃ/ *n.* 囊,窝,凹陷

powder /ˈpaʊdə; ˈpaʊdər/ *n.* 粉,粉末;粉剂,散剂‖*v.* 使(某物)成粉状

practice /ˈpræktɪs/ *n.* 实践,业务,实习;专业;诊所

practise *or* **practice** /ˈpræktɪs/ *v.* 执业,行医

practitioner /prækˈtɪʃənə; prækˈtɪʃənər/ *n.* 医师,从业者

precancerous /prɪˈkænsərəs/ *adj.* 癌前期的

precipitate /prɪˈsɪpɪteɪt/ *v.* 使突然发生;使沉淀‖*n.* 沉淀物,析出物

preclinical /prɪˈklɪnɪkl/ *adj.* 临证前期的,临床前的

predispose /ˌpri:dɪˈspəʊz/ *v.* 使易于患,容易诱发

predisposition /ˌpri: dɪspəˈzɪʃn/ *n.* 倾向;体质,素因,素质

prednisone /ˈprednɪzəʊn/ *n.* 泼尼松,强的松

preeclampsia /ˌpri:ɪˈklæmpsiə/ *n.* 先兆子痫

prefrontal /pri:ˈfrʌntl/ *adj.* 额叶前部的

pregnancy /ˈpregnənsi/ *n.* 妊娠

pregnant /ˈpregnənt/ *adj.* 妊娠的

premature /ˈpremətʃə; ˌpriməˈtju:ər/ *adj.* 过早的,不成熟的;早产的,早产儿的

prematurity /ˌpri:məˈtʃʊərəti; ˌpri:məˈtʃʊrəti/ *n.* 早熟,早产

premenstrual /pri:ˈmenstrʊəl/ *adj.* 经期前的

prenatal /pri:ˈneɪtl/ *adj.* 产前的,出生前的

preoperative /pri:ˈɒpərətɪv/ *adj.* 手术前的

preparation /ˌprepəˈreɪʃn/ *n.* 准备,制备;制品,制剂

prepare /prɪˈpeə; prɪˈpeər/ *v.* 准备,制备,配制

prescribe /prɪˈskraɪb/ *v.* 开药方,开药

prescriber /prɪˈskraɪbə; prɪˈskraɪbər/ *n.* 处方者,处方医师

prescription /prɪˈskrɪpʃn/ *n.* 开处方,开药;处方,药方;处方药

present /ˈpreznt/ *adj.* 现在的;在场的;存在的‖/prɪˈzent/ *v.* 显示,呈现;提出,提交;产生,出现;显露,先露

presentation /ˌprezənˈteɪʃn; ˌpri: zenˈteɪʃn/ n. 显示;表现;产位,先露;先露部分

preterm /ˈprɪtɜ:m; ˈprɪtɜ:rm/ *adj.* 早产的‖*adv.* 早产地

prevalence /ˈprevələns/ *n.* 患病率;普遍,流行

prevalent /ˈprevələnt/ *adj.* 流行的,普遍的

prevent /prɪˈvent/ *v.* 预防

preventable /prɪˈventəbl/ *adj.* 可阻止的,可预防的

prevention /prɪˈvenʃn/ *n.* 预防

preventive /prɪˈventɪv/ *adj.* 预防的,防病的;预防医学的‖*n.* 预防药;预防疗法

prick /prɪk/ *v.* 刺,扎‖*n.* 刺,扎

primary /ˈpraɪməri; ˈpraɪmeri/ *adj.* 初期的;首要的;原发的

primitive /ˈprɪmɪtɪv/ *adj.* 原始的,原生的

probe /prəʊb/ *n.* 探针,探头;探试剂‖*v.* 探查,检查

procedure /prəˈsi: dʒə; prəˈsi: dʒər/ *n.* 步骤;手续;手术,操作

productive /prəˈdʌktɪv/ *adj.* 生痰的,分泌黏液的;生产的,产出性的

progesterone /prəˈdʒestərəʊn/ *or* **progestin** /prəʊˈdʒestɪn/ *n.* 孕酮,黄体酮

prognosis /prɒgˈnəʊsɪs/ *n.* 预后

prognostic /prɒgˈnɒstɪk/ *adj* 预后的,预兆的‖*n.* 预后症状,预兆

progression /prəˈgreʃn/ *n.* 进展,发展

progressive /prəˈgresɪv/ *adj.* 向前的,进行性的;愈来愈严重的

progressively /prəˈgresɪvli/ *adv.* 进行性地，渐进地

project /prəˈdʒekt/ *v.* 投射，投影；把感情投射于；突出；外伸

projection /prəˈdʒekʃn/ *n.* 投射，投影；突出，突出物

prolactin /prəʊˈlæktɪn/ *n.* 催乳素

prolapse /prəʊˈlæps/ *v.*（身体器官的）下垂，脱垂‖ *n.* 脱垂，脱垂部位

proliferate /prəˈlɪfəreɪt/ *v.* 增殖，增生

proliferation /prəˌlɪfəˈreɪʃn/ *n.* 繁殖，增生

proliferative /prəˈlɪfərətɪv/ *adj.* 增生性的，增殖的

prolong /prəˈlɒŋ/ *v.* 延长，拉长

prolonged /prəˈlɒŋd/ *adj.* 持久的，延长的

prophylactic /ˌprɒfɪˈlæktɪk/ *n.* 预防剂，预防性药物‖ *adj.* 预防性的，预防疾病的

prophylaxis /ˌprɒfəˈlæksɪs/ *n.* 预防，预防法

prostaglandin /ˌprɒstəˈglændɪn/ *n.* 前列腺素

prostate /ˈprɒsteɪt/ *n.* 前列腺

prostatic /prɒˈstætɪk/ *adj.* 前列腺的

prosthesis /prɒsˈθiːsɪs; ˈprɒsθɪsɪs/ *n.*（*pl.* **prostheses** /prɒsˈθiːsiːz; ˈprɒsθɪsiːz）假体，修复体；修复术

prosthetic /prɒsˈθetɪk/ *adj.* 义肢的，假体的

prostration /prɒˈstreɪʃn/ *n.* 虚脱，虚弱

protease /ˈprəʊtɪeɪz/ *n.* 蛋白酶

protective /prəˈtektɪv/ *adj.* 保护的，防护的，免疫的

protein /ˈprəʊtiːn/ *n.* 蛋白质

proteinuria /ˌprəʊtiːˈnjʊəriə; ˌprəʊtiːˈnjʊriə/ *n.* 蛋白尿

protocol /ˈprəʊtəkɒl/ *n.* 规程；记录；治疗方案

protozoan /ˌprəʊtəˈzəʊən/ *n.*（*pl.* **protozoans** *or* **protozoa** /ˌprəʊtəˈzəʊə/）原生动物

proximal /ˈprɒksəml/ *adj.* 近身体中心的，近端的

proximity /prɒkˈsɪməti/ *n.* 附近，临近

pruritic /prʊˈrɪtɪk/ *adj.*（*syn.* **itchy**）痒的，瘙痒症的

pruritus /prʊˈraɪtəs/ *n.*（*syn.* **itching**）瘙痒

psoriasis /sɒˈraɪəsɪs/ *n.* 牛皮癣，银屑病

psychiatric /ˌsaɪkɪˈætrɪk/ *adj.* 精神病的，精神病学的

psychiatrist /saɪˈkaɪətrɪst/ *n.* 精神病学家

psychiatry /saɪˈkaɪətri/ *n.* 精神病学

psychological /ˌsaɪkəˈlɒdʒɪkl/ *adj.* 心理的，心理学的

psychologist /saɪˈkɑlədʒɪst/ *n.* 心理学家

psychology /saɪˈkɒlədʒi/ *n.* 心理学

psychosis /saɪˈkəʊsɪs/ *n.*（*pl.* **psychoses** /saɪˈkəʊsiːz/）精神病

psychosocial /ˌsaɪkəʊˈsəʊʃl/ *adj.* 社会心理的

psychotherapist /ˌsaɪkəʊˈθerəpɪst/ *n.* 精神治疗师

psychotherapy /ˌsaɪkəʊˈθerəpi/ *n.* 心理疗法

psychotic /saɪˈkɒtɪk/ *adj.* 精神病的，精神错乱的‖ *n.* 精神病患者

puberty /ˈpjuːbəti; ˈpjuːbərti/ *n.* 青春期

pubes /ˈpjuːbiːz/ *n.*（*pl.* **pubes**）耻骨区；阴毛

pubic /ˈpjuːbɪk/ *adj.* 耻骨的，阴部的

pubis /ˈpjuːbɪs/ *n.*（*pl.* **pubes** /ˈpjuːbiːz/）耻骨

puerperal /pjuːˈɜːpərəl; pjuːˈɜːrpərəl/ *adj.* 产后的，产褥期的

pull /pʊl/ *v.* 拉，拖，扯；拉伤，扭伤‖ *n.* 肌肉牵拉；肌肉牵拉伤

pulmonary /ˈpʌlmənəri; ˈpʊlməˌneri/ *adj.* 肺的

pulp /pʌlp/ *n.* 髓，牙髓

pulsate /pʌlˈseɪt; ˈpʌlseɪt/ *v.* 搏动

pulsation /pʌlˈseɪʃn/ *n.* 搏动

pulse /pʌls/ *n.* 脉搏；脉冲‖ *v.* 搏动，跳动

puncture /ˈpʌŋktʃə; ˈpʌŋktʃər/ *v.* 刺入，穿刺‖ *n.* 刺孔，刺伤

pupil /ˈpjuːpl/ *n.* 瞳孔

pupillary /ˈpju:pələri; ˈpju:pəleri/ *adj.* 瞳孔的

purgative /ˈpɜ:gətɪv; ˈpɜ:rgətɪv/ *adj.* 催泻的,通便的‖ *n.* 泻药,通便药物

purge /pɜ:dʒ; pɜ:rdʒ/ *v.* 催泻,通便‖ *n.* 泻剂

purpura /ˈpɜ:pjʊrə; ˈpɜ:rpjʊrə/ *n.* 紫癜

purulent /ˈpjʊərələnt; ˈpjʊrələnt/ *adj.* 化脓的,脓性的

pus /pʌs/ *n.* 脓

pustular /ˈpʌstʃələ; ˈpʌstʃələr/ *adj.* 脓疱的

pustule /ˈpʌstju:l/ *n.* 脓疱

pyaemia *or* **pyemia** /paɪˈi:miə/ *n.* 脓毒症,脓血症

pyelonephritis /ˌpaɪələʊnɪˈfraɪtɪs/ *n.* 肾盂肾炎

pyloric /paɪˈlɔ:rɪk/ *adj.* 幽门的

pylorus /paɪˈlɔ:rəs/ *n.* (*pl.* **pylori** /paɪˈlɔ:raɪ/) 幽门

pyogenic /ˌpaɪəˈdʒenɪk/ *adj.* 生脓的,化脓的

pyramid /ˈpɪrəmɪd/ *n.* 锥体

pyramidal /ˈpɪrəmɪdl; pɪˈræmɪdl/ *adj.* 锥体状的,锥体的

pyrexia /paɪˈreksiə/ *n.* 发烧,热病

pyrogen /ˈpaɪrədʒn/ *n.* 热原,致热物

Q

quack /kwæk/ *n.* (*inf.*) 庸医,江湖骗子

quiescent /kwɪˈesnt/ *adj.* (*syn.* **dormant** *or* **latent**)(疾病)潜伏期的,潜在的

quinidine /ˈkwɪnɪdi:n/ *n.* 奎尼丁,康奎宁

quinine /kwɪˈni:n; ˈkwaɪnaɪn/ *n.* 奎宁

R

rabies /ˈreɪbi:z/ *n.* 狂犬病,恐水症

radial /ˈreɪdi:əl/ *adj.* 桡骨的,桡侧的;辐射的,放射状的;半径的

radiate /ˈreɪdɪeɪt/ *v.* 放射,辐射;散发

radiation /ˌreɪdɪˈeɪʃn/ *n.* 放射;放射线;辐射能;放射疗法

radical /ˈrædɪkl/ *n.* 根,基,原子团‖ *adj.* 根本的

radioactive /ˌreɪdɪəʊˈæktɪv/ *adj.* 有放射性的

radiograph /ˈreɪdɪəʊgrɑ:f; ˈreɪdɪəʊgræf/ *n.* X射线照片,放射照片

radiographic /ˈreɪdɪəʊgrɑ:fɪk; ˈreɪdɪəʊgræfɪk/ *adj.* 放射照相的

radiography /ˌreɪdɪˈɒgrəfi/ *n.* 放射照相术

radiologic(al) /ˌreɪdɪəʊˈlɒdʒɪk(l)/ *adj.* 放射性的,放射学的

radiology /ˌreɪdɪˈɒlədʒi/ *n.* 放射学

radiotherapy /ˌreɪdɪəʊˈθerəpi/ *n.* 放射治疗

radius /ˈreɪdɪəs/ *n.* (*pl.* **radiuses** *or* **radii** /ˈreɪdɪaɪ/) 桡骨;半径;界限,范围;辐射线

radon (*sym.* **Rn**) /ˈreɪdɒn/ *n.* 氡

raise /reɪz/ *v.* 举起;立起来;提高;激起;养育;饲养

rampant /ˈræmpənt/ *adj.* 蔓延的,无约束的

ramus /ˈreɪməs/ *n.* (*pl.* **rami** /ˈreɪmaɪ/) 支

rash /ræʃ/ *n.* 疹

raw /rɔ:/ *adj.* 生的;擦掉皮的;红肿疼痛的‖ *n.* 擦伤处;红肿发炎处

reabsorb /ri:əbˈsɔ:b; ri:əbˈsɔ:rb/ *v.* 重吸收

reabsorption /ˌri:əbˈsɔ:pʃn; ˌri:əbˈsɔ:rpʃn/ *v.* 重吸收;吸收

reaction /rɪˈækʃn/ *n.* 反应;化学反应;免疫反应

reactive /rɪˈæktɪv/ *adj.* 活性的;起反应的

reactivity /ˌrɪækˈtɪvəti/ *n.* 反应性

receptor /rɪˈseptə; rɪˈseptər/ *n.* 感受器;受体

recessive /rɪˈsesɪv/ *adj.* 退回的;隐性的;隐性性状的‖ *n.* 隐性性状,隐性基因

recipe /ˈresɪpi/ *n.* 处方;食谱;秘诀

recombinant /rɪˈkɒmbənənt/ *adj.* 重组体的‖ *n.* 重组体

recombination /ˌrɪkɒmbəˈneɪʃn/ *n.* 重新结合,重新联合;重组

reconstruct /ˌriːkənˈstrʌkt/ *v.* 重建，修复

reconstruction /ˌriːkənˈstrʌkʃn/ *n.* 重建

recover /rɪˈkʌvə; rɪˈkʌvər/ *v.* 恢复，康复

recovery /rɪˈkʌvəri/ *n.* 恢复，康复

recruit /rɪˈkruːt/ *v.* 补充，补养；恢复健康

rectal /ˈrektl/ *adj.* 直肠的

rectum /ˈrektəm/ *n.* (*pl.* **rectums** *or* **recta** /ˈrektə/) 直肠

rectus /ˈrektəs/ *n.* (*pl.* **recti** /ˈrektaɪ/) 直肌

recur /rɪˈkɜː; rɪˈkɜːr/ *v.* 再发生，复发

recurrence /rɪˈkʌrəns/ *n.* 复发，重现

recurrent /rɪˈkʌrənt/ *adj.* 复发的；(神经或血管)返回的

red /red/ 红的；(眼睛)红肿的；脸红的；头发红褐色的；细胞红的

redden /ˈredn/ *v.* 使变红，发红

redness /ˈrednəs/ *n.* 发红，红肿

reduce /rɪˈdjuːs/ *v.* 减少，减轻体重；使还原，使(脱臼或断骨)复位

reductase /rɪˈdʌkteɪz/ *n.* 还原酶

reduction /rɪˈdʌkʃn/ *n.* 缩减，降低；(脱臼或断骨)复位；还原

refer /rɪˈfɜː; rɪˈfɜːr/ *v.* 谈到；让(病人)转诊

referral /rɪˈfɜːrəl/ *n.* 转诊介绍；转诊病人

reflex /ˈrɪfleks/ *n.* 反射作用；本能反应；被反射物‖ *adj.* 本能反应的；反射作用的；反射的

reflux /ˈrɪflʌks/ *n.* 回流，反流

refractory /rɪˈfræktəri/ *adj.* 不应的，不感受的；耐高温的；难治的

regenerate /rɪˈdʒenəˌreɪt/ *v.* 再生

regeneration /rɪˌdʒenəˈreɪʃn/ *n.* 再生

regenerative/rɪˈdʒenərətɪv/ *adj.*再生的

regime /reɪˈʒiːm/ *n.* 政权；(*syn.* **regimen**)养生法

regimen /ˈredʒɪmən/ *n.* 养生法

region /ˈrɪdʒn/ *n.* 区，部，部位

regional /ˈrɪdʒənəl/ *adj.* 区的，部位的

register /ˈredʒɪstə; ˈredʒɪstər/ *n.* 记录，登记簿，清单‖ *v.* 记录；注册；挂号；显示

registration /ˌredʒɪˈstreɪʃn/ *n.* 记录，注册，挂号

regress /rɪˈgres/ *v.* & *n.* 退回，倒退，退化

regression /rɪˈgreʃn/ *n.* 倒退；消退；退化；退行；回归

regular /ˈregjələ; ˈregjələr/ *adj.* 有规律的；定时的；整齐的

regularly /ˈregjələli; ˈregjələrli/ *adv.* 定时地；有规律地；匀称地；经常

regulate /ˈregjʊˌleɪt/ *v.* 控制，调整

regulation /ˌregjʊˈleɪʃn/ *n.* 控制，调整

regulator /ˈregjʊleɪtə; ˈregjʊleɪtər/ *n.* 调节基因

regulatory /ˈregjələtəri; ˈregjələtɔːri/ *adj.* 控制的，调节的

regurgitant /rɪˈgɜːdʒɪtənt; rɪˈgɜːrdʒɪtənt/ *adj.* 回流的，反刍的

regurgitate /rɪˈgɜːdʒɪteɪt; rɪˈgɜːrdʒɪteɪt/ *v.* 回流，反胃，吐出

regurgitation /rɪˌgɜːdʒɪˈteɪʃn; rɪˌgɜːrʒɪˈteɪʃn/ *n.* 回流，呕吐

rehabilitate /ˌriːhəˈbɪlɪˌteɪt/ *v.* 使康复，使恢复正常生活

rehabilitation /ˌriːhəˌbɪləˈteɪʃn/ *n.* 康复，恢复

rehydration /ˌriːhaiˈdreɪʃn/ *n.* 补液，补水

reinfection /ˌriːɪnˈfekʃn/ *n.* 再传染，再感染

reject /rɪˈdʒekt/ *v.* 呕吐，吐出；排斥，排异

rejection /rɪˈdʒekʃn/ *n.* 排斥，排异作用

relapse /rɪˈlæps/ *v.* 重新恶化，复发‖ *n.* 旧病复发，恶化

relate /rɪˈleɪt/ *v.* 相关，有关联

relation /rɪˈleɪʃn/ *n.* 关系，关联；亲属关系；亲属

relationship /rɪˈleɪʃənʃɪp/ *n.* 关联；亲属关系；性爱关系

relative /ˈrelətɪv/ *adj.* 相关的‖ *n.* 血亲，亲属

relax /rɪˈlæks/ *v.* 放松,松弛

relaxant /rɪˈlæksənt/ *adj.* 松弛的,有弛缓作用的‖ *n.* 弛缓药

relaxation /ˌriːlækˈseɪʃn/ *n.* 放松,松弛

release /rɪˈliːs/ *v.* 释放,释出

relief /rɪˈliːf/ *n.* 缓解,减轻

relieve /rɪˈliːv/ *v.* 缓解,解除

remedial /rɪˈmiːdiːəl/ *adj.* 治疗的,治疗目的

remedy /ˈremɪdi/ *n.* 治疗药物,治疗法‖ *v.* 医治,治疗

remission /rɪˈmɪʃn/ *n.* 缓解,减退;康复期

remit /rɪˈmɪt/ *v.* 缓解,减轻

remnant /ˈremnənt/ *n.* 残余,剩余物‖ *adj.* 残余的,剩余的

remodeling /rɪˈmɒdlɪŋ/ *n.* 再塑,重建

removal /rɪˈmuːvl/ *n.* 消除;切除

remove /rɪˈmuːv/ *v.* 消除;切除

renal /ˈriːnəl/ *adj.* 肾脏的

renin /ˈriːnɪn/ *n.* 肾素

repair /rɪˈpeə; rɪˈpeər/ *v.* 修复,恢复‖ *n.* 修复,修补

reperfusion /ˌriːpəˈfjuːʒn; ˌriːpərˈfjuːʒn/ *n.* 再灌注

replicate /ˈreplɪkeɪt/ *v.* 复制,(精确地)仿制;再生,自我复制

replication /ˌreplɪˈkeɪʃn/ *n.* 复制;自我复制

replicative /ˈreplɪkətɪv; ˈreplɪkeɪtɪv/ *adj.* (遗传物质或生物)复制的

representation /ˌreprɪzenˈteɪʃn/ *n.* 描述,表现形式

representative /ˌreprɪˈzentətɪv/ *adj.* 有代表性的,典型的

repress /rɪˈpres/ *v.* 抑制,克制

repressed /rɪˈprest/ *adj.* 压抑的;被压抑的

repression /rɪˈpreʃn/ *n.* 抑制,克制

reproduce /ˌriːprəˈduːs/ *v.* 繁殖,繁育;复制,再现

reproduction /ˌriːprəˈdʌkʃn/ *n.* 繁殖,繁育;再现

reproductive /ˌriːprəˈdʌktɪv/ *adj.* 生殖的;复现的

resect /rɪˈsekt/ *v.* 切除

resection /rɪˈsekʃn/ *n.* 切除,切除

resemble /rɪˈzembl/ *v.* 长得像,像

reservoir /ˈrezəvwɑː; ˈrezəvwɑːr/ *n.* 储器,贮器;贮主

resident /ˈrezɪdənt/ *n.* 住院医师;实习医生‖ *adj.* 住在工作场所的

residual /rɪˈzɪdʒuːəl/ *n.* 剩余的,残余的

residue /ˈrezɪdjuː/ *n.* 残渣,剩余物

resistance /rɪˈzɪstəns/ *n.* 抗病性,抵抗力;抗药性,耐药性

resistant /rɪˈzɪstənt/ *adj.* 抵抗的,抗病的

resolution /ˌrezəˈluːʃn/ *n.* 消退;分辨率;分解

resolve /rɪˈzɒlv/ *v.* 减轻,使消退;分辨,辨析;分解

resonance /ˈrezənəns/ *n.* 共鸣;反响,叩响

resorption /rɪˈzɔːpʃn; rɪˈsɔːrpʃn/ *n.* 再吸收,再吸入;(细胞或组织的)吸回,吸收

respiration /ˌrespəˈreɪʃn/ *n.* 呼吸,呼吸作用

respiratory /rɪˈspɪrətəri; ˈrespərətɔːri/ *adj.* 呼吸的,呼吸器官的

respire /rɪˈspaɪə; rɪˈspaɪər/ *v.* 呼吸,呼气,吸气

respond /rɪˈspɒnd/ *v.* 对(刺激)作出快速反应,对(治疗)有积极反应

response /rɪˈspɒns/ *n.* 反应,感应

responsible /rɪˈspɒnsəbl/ *adj.* 作为原因的

responsive /rɪˈspɒnsɪv/ *adj.* 反应迅速的,积极反应的

responsiveness /rɪˈspɒnsɪvnɪs/ *n.* 响应性,易起反应

rest /ˈrest/ *v.* 休息,休养‖ *n.* 撑架,支架;剩余部分;休息

restless /ˈrestlɪsnɪs/ *adj.* 焦躁不安的,不耐烦的

restlessness /ˈrestlɪsnɪs/ *n.* 坐立不安,心神不定

restoration /ˌrestəˈreɪʃn/ *n.* 恢复;复原;修补物

restore /rɪˈstɔː; rɪˈstɔːr/ *v.* 恢复,修复

restrain /rɪˈstreɪn/ *v.* 抑制;限制

restraint /rɪˈstreɪnt/ *n.* 约束物;抑制

resuscitate /rɪˈsʌsɪteɪt/ *v.* 使苏醒,使复活

resuscitation /rɪˌsʌsɪˈteɪʃn/ *n.* 复活,复苏

retain /rɪˈteɪn/ *v.* 保持,保留;记住

retained /rɪˈteɪnd/ *adj.* 保留的,滞留的

retard /rɪˈtɑːd; rɪˈtɑːrd/ *v.* 拖延,阻碍‖ *n.* 减速,阻滞,延迟

retardation /ˌriːtɑːˈdeɪʃn; ˌrɪtɑːrˈdeɪʃn/ *n.* 发育迟缓,迟钝,智力迟钝

retention /rɪˈtenʃn/ *n.* 保持,保留;潴留,停滞;固位

reticular /rɪˈtɪkjələ; rɪˈtɪkjələr/ *adj.* 网状的;复杂的

reticulum /rɪˈtɪkjələm/ *n.* (*pl.* **reticula** /rɪˈtɪkjələ/) 网状物,网状构造

retina /ˈretɪnə/ *n.* (*pl.* **retinas** *or* **retinae** /ˈretɪniː/) 视网膜

retinal /ˈretɪnəl/ *adj.* 视网膜的

retinitis /ˌretɪˈnaɪtɪs/ *n.* 视网膜炎

retinoblastoma /ˌretɪnəʊblæˈstəʊmə/ *n.* 视网膜母细胞瘤

retinol /ˈretɪnɒl/ *n.* (*syn.* **vitamin A**) 视黄醇

retinopathy /ˌretɪˈnɒpəθi/ *n.* 视网膜病

retract /rɪˈtrækt/ *v.* 收回;撤回;缩回,拉回

retroperitoneal /ˌretrəʊˌperɪtəˈnɪəl/ *adj.* 腹膜后的

retrospective /ˌretrəˈspektɪv/ *adj.* 回顾的,回溯的

retroviral /ˈretrəʊˌvaɪrəl/ *adj.* 转录病毒的

retrovirus /ˈretrəʊˌvaɪrəs/ *n.* 反转录病毒,逆转录酶病毒

return /rɪˈtɜːn; rɪˈtɜːrn/ *v.* 返回;重新出现,复发;恢复

reuptake /rɪˈʌpteɪk/ *n.* 再吸收,再摄取

revascularization /riːˌvæskjələraɪˈzeɪʃn/ *n.* 血管再形成,血管再造

reverse /rɪˈvɜːs; rɪˈvɜːrs/ *v.* 使逆转;反转,颠倒;对换‖ *adj.* 相反的;逆转的

reversible /rɪˈvɜːsəbl; rɪˈvɜːrsəbl/ *adj.* 可逆的,可医治的

revive /rɪˈvaɪv/ *v.* 复活,复苏,恢复精力

rhabdomyolysis /ˌræbdəʊmaɪˈɒlɪsɪs/ *n.* 横纹肌溶解

rhesus /ˈriːsəs/ (**Rh**) *n.* 恒河猴

rheumatic /rʊˈmætɪk/ *adj.* 风湿病的,风湿病引起的

rheumatism /ˈruːmətɪzəm/ *n.* 风湿病,类风湿性关节炎

rheumatoid /ˈruːmətɔɪd/ *adj.* 与风湿病有关的,类风湿病的

rhinitis /raɪˈnaɪtɪs/ *n.* 鼻炎

rhinorrhoea *or* **rhinorrhea** /ˈraɪnəriə/ *n.* 鼻液溢,鼻溢

rhinovirus /ˈraɪnəʊˌvaɪrəs/ *n.* 鼻病毒

Rh-negative *adj.* Rh阴性的

Rh-positive *adj.* Rh阳性的

rib /rɪb/ *n.* 肋,肋骨

ribavirin /ˈraɪbəˌvaɪrɪn/ *n.* 利巴韦林,三氮唑核苷,病毒唑

riboflavin /ˌraɪbəʊˈfleɪvɪn/ *n.* 核黄素

ribose /ˈraɪbəʊz/ *n.* 核糖

ribosomal /ˌraɪbəˈsəʊml/ *adj.* 核糖体的

ribosome /ˈraɪbəʊsəʊm/ *n.* 核糖体,核蛋白体

rickets /ˈrɪkɪts/ *n.* 软骨病,佝偻病

rickettsia /rɪˈketsiə/ *n.* (*pl.* **rickettsias** *or* **rickettsiae** /rɪˈketsɪiː/) 立克次体

rickettsial /rɪˈketsiəl/ *adj.* 立克次体的

ridge /rɪdʒ/ *n.* 嵴,脊

rifampin /raɪˈfæmpɪn/ *n.* 利福平

right-hand /ˈraɪthænd/ *adj.* 右手做的，惯用右手的

rigid /ˈrɪdʒɪd/ *adj.* 硬质的，坚硬的

rigidity /rɪˈdʒɪdəti/ *n.* 僵硬，强直

rim /rɪm/ *n.* 缘，边缘

ringworm /ˈrɪŋwɜːm; ˈrɪŋwɜːrm/ *n.* (*syn.* **tinea**) 癣

rinse /rɪns/ *v.* 漂清，冲洗‖*n.* 漂清，冲洗，漱洗

robust /rəʊˈbʌst; ˈrəʊbʌst/ *adj.* 强壮的，健全的

rod /rɒd/ *n.* 杆，柱

root /ruːt/ *n.* 根；根源，原因

roseola /rəʊˈziːələ; ˌrəʊzɪˈəʊlə/ *n.* 蔷薇疹，玫瑰疹

rotavirus /ˈrəʊtəˈvaɪrəs/ *n.* 轮状病毒

roundworm /ˈraʊndwɜːm; ˈraʊndwɜːrm/ *n.* 线虫，蛔虫

rub /rʌb/ *v.* 擦，搓；揉，按摩；磨，擦伤；擦拭；涂，抹‖*n.* 擦；按摩；摩擦音

rubella /ruːˈbelə/ *n.* (*syn.* **German measles**) 风疹

run /rʌn/ *v.* 流淌；流出；操作；进行

running /ˈrʌnɪŋ/ *adj.* 流出液体的，流脓的

runny /ˈrʌni/ *adj.* 鼻流涕的

runs /rʌnz/ *n.* (*always with* **the**) (*syn.* **diarrhoea**) 腹泻

rupture /ˈrʌptʃə; ˈrʌptʃər/ *v.* 破裂‖*n.* 破裂；疝；撕裂，拉伤

S

sac /sæk/ *n.* 囊；袋状结构

sacral /ˈseɪkrəl, ˈsækrəl/ *adj.* 骶骨的

sacrum /ˈseɪkrəm; ˈsækrəm/ *n.* (*pl.* **sacrums** *or* **sacra** /ˈseɪkrə; ˈsækrə/) 骶骨

sagittal /ˈsædʒɪtl; səˈdʒɪtl/ *adj.* 矢状的，前后向的；纵分面的

salicylate /səˈlɪsɪleɪt/ *n.* 水杨酸盐

saline /ˈseɪlaɪn; ˈseiliːn/ *adj.* 盐的‖*n.* 盐水

saliva /səˈlaɪvə/ *n.* 唾液，涎

salivary /ˈsælɪvəri; ˈsæləveri/ *adj.* 唾液的，分泌唾液的；唾腺的

salmonella /ˌsælməˈnelə/ *n.* (*pl.* **salmonella** *or* **salmonellas** *or* **salmonellae** /ˌsælməˈneliː/) 沙门氏菌

salt /sɔːlt/ *n.* 盐；盐类；泻盐‖*v.* 撒盐：加盐

salty /ˈsɔːlti/ *adj.* 含盐的；用盐腌的

sample /ˈsæmpl/ *n.* 样，样本，样品‖*v.* 取样，采样

sanatorium /ˌsænəˈtɔːrɪəm/ *n.* (*pl.* **sanatoriums** *or* **sanatoria** /ˌsænəˈtɔːriə/) 疗养院，休养所

sane /seɪn/ *adj.* 心智健全的，神志正常的

sanitary /ˈsænɪtəri; ˈsænɪteri/ *adj.* 卫生的，保健的

sanitation /ˌsænɪˈteɪʃn/ *n.* 环境卫生

saphenous /səˈfiːnəs/ *adj.* 隐静脉的

sarcoidosis /ˌsɑːkɔɪˈdəʊsɪs; ˌsɑːrkɔɪˈdəʊsɪs/ *n.* (*pl.* **sarcoidosis**) 结节病，肉样瘤病

sarcoma /sɑːˈkəʊmə; sɑːrˈkəʊmə/ *n.* (*pl.* **sarcomas** *or* **sarcomata** /sɑːˈkəʊmətə; sɑːrˈkəʊmətə/) 肉瘤

sarcomere /ˈsɑːkəʊmiə; ˈsɑːrkəʊmiər/ *n.* 肌节，肌小节

sartorius /sɑːˈtɔːrɪəs; sɑːrˈtɔːrɪəs/ *n.* (*syn.* **sartorius muscle**) 缝匠肌

saturate /ˈsætʃəreɪt/ *v.* 使饱和

saturated /ˈsætʃəreɪtɪd/ *adj.* 饱和的

saturation /ˌsætʃəˈreɪʃn/ *n.* 饱和

save /seɪv/ *v.* 救助，抢救

scab /skæb/ *n.* 痂；结痂

scabies /ˈskeɪbiːz/ *n.* 疥疮，疥螨病

scald /skɔːld/ *v.* 烫伤‖*n.* 烫伤

scale /skeɪl/ *n.* 鳞屑；标，标度，刻度；牙垢；剥刮‖*v.* 剥落；除去牙垢

scalenus /skəˈliːnəs/ *n.* (*pl.* **scaleni**

/skəˈli: naɪ/) 斜角肌

scalp /skælp/ *n.* 头皮

scalpel /ˈskælpl/ *n.* 手术刀,解剖刀

scaly /ˈskeɪli/ *adj.* 鳞状的;有鳞屑的

scan /skæn/ *v.* 扫描‖ *n.* 扫描检查,扫描图

scaphoid /ˈskæfɔɪd/ *adj.* 船状的‖ *n.* 舟状骨

scapula /ˈskæpjʊlə/ *n.* (*pl.* **scapulas** *or* **scapulae** /ˈskæpjʊli:/) 肩胛骨

scar /skɑ:; skɑ:r/ *n.* 伤痕,伤疤‖ *v.* 形成疤痕

schema /ˈski:mə/ *n.* (*pl.* **schemas** *or* **schemata** /ˈski:mətə/) 图解,模型

schematic /skɪˈmætɪk/ *adj.*(图表或表述)示意的,简略的

schistosomiasis /ˌʃɪstəʊsəˈmaɪəsɪs/ *n.* 血吸虫病

schizophrenia /ˌskɪtsəˈfri:niə/ *n.* 精神分裂症

sciatic /saɪˈætɪk/ *adj.* 坐骨的,坐骨神经的,髋部的

sciatica /saɪˈætɪkə/ *n.* 坐骨神经痛

sclera /ˈsklɪərə; ˈsklɪrə/ *n.* 巩膜

scleroderma /ˌsklɪərəˈdɜ: mə; ˌsklɪrəˈdɜ: rmə/ *n.* 硬皮病

sclerosing /skləˈrəʊsɪŋ/ *adj.* 致硬化的,硬化性的

sclerosis /skləˈrəʊsɪs/ *n.* 硬化,硬化症

sclerotic /skləˈrɒtɪk/ *adj.* 硬的,硬化的‖ *n.* 巩膜

scrape /skreɪp/ *v.*(使)摩擦,擦伤‖ *n.* 刮擦,刮擦声;刮伤,擦痕

scratch /skrætʃ/ *v.* 挠,搔;划破,抓破;划损‖ *n.* 搔抓;搔抓音;划伤,划痕

screen /skri:n/ *n.* 化验,检查‖ *v.* 筛查,检查

screening /ˈskri:nɪŋ/ *n.* 筛查,评估,调查

scrotal /ˈskrəʊtl/ *adj.* 阴囊的

scrotum /ˈskrəʊtəm/ *n.* (*pl.* **scrotums** *or* **scrota** /ˈskrəʊtə/) 阴囊

scurvy /ˈskɜ:vi; ˈskɜ:rvi/ *n.* 坏血病

sebaceous /sɪˈbeɪʃəs/ *adj.* 皮脂的,脂肪的;分泌脂肪的

sebum /ˈsi:bəm/ *n.* 脂肪,皮脂

secondary /ˈsekəndərɪ/ *adj.* 继发性的;次要的;(护理或诊疗)中级的

secrete /sɪˈkri:t/ *v.* 分泌

secretin /sɪˈkri:tɪn/ *n.* 分泌素,肠促胰激素

secretion /sɪˈkri:ʃn/ *n.* 分泌,分泌物

secretor /sɪˈkri:tə; sɪˈkri:tər/ *n.* 分泌器官,分泌腺;分泌者

secretory /sɪˈkri:təri; ˈsɪkrətɔ:ri/ *adj.* 分泌的,促分泌的

section /ˈsekʃn/ *n.* 切口,切片‖ *v.* 切片;切开

sedate /sɪˈdeɪt/ *v.* 用镇静剂镇静

sedation /sɪˈdeɪʃn/ *n.* 施以镇静剂,镇静状态

sedative /ˈsedətɪv/ *adj.* 镇静的,安眠的‖ *n.* 镇静剂,安眠药

sedentary /ˈsedəntərɪ, ˈsedənteri/ *adj.* 久坐不动的

seed /si:d/ *n.* 种子,籽;精子

segment /ˈsegmənt/ *n.* 部分,部位

segmental /segˈmentl/ *adj.* 由部分组成的

seize /si:z/ *v.* 抓住;控制;侵袭

seizure /ˈsi:ʒə; ˈsi:ʒər/ *n.* 发作;癫痫发作

self-awareness /ˌselfəˈweənɪs; ˌselfəˈweərnɪs/ *n.* 自我意识

self-care /self ˈkeə; self ˈkeər/ *n.* 自我保健

self-diagnosis /selfˌdaɪəgˈnəʊsɪs/ *n.* 自我诊断

self-fertilization /selfˌfɜ:tliˈzeɪʃn; selfˌfɜ:rtliˈzeɪʃn/ *n.* 自体受精

self-harm /selfˈhɑ: m; selfˈhɑ: rm/ *n.* 自我伤害,自残

self-help /selfˈhelp/ *n.* 自助,自救

self-injury /selfˈɪndʒəri/ *n.* 自我损伤

self-limited /selfˈlɪmɪtɪd/ *adj.* 自我限制的,不治自愈的

self-tolerance /self'tɒlərəns/ *n.* 自体耐受性
semen /'siːmən/ *n.* 精液
seminal /'semənəl/ *adj.* 精液的
seminiferous /ˌsemɪ'nɪfərəs/ *adj.* 产生精子的,输送精液的
senescence /sɪ'nesns/ *n.* 衰老,变老
senile /'siːnaɪl/ *adj.* 老年的,年老的,年老引发的
sensation /sen'seɪʃn/ *n.* 感觉,知觉
sense /sens/ *n.* 觉,感觉;觉察,意识‖*v.* 察觉,意识到
sensibility /ˌsensə'bɪləti/ *n.* 感受性,敏感,感觉
sensible /'sensəbl/ *adj.* 能感觉到的
sensitive /'sensɪtɪv/ *adj.* 敏感的;过敏的;灵敏的
sensitivity /ˌsensɪ'tɪvəti/ *n.* 敏感;敏感性;过敏性;灵敏度
sensitization /ˌsensɪtaɪ'zeɪʃn/ *n.* 过敏,致敏
sensitize /'sensɪtaɪz/ *v.* 使过敏,致敏
sensor /'sensə; 'sensər/ *n.* 传感器,感受器
sensorineural /ˌsensərɪ'njʊərəl; ˌsensərɪ'njʊrəl/ *adj.* 感觉神经性的
sensory /'sensəri/ *adj.* 感官的,感觉的
sepsis /'sepsɪs/ *n.* 脓毒;脓毒病,脓血病
septic/'septɪk/ *adj.* 脓毒性的,腐败性的‖*n.* 腐败剂;腐烂物
septicaemia *or* **septicemia** /ˌseptɪ'siː miə/ *n.* 败血病
septum /'septəm/ *n.* (*pl.* **septa** /'septə/) 隔,中隔,间隔,隔膜
sequela/sɪ'kwiːlə/ *n.* (*pl.* **sequelae**/sɪ'kwiː liː/) 后遗症
serious /'sɪərɪəs; 'sɪrɪəs/ *adj.* 严重的;严肃的
seriously /'sɪərɪəsli; 'sɪrɪəsli/ *adv.* 严重地;严肃地;非常
serologic(al) /ˌsɪərə'lɒdʒɪk(l); ˌsɪrə'lɒdʒɪk(l)/ *adj.* 血清学的
serology /sɪə'rɒlədʒi; sɪ'rɒlədʒi/ *n.* 血清学;血清特征
serosa /sɪ'rəʊsə/ *n.* 浆膜
serotonin /ˌserə'təʊnɪn/ *n.* 血清素
serous /'sɪərəs; 'sɪrəs/ *adj.* 浆液的,血清的
serum /'sɪərəm; 'sɪrəm/ *n.* (*pl.* **serums** *or* **sera** /'sɪərə; 'sɪrə/) 浆液;血清;免疫血清
set /set/ *v.* 放置;设置;固定;凝固;接(骨)‖*n.* 一套;定型;凝固
settle /'setl/ *v.* 定居,留存;下沉,沉淀;使安静
severe /sə'vɪə; sə'vɪər/ *adj.* 严重的,剧烈的
severely /sə'vɪəli; sə'vɪərli/ *adv.* 严重地
severity /sə'verəti/ *n.* 严重,剧烈
sex /seks/ *n.* 性别;性;性欲;性交
sexual /'sekʃʊəl/ *adj.* 性的;性别的;性欲的;有性的
sexuality /ˌsekʃu'æləti/ *n.* 性别;性欲;性的特性
sexually /'sekʃʊəli/ *adv.* 性地,性别地,生殖地,有性地
shaft /ʃæft/ *n.* 干,体,柄
sharp /ʃɑːp; ʃɑːrp/ *adj.* 锋利的,尖的;敏锐的;急剧的;清晰的;辛辣的
shave /ʃeɪv/ *v.* 剃须,刮脸,剃毛发‖*n.* 修面,刮脸,剃毛发
sheath /ʃiːθ/ *n.* (*pl.* **sheaths** /ʃiːðz/) 鞘;护套
shed /ʃed/ *v.* 流出;蜕皮;脱落;去除
Shigella /ʃɪ'gelə/ *n.* 志贺菌属
shin /ʃɪn/ *n.* 胫,胫部
shinbone /'ʃɪnˌbəʊn/ *n.* 胫骨
shingles /'ʃɪŋglz/ *n.* (*syn.* **herpes zoster**) 带状疱疹
shiver /'ʃɪvə; 'ʃɪvər/ *v.* 颤抖,哆嗦
shivering /'ʃɪvərɪŋ/ *adj.* 颤抖的‖*n.* 寒战,战栗

shock /ʃɒk/ *n.* 震惊;晕厥;休克;电击‖*v.* 使休克;使受电击

shortsighted /ˈʃɔːtˌsaɪtɪd; ˈʃɔːrtˌsaɪtɪd/ *or* **nearsighted** /ˌnɪəˈsaɪtɪd; ˌnɪərˈsaɪtɪd/ *adj.* 近视的

shortsightedness *or* **nearsightedness** *n.* (*syn.* **myopia**) 近视

shoulder /ˈʃəʊldə; ˈʃəʊldər/ *n.* 肩

show /ʃəʊ/ *v.* 显露;表明;显示‖*n.* 现血,见红,血先露

shrink /ʃrɪŋk/ *v.* 变小,减少,收缩

shunt /ʃʌnt/*n.* 分流,旁径‖*v.* 分流

sialic /saɪˈælɪk/ *adj.* 唾液的

sick /sɪk/ *adj.* 生病的;病人的;恶心的;病态的

sickness /ˈsɪknɪs/ *n.* 患病;疾病;恶心

side /saɪd/ *n.* 边;侧边‖*adj.* 从属的,附带的

sight /saɪt/ *n.* 视觉,视力;视力范围,眼界

sigmoid /ˈsɪgmɔɪd/ *adj.* 乙状结肠的

sigmoidoscopy /ˌsɪgmɔɪˈdɒskəpi/ *n.* 乙状结肠镜检查

sign /saɪn/ *n.* 征,征兆;记号;体征

signature /ˈsɪgnətʃə; ˈsɪgnətʃər/ *n.* 标记;签名;用药签

significance /sɪgˈnɪfɪkəns/ *n.* 显著性;重要性;意义

significant /sɪgˈnɪfɪkənt/ *adj.* 显著的;有效的;有意义的

signify /ˈsɪgnəfaɪ/ *v.* 表示,表明

silent /ˈsaɪlənt/ *adj.* 无声的;静止的,无症状的

silicosis /ˌsɪlɪˈkəʊsɪs/ *n.* 硅沉着病

single-stranded /ˈsɪŋglˈstrændɪd/ *adj.* 单股的

sinoatrial /ˌsaɪnəʊˈeɪtrɪəl/ *adj.* 窦房的

sinus /ˈsaɪnəs/ *n.* 窦;窦道

sinusitis /ˌsaɪnəˈsaɪtɪs/ *n.* 鼻窦炎

sinusoid /ˈsaɪnəsɔɪd/ *n.* 窦状隙‖*adj.* 窦状的

skeletal /ˈskelɪtl/ *adj.* 骨骼的,具有骨骼功能的

skeleton /ˈskelɪtn/ *n.* 骨骼,骨架

skin /skɪn/ *n.* 皮,皮肤

skull skʌl/ *n.* 颅骨

sleep /sliːp/ *n.* 睡眠,睡觉‖*v.* 睡;睡觉

sleepless /ˈsliːplɪs/ *adj.* 失眠的

sleeplessness /ˈsliːplɪsnɪs/ *n.* (*syn.* **insomnia**) 失眠

slender /ˈslendə; ˈslendər/ *adj.* 苗条的;纤细的

sling /slɪŋ/ *n.* 悬带

slit /slɪt/ *n.* 裂隙;狭长的切口‖*v.* 切开,剖开

slough /slʌf/ *v.* 蜕皮;脱落‖*n.* 腐肉;死皮

smallpox /ˈsmɔːlpɒks/ *n.* 天花

smear /smɪə; smɪər/ *n.* 污点;涂片‖*v.* 敷,涂;弄脏

smell /smel/ *n.* 嗅觉;气味‖*v.* 闻到,嗅到,散发某种气味;发臭气

sneeze /sniːz/ *v.* 打喷嚏‖*n.* 喷嚏;喷嚏声

sniffle /ˈsnɪfl/ *v.* 吸鼻子‖*n.* 吸鼻子;轻微感冒

socket /ˈsɒkɪt/ *n.* 窝,臼,槽

sole /səʊl/ *n.* 足底

soleus /səʊˈliːəs/ *n.* 比目鱼肌

solubility /ˌsɒljʊˈbɪləti/ *n.* 溶度,溶解度

soluble /ˈsɒljʊbl/ *adj.* 可溶的

solute /ˈsɒljuːt/ *n.* 溶质

solution /səˈluːʃn/ *n.* 溶液;溶解;分散

solvent /ˈsɒlvənt/ *adj.* 溶解的,溶化的‖*n.* 溶剂

soma /ˈsəʊmə/ *n.* 体,身体,躯体;体细胞;细胞体

somatic /səʊˈmætɪk/ *adj.* 躯体的;体壁的;体细胞的

somatostatin /ˌsəʊmətəˈstætɪn/ *n.* 生长抑素

somite /ˈsəʊmaɪt/ *n.* 体节

soothe /suːð/ *v.* 缓解,安慰;缓解疼痛

soothing /ˈsuːðɪŋ/ *adj.* 镇静的，缓和的

sophisticated /səˈfɪstɪkeɪtɪd/ *adj.* 复杂的，尖端的

sore /sɔː; sɔːr/ *n.* 疮肿，伤口，溃疡‖ *adj.* 疼痛的

sound /saʊnd/ *adj.* 完好无损的，健康的，很熟的‖ *n.* 声音；声波；探子；噪音‖ *v.* 用探子检查

sour /saʊə; saʊər/ *adj.* 酸的；馊的‖ *v.*（使）变酸

space /speɪs/ *n.* 区；腔，隙，间隙

spasm /ˈspæzəm/ *n.* 痉挛，抽搐；阵发

spasmodic /spæzˈmɒdɪk/ *adj.* 间歇的；痉挛的

spastic /ˈspæstɪk/ *adj.* 痉挛的，痉挛性的；强直的，僵硬的‖ *n.* 痉挛者

spasticity /spæsˈtɪsəti/ *n.* 痉挛状态

specialist /ˈspeʃəlɪst/ *n.* 专家，专科医生

specialize /ˈspeʃəlaɪz/ *v.* 专攻，专门研究；使（器官）专化，使特化

specialty /ˈspeʃəlti/ *n.* 专业，专长

specific /spəˈsɪfɪk/ *adj.* 明确的；特定的；特效的‖ *n.* 特效药

specimen /ˈspesəmən/ *n.* 标本；样品，抽样

spectrum /ˈspektrəm/ *n.*（*pl.* **spectrums** *or* **spectra** /ˈspektrə/）谱；光频；疾病谱

speculum /ˈspekjələm/ *n.*（*pl.* **speculums** *or* **specula** /ˈspekjələ/）反射镜；窥器，张开器

sperm /spɜːm; spɜːrm/ *n.* (*pl.* **sperm** *or* **sperms**) 精子，精液

spermatic /spəˈmætɪk; spərˈmætɪk/ *adj.* 精液的，精子的

spermatozoon /ˌspɜːmətəˈzəʊən; ˌspɜːrmætəˈzəʊɒn/ *n.*（*pl.* **spermatozoa** /ˌspɜːmətəˈzəʊə; ˌspɜːrmætəˈzəʊə/）精子

sphincter /ˈsfɪŋktə; ˈsfɪŋktər/ *n.* 括约肌

spinal /ˈspaɪnəl/ *adj.* 脊柱的；棘的

spindle /ˈspɪndl/ *n.* 梭，纺锤体

spine /spaɪn/ *n.* 脊柱；棘，突，刺

spiral /ˈspaɪrəl/ *adj.* 螺旋的‖ *n.* 螺旋

spiritual /ˈspɪrɪtʃʊəl/ *adj.* 精神上的，心灵的

spirochaete *or* **spirochete** /ˈspaɪrəkiːt/ *n.* 螺旋菌

spirometer /ˌspaɪˈrɒmɪtə; ˌspaɪˈrɒmɪtər/ *n.* 肺活量计，呼吸量测定器

spit /spɪt/ *v.* 吐唾沫，吐出（食物或液体）‖ *n.* 唾液

spleen /spliːn/ *n.* 脾

splenectomy /splɪˈnektəmi/ *n.* 脾切除术

splenic /ˈsplenɪk/ *adj.* 脾脏的

splenomegaly /ˌspliːnəˈmegəli/ *n.* 脾肿大

splint /splɪnt/ *n.* 夹板，夹‖ *v.* 用夹板固定

splinter /ˈsplɪntə; ˈsplɪntər/ *n.* 碎片，裂片，尖片

split /splɪt/ *v.* 裂开，切开，撕开

spondylitis /ˌspɒndɪˈlaɪtɪs/ *n.* 脊椎炎

sponge /spʌndʒ/ *n.* 外科用纱布，棉球；绵避孕栓‖ *v.* 用海绵擦洗，用海绵清洁

spongy /ˈspʌndʒi/ *adj.* 海绵状的，多孔的

sporadic /spəˈrædɪk/ *adj.* 偶发的，偶见的

spore/spɔː; spɔːr/ *n.* 芽孢；孢子

spot /spɒt/ *n.* 斑点，污点；粉刺，丘疹‖ *v.* 变得满是污点，生斑

sprain /spreɪn/ *n.* 扭伤‖ *v.* 扭伤

spray /spreɪ/ *n.* 喷剂，喷雾器，喷雾状物

spread /spred/ *n.* 涂抹，敷；传播；扩展‖ *n.* 传播；蔓延

sprue /spruː/ *n.* 口炎性腹泻

spur /spɜː; spɜːr/ *v.* 促进，刺激‖ *n.* 刺激，诱因；棘突，凸起物，骨突

spurt /spɜːt; spɜːrt/ *v.*（使）喷出‖ *n.* 喷射流，突然爆发，突然激增

sputum /ˈspjuːtəm/ *n.* 痰，唾液

squama /ˈskweɪmə/ *n.* 鳞；鳞屑；鳞片，翅瓣

squamous /ˈskweɪməs/ *adj.* 鳞状的，鳞屑的

squint /skwɪnt/ *n.* 斜视，斜眼‖*v.* 斜着眼，眼睛斜视，患斜视

stab /stæb/ *v.* 刺，捅，使感到刺痛‖*n.* 刺，戳，刺伤

stabbing /ˈstæbɪŋ/ *adj.* 如刀刺的，突然而剧烈的

stability /stəˈbɪləti/ *n.* 稳定，稳定性

stable /ˈsteɪbl/ *adj.* 不动的，稳定的，固定的

stablise *or* **stabilize** /ˈstebəˌlaɪz/ *v.* 使稳定，使稳固

stage /steɪdʒ/ *n.* 期；载物台，镜台

stalk /stɔːk/ *n.* 肉柄；肉茎

stapes /ˈsteɪpiːz/ *n.* (*pl.* **stapes**) 镫骨

staphylococcus /ˌstæfələʊˈkɒkəs/ *n.* 葡萄球菌

starvation /stɑːˈveɪʃn; stɑːrˈveɪʃn/ *n.* 饿死，饥饿

starve /stɑːv; stɑːrv/ *v.* 饿死，挨饿

stasis /ˈsteɪsɪs/ *n.* 停滞，郁滞

state /steɪt/ *n.* 状态，状况

static /ˈstætɪk/ *adj.* 不变化的，不发展的，静止的

statin /stætɪn/ *n.* 抑制素

stature/ˈstætʃə; ˈstætʃər/ *n.* 身高，身材

status /ˈsteɪtəs, ˈstætəs/ *n.* 情形，状况

steady /ˈstedi/ *adj.* 稳定的，均匀的

steatorrhoea *or* **steatorrhea** /ˌstɪətəˈriːə; stiːˌætəˈriːə/ *n.* 脂肪泻，脂肪痢

stellate /ˈsteleɪt/ *adj.* 星状辐射的

stem /stem/ *n.* 柄，柄状物‖*v.* 阻止(液体流动)，堵塞

stenosis /stɪˈnəʊsɪs/ *n.* (*pl.* **stenosis** /stɪˈnəʊsiːz/) 狭窄

stenotic /stɪˈnɒtɪk/ *adj.* 狭窄的

stent /stent/ *n.* 支撑架，支架；移植片，固定模

sterile /ˈsterəl, ˈsteraɪl/ *adj.* 不能生育的；无菌的，经过灭菌的

sterilise *or* **sterilize** /ˈsterɪlaɪz/ *v.* 杀菌，杀毒；使绝育

sterilised *or* **sterilized** /ˈsterɪlaɪzd/ *adj.* 已灭菌的

sterility /stəˈrɪləti/ *n.* 不育，不孕

sternal /ˈstɜːnəl; ˈstɜːrnəl/ *adj.* 胸骨的

sternum /ˈstɜː nəm; ˈstɜː rnəm/ *n.* (*pl.* **sternums** *or* **sterna** /ˈstɜːnə; ˈstɜːrnə/) 胸骨

steroid /ˈstɪrɔɪd, ˈsterɔɪd/ *n.* 类固醇‖*adj.* 类固醇的

sterol /ˈstɪərɒl, ˈsterɒl/ *n.* 甾醇；固醇

stethoscope /ˈsteθəˌskəʊp/ *n.* 听诊器

stiff /stɪf/ *adj.* 不易弯曲的，僵硬的

stiffen /ˈstɪfən/ *v.* 使僵硬；使挺直

stiffness /ˈstɪfnɪs/ *n.* 硬度，僵硬，僵直

stigma /ˈstɪgmə/ *n.* (*pl.* **stigmas** *or* **stigmata** /ˈstɪgmətə/) *n.* 特征；小斑；出血病灶

stillbirth /ˈstɪlbɜːθ; ˈstɪlbɜːrθ/ *n.* 死产

stimulant /ˈstɪmjələnt/ *n.* 兴奋剂‖*adj.* 使兴奋的，刺激性的

stimulate /ˈstɪmjʊleɪt/ *v.* 使兴奋，刺激

stimulating /ˈstɪmjʊleɪtɪŋ/ *adj.* 刺激的，有刺激性的

stimulation /ˌstɪmjʊˈleɪʃn/ *n.* 使兴奋，刺激，兴奋(状态)

stimulus /ˈstɪmjələs/ *n.* (*pl.* **stimuli** /ˈstɪmjʊlaɪ; ˈstɪmjʊliː/) 兴奋剂，刺激物

sting /stɪŋ/ *vt.* 叮，咬，螫‖*n.* 叮，咬，螫

stitch /stɪtʃ/ *n.* 刺痛；缝合针‖*v.* 缝；(缝合的)一针

stomach /ˈstʌmək/ *n.* 胃

stomachache /ˈstʌməkeɪk/ *n.* 胃痛

stomatitis /ˌstəʊməˈtaɪtɪs/ *n.* 口炎

stone /stəʊn/ *n.* 石，结石

stool /stuːl/ *n.* 粪便

storm /stɔːm; stɔːrm/ *n.* 症状加剧，病情转危

strabismus /strəˈbɪzməs/ *n.* (*syn.* **squint**) 斜

视,斜眼

strain /streɪn/ *v.* 绷紧,紧拉;扭伤,损伤‖ *n.* 焦虑,压力;损伤,扭伤

strangulated /ˈstræŋgjʊleɪtɪd/ *adj.* 绞窄性的

strap /stræp/ *n.* 橡皮膏‖ *v.* 用橡皮膏包扎

strengthen /ˈstreŋθən; ˈstrŋkθən/ *v.* 加强,使坚强,变强

streptococcal /ˌstreptəˈkɒkl/ *adj.* 链球菌的

streptococcus /ˌstreptəˈkɒkəs/ *n.* (*pl.* **streptococci** /ˌstreptəˈkɒkaɪ/)链球菌

streptomycin /ˌstreptəˈmaɪsɪn/ *n.* 链霉素

stress /stres/ *n.* 压迫,压力;应激反应

stressor /ˈstresə; ˈstresər/ *n.* 应激源

stretch /stretʃ/ *v.* 舒展(肢体),伸展(肢体)去拿‖ *n.* 舒展(肢体),肌肉)伸张或紧绷

striated /straɪˈeɪtɪd; ˈstrɪeɪtɪd/ *adj.* 纹状的

stricture /ˈstrɪktʃə; ˈstrɪktʃər/ *n.* 狭窄

string /strɪŋ/ *n.* 线,细带,带子

strip /strɪp/ *n.* 条,狭条,带状物‖ *v.* 挤出,挤离,剥离

stroke /strəʊk/ *n.* 发作,击,中;中风,脑卒中

stroma /ˈstrəʊmə/ *n.* (*pl.* **stromata** /ˈstrəʊmətə/)基质;间质

strongyloidiasis /ˌstrɒndʒɪlɔɪˈdaɪəsɪs/ *n.* 类圆线虫病

structural /ˈstrʌktʃərəl/ *adj.* 结构的,构造上的

structure /ˈstrʌktʃə; ˈstrʌktʃər/ *n.* 结构,组织,器官

stump /stʌmp/ *n.* 残肢,残段,残端

stunt /stʌnt/ *v.* 妨碍,抑制生长或发展

stupor /ˈstju:pə; ˈstju:pər/ *n.* 近乎昏迷,恍惚,昏呆

subacute /ˌsʌbəˈkju:t/ *adj.* 亚急性的

subarachnoid /ˌsʌbəˈræknɔɪd/ *adj.* 蛛网膜下的

subclavian /sʌbˈklevɪən/ *adj.* 锁骨下的

subclinical /sʌbˈklɪnɪkl/ *adj.* 临床症状不明显的;亚临床的

subconscious /sʌbˈkɒnʃəs/ *adj.* 潜意识的‖ *n.* 潜意识

subcutaneous /ˌsʌbkju:ˈteɪnɪəs/ *adj.* 皮下的

subcutaneously /ˌsʌbkju:ˈteɪnɪəsli/ *adv.* 皮下地

subjacent /səbˈdʒeɪsənt/ *adj.* 在下的,下邻的

subject /ˈsʌbdʒɪkt/ *n.* 受治疗者,受验者‖ *adj.* 易遭受,易患‖ /səbˈdʒekt/ *v.* 使经受,使遭受

subjective /səbˈdʒektɪv/ *adj.* 主观的

sublingual /sʌbˈlɪŋgwəl/ *adj.* 舌下的

submucosa /ˌsʌbmju:ˈkəʊsə/ *n.* 黏膜下层

subnormal /sʌbˈnɔ:ml; sʌbˈnɔ:rml/ *adj.* 低常的,正常下的

subside /səbˈsaɪd/ *v.* 减弱,减退,消肿

substance /ˈsʌbstəns/ *n.* 物质,材料;毒品

substrate /ˈsʌbstreɪt/ *n.* 酶作用物;基质,底物

subtype /ˈsʌbtaɪp/ *n.* 亚类,亚型

succumb /səˈkʌm/ *v.* 屈服于;因病或伤而死亡

suck /sʌk/ *v.* 吸

suction /ˈsʌkʃn/ *n.* 吸,抽吸,抽气

suffer /ˈsʌfə; ˈsʌfər/ *v.* 经受,遭受;患病

sufferer /ˈsʌfərə; ˈsʌfərər/ *n.* 患者

suffering /ˈsʌfərɪŋ/ *n.* 痛苦,疼痛

suffocate /ˈsʌfəˌkeɪt/ *v.* 使窒息;使呼吸困难

sugar /ˈʃʊgə; ˈʃʊgər/ *n.* 糖

sugary /ˈʃʊgəri/ *adj.* 含糖的,糖样的

suicidal /ˌsu:ɪˈsaɪdl/ *adj.* 自杀的,想自杀的

suicide /ˈsu:ɪsaɪd/ *n.* 自杀,自杀者

sulcus /ˈsʌlkəs/ *n.* (*pl.* **sulci** /ˈsʌlkaɪ/)回间沟,沟,浅槽

sunburn /ˈsʌnbɜ:n; ˈsʌnbɜ:rn/ *n.* 晒伤,灼伤‖ *v.* 晒伤,灼伤

superficial /ˌsu:pəˈfɪʃl; ˌsu:pərˈfɪʃl/ *adj.* 表面的,表皮的

superimpose /ˌsuːpərɪmˈpəʊz/ *v.* 使重叠；使叠加

superinfection /ˈsuːpərɪnˌfekʃn/ *n.* 重叠感染，重复感染

superior /sʊˈpɪərɪə; sʊˈpɪrɪər/ *adj.* 上的，上部的

superiority /sʊˌpɪərɪˈɒrəti; sʊˌpɪrɪˈɒrəti/ *n.* 优越，优势

superoxide /ˌsuːpəˈɒksaɪd; ˌsuːpərˈɒksaɪd/ *n.* 过氧化物，超氧化物

supervene /ˌsuːpəˈviːn; ˌsuːpərˈviːn/ *v.* 并发，附加

supervise /ˈsuːpəvaɪz; ˈsuːpərvaɪz/ *v.* 监督，管理

supervision /ˌsuːpəˈvɪʒn; ˌsuːpərˈvɪʒn/ *n.* 监督；管理

supine /ˈsjuːpaɪn/ *adj.* 仰卧的

supplant /səˈplænt/ *v.* 取代；代替

supplement /ˈsʌpləmənt/ *n.* 补给品，补品‖ *v.* 补充，增补

supplemental /ˌsʌplɪˈmentl/ *or* **supplementary** /ˌsʌplɪˈmentəri/ *adj.* 补足的，增补的

supplementation /ˌsʌplɪmenˈteɪʃn/ *n.* 增补，补充

support /səˈpɔːt; səˈpɔːrt/ *v.* 支撑，支持；忍受‖ *n.* 支撑物，支架，牙托

supportive /səˈpɔːtɪv; səˈpɔːrtɪv/ *adj.* 支持的；有支持力的

suppository /səˈpɒzɪtəri; səˈpɒzɪˌtɔːri/ *n.* 栓剂

suppress /səˈpres/ *v.* 抑制；压制

suppression /səˈpreʃn/ *n.* 抑制；压抑

suppressor /səˈpresə; səˈpresər/ *n.* 抑制物；抑制基因

suppurate /ˈsʌpjʊreɪt/ *v.* 化脓，溃烂

suppuration /ˌsʌpjʊəˈreɪʃn/ *n.* 化脓

suppurative /ˈsʌpjʊərətɪv/ *adj.* 化脓的

suprarenal /ˌsuːprəˈriːnəl/ *adj.* 肾脏上的，肾上腺的

surface /ˈsɜːfɪs; ˈsɜːrfɪs/ *n.* 面，表面

surfactant /səˈfæktənt; sərˈfæktənt/ *n.* 表面活性剂，表面活化剂

surge /sɜːdʒ; sɜːrdʒ/ *n.* 激增；汹涌；突发‖ *v.* 激增；汹涌

surgeon/ˈsɜːdʒn; ˈsɜːrdʒn/ *n.* 外科医生

surgery /ˈsɜːdʒəri; ˈsɜːrdʒəri/ *n.* 外科学；外科手术；手术室

surgical /ˈsɜːdʒɪkl; ˈsɜːrdʒɪkl/ *adj.* 外科手术的

surgically /ˈsɜːdʒɪkli; ˈsɜːrdʒɪkli/ *adv.* 通过外科手术

surrogate /ˈsʌrəgət, ˈsʌrəgeɪt/ *n.* 替代物，替代品；替代者，替身‖ *adj.* 替代的

surveillance /səˈveɪləns; sərˈveɪləns/ *n.* 监视，监察

survey /ˈsɜːveɪ; ˈsɜːrveɪ/ *n.* 测量；调查

survival /səˈvaɪvl; sərˈvaɪvl/ *n.* 幸存，存活

survive /səˈvaɪv; sərˈvaɪv/ *v.* 存活，幸存

susceptibility /səˌseptəˈbɪləti/ *n.* 感受性，易感性

susceptible /səˈseptɪbl/ *adj.* 易感的，易受影响的

suspend /səˈspend/ *v.* 悬，挂，悬浮

suspension /səˈspenʃn/ *n.* 暂停；悬吊；悬液，

suspensory /səˈspensəri/ *adj.* 悬的，提举的‖ *n.* 悬吊物，悬带

suture /ˈsʊtʃə; ˈsʊtʃər/ *n.* 缝，骨缝；缝线；缝合‖ *v.* 缝合（伤口）

swab /swɒb/ *n.* 拭子；药签

swallow /ˈswɒləʊ/ *v.* 吞，咽‖ *n.* 吞，咽，一次吞咽的量

swallowing /ˈswɒləʊɪŋ/ *n.* 吞咽

sweat /swet/ *v.* 出汗‖ *n.* 汗

sweating /ˈswetɪŋ/ *n.* 出汗

sweaty /ˈsweti/ *adj.* 汗津津的；使出汗的

swell /swel/ *v.* 肿胀，膨胀

swelling /ˈswelɪŋ/ *n.* 肿胀，膨胀；隆起，隆凸

swollen /ˈswəʊlən/ *adj.* 肿胀的，肿起来的

sympathetic /ˌsɪmpəˈθetɪk/ *adj.* 同情的；交感神经的

sympatholytic /ˌsɪmpəθəʊˈlɪtɪk/ *adj.* 抗交感神经的‖ *n.* 抗交感神经药

sympathomimetic /ˌsɪmpəθəʊmɪˈmetɪk/ *adj.* 拟交感神经的‖ *n.* 拟交感神经药

sympathy /ˈsɪmpəθi/ *n.* 同情，同情心；感应，交感；同感

symphysis/ˈsɪmfɪsɪs/ *n.*（*pl.* **symphyses** /ˈsɪmfɪsiːz/）联合；愈合，黏联

symptom /ˈsɪmptəm/ *n.* 症状

symptomatic /ˌsɪmtəˈmætɪk/ *adj.* 症状的；提示的；征候的；针对症状的

synapse /ˈsaɪnæps; sɪˈnæps/ *n.* 突触

synaptic /sɪˈnæptɪk/ *adj.* 突触的

syncope /ˈsɪŋkəpi/ *n.*（*syn.* **faint**）昏厥

syndrome /ˈsɪndrəʊm/ *n.* 综合征

synergist /ˈsɪnədʒɪst; ˈsɪnərdʒɪst/ *n.* 协同器官；增效剂，协作剂

synergistic /ˌsɪnəˈdʒɪstɪk; ˌsɪnərˈdʒɪstɪk/ *adj.* 协同的

synergy /ˈsɪnədʒi; ˈsɪnərdʒi/ *n.* 协同，协作

synovia /sɪˈnəʊviə/ *n.* 滑液，关节液

synovial /sɪˈnəʊvɪəl/ *adj.* 滑膜的

synovitis /ˌsaɪnəˈvaɪtɪs/ *n.* 滑膜炎

synthesis /ˈsɪnθəsɪs/ *n.*（*pl.* **syntheses** /ˈsɪnθəsiːz/）合成；综合

synthesise *or* **synthesize** /ˈsɪnθəsaɪz/ *v.* 合成；综合

synthetic /sɪnˈθetɪk/ *n.* 合成物‖ *adj.* 综合的，合成的

syphilis /ˈsɪfəlɪs/ *n.* 梅毒

syringe /ˈsɪrɪndʒ; səˈrɪndʒ/ *n.* 注射器‖ *v.* 用注射器清洗

syrup /ˈsɪrəp/ *n.* 糖浆

system /ˈsɪstəm/ *n.* 体系；制度；系统；身体

systematic /ˌsɪstəˈmætɪk/ *adj.* 系统的，有条不紊的

systemic /sɪˈstemɪk/ *adj.* 系统的；全身的

systole /ˈsɪstəli/ *n.* 收缩，收缩期

systolic /sɪˈstɒlɪk/ *adj.* 收缩的，收缩期的

T

tablet /ˈtæblɪt/ *n.* 药片，片剂

tachycardia /ˌtækɪˈkɑːdiə; ˌtækɪˈkɑːrdiə/ *n.* 心动过速

tactile /ˈtæktaɪl; ˈtæktl/ *adj.* 触觉的

tag /tæg/ *n.* 标签；附属物，赘，息肉

take /teɪk/ *v.* 运送；接纳；吃，喝，服用；测量，观察；生效

tampon /ˈtæmpən; ˈtæmpɒn/ *n.* 塞，塞子‖ *v.* 用塞子塞

tamponade /ˌtæmpəˈneɪd/ *n.* 填塞，压塞

tap /tæp/ *n.* 龙头；栓塞；穿刺‖ *v.* 轻叩；穿刺放液

tape /teɪp/ *n.* 带，带子；胶带

tapeworm /ˈteɪpˌwɜːm; ˈteɪpˌwɜːrm/ *n.* 绦虫

target /ˈtɑːgɪt; ˈtɑːrgɪt/ *n.* 靶，靶点，目标

tarsal /ˈtɑːsl; ˈtɑːrsl/ *adj.* 跗骨的；眼睑的，足弓的‖ *n.* 跗骨

tarsus /ˈtɑːsəs; ˈtɑːrsəs/ *n.*（*pl.* **tarsi** /ˈtɑːsaɪ; ˈtɑːrsaɪ/）跗，跗骨；睑板

taste /teɪst/ *n.* 味道；味觉；体验‖ *v.* 尝起来，品尝，体验

tear /teə; teər/ *v.* 撕裂，撕开；拉伤，损伤‖ *n.* 撕开，撕裂；裂伤，损伤

tear /tɪə; tɪər/ *n.* 泪

teat /tiːt/ *n.* 乳头

teething /ˈtiːðɪŋ/ *n.* 出牙，生牙

telangiectasia /tɪˌlændʒɪekˈteɪziə/ *n.* 毛细管扩张

telophase /ˈteləfeɪz/ *n.*（细胞有丝分裂的）末期

temper /ˈtempə; ˈtempər/ *n.* 脾气怒气；性情

temperament /ˈtemprəmənt/ *n.* 气质

temperance /ˈtemprəns/ *n.* 节制；禁酒

temperature /ˈtemprətʃə; ˈtemprətʃər/ *n.* 温度；体温；发烧

temple /ˈtempl/ *n.* 颞颥，颞部

temporal /ˈtempərəl/ *adj.* 颞的；暂时的

tend /tend/ *v.* 往往会；倾向，趋于；照料，护理

tendency /ˈtendənsi/ *n.* 趋向，趋势，倾向

tender /ˈtendə; ˈtendər/ *adj.* 柔嫩的；触痛的；敏感的

tenderness /ˈtendənɪs; ˈtendərnɪs/ *n.* 压痛，触痛

tendinous /ˈtendɪnəs/ *adj.* 腱的，腱性的

tendon /ˈtendən/ *n.* 肌腱，腱

tense /tens/ *adj.* 紧张的；绷紧的 ‖ *v.* 拉紧，绷紧

tension /ˈtenʃn/ *n.* 紧张；绷紧，拉紧；张力

tent /tent/ *n.* 塞条；帷幕

teratogen /təˈrætədʒn/ *n.* 致畸原

teratogenic /ˌterətəˈdʒenɪk/ *adj.* 畸形形成的

teratoma /ˌterəˈtəʊmə/ *n.* (*pl.* **teratomas** *or* **teratomata** /ˌterəˈtəʊmətə/) 畸胎瘤

term /tɜːm; tɜːrm/ *n.* 名词，术语；界，范围；期限；足月

terminal /ˈtɜːmɪnəl; ˈtɜːrmɪnəl/ *adj.* 末梢的；晚期的

terminally /ˈtɜːmɪnəli; ˈtɜːrmɪnəli/ *adv.* 晚期地；十分

terminate /ˈtɜːmɪneɪt; ˈtɜːrmɪneɪt/ *v.* 使终止，使结束

termination /ˌtɜːmɪˈneɪʃn; ˌtɜːrmɪˈneɪʃn/ *n.* 末端，端；终止；（病的）结局

tertiary /ˈtɜːʃəri; ˈtɜːrʃɪeri/ *adj.* 第三的，第三期的

test /test/ *n.* & *v.* 试验，测验，检验

testicle /ˈtestɪkl/ *n.* (*syn.* **testis**) 睾丸

testicular /teˈstɪkjələ; teˈstɪkjələr/ *adj.* 睾丸的

testis /ˈtestɪs/ *n.* (*pl.* **testes** /ˈtestiːz/)(*syn.* **testicle**) 睾丸

testosterone /teˈstɒstərəʊn/ *n.* 睾酮

tetanus /ˈtetənəs/ *n.* (*syn.* **lockjaw**) 破伤风

tetany /ˈtetəni/ *n.* 手足搐搦

tetracycline /ˌtetrəˈsaɪklɪn/ *n.* 四环素

texture /ˈtekstʃə; ˈtekstʃər/ *n.* 结构，纹理，质地；组织

thalamus /ˈθæləməs/ *n.* (*pl.* **thalami** /ˈθæləmaɪ/) 丘脑

thalidomide /θəˈlɪdəmaɪd/ *n.* 沙立度胺

therapeutic(al) /ˌθerəˈpjuːtɪk(l)/ *adj.* 治疗的；治疗学的

therapeutics /ˌθerəˈpjuːtɪks/ *n.* 治疗法；治疗学

therapist /ˈθerəpɪst/ *n.* 治疗专家，治疗师

therapy /ˈθerəpi/ *n.* 治疗，疗法

thermal /ˈθɜːml; ˈθɜːrml/ *adj.* 热的；热量的

thermogenesis /ˌθɜːməʊˈdʒenɪsɪs; ˌθɜːrməʊˈdʒenɪsɪs/ *n.* 生热作用

thermometer /θəˈmɒmɪtə; θərˈmɒmɪtər/ *n.* 温度计，体温表

thiamine /ˈθaɪəmɪn/ *n.* 硫胺，维生素 B

thick /θɪk/ *adj.* 厚的；浓的；稠密的

thicken /ˈθɪkən/ *v.* 变厚，变浓；变密

thickening /ˈθɪkənɪŋ/ *n.* 增厚；增稠；增密

thigh /θaɪ/ *n.* 股，大腿

thighbone /ˈθaɪbəʊn/ *n.* (*syn.* **femur**) 股骨

thin /θɪn/ *adj.* 薄的；细的；瘦的；稀的 ‖ *v.* 变薄；变细；稀薄；稀疏；变瘦

thinning /ˈθɪnɪŋ/ *n.* 稀释；变薄；变细；变稀

thirst /θɜːst; θɜːrst/ *n.* 渴，渴感

thirsty /ˈθɜːsti; ˈθɜːrsti/ *adj.* 渴的，口渴的

thoracic /θəˈræsɪk/ *adj.* 胸的;胸廓的

thorax /ˈθɔːræks/ *n.* 胸;胸廓

threadworm /ˈθredwɜːm; ˈθredwɜːrm/ *n.* 蛲虫,丝虫

threshold /ˈθreʃəʊld; ˈθreʃˌhəʊld/ *n.* 阈,阈限;起点

thrill /θrɪl/ *n.* 震颤;快感‖ *v.* 激动;颤动

throat /θrəʊt/ *n.* 咽,咽喉;颈前部

throb /θrɒb/ *v.* & *n.* 抽动,抽痛;跳动,搏动

throbbing /ˈθrɒbɪŋ/ *n.* 跳动,搏动;抽痛‖ *adj.* 搏动的;抽痛的

thrombocyte /ˈθrɒmbəsaɪt/ *n.* (*syn.* **platelet**) 血小板,凝血细胞

thrombocytopenia /ˌθrɒmbəʊsaɪtəʊˈpiːniə/ *n.* 血小板减少症

thromboembolism /ˌθrɒmbəʊˈembəlɪzəm/ *n.* 血栓栓塞

thrombolytic /ˌθrɒmbəʊˈlɪtɪk/ *adj.* 血栓溶解的‖ *n.* 血栓溶解剂

thrombophlebitis /ˌθrɒmbəʊflɪˈbaɪtɪs/ *n.* 血栓性静脉炎

thrombosed /θrɒmˈbəʊst/ *adj.* 形成血栓的

thrombosis /θrɒmˈbəʊsɪs/ *n.* (*pl.* **thromboses** /θrɒmˈbəʊsiːz/) 血栓形成

thrombotic /θrɒmˈbɒtɪk/ *adj.* 血栓形成的

thrombus /ˈθrɒmbəs/ *n.* (*pl.* **thrombi** /ˈθrɒmbaɪ/) 血栓

thrush /θrʌʃ/ *n.* 鹅口疮

thumb /θʌm/ *n.* 拇指

thymic /ˈθaɪmɪk/ *adj.* 胸腺的

thymus /ˈθaɪməs/ *n.* (*syn.* **thymus gland**) 胸腺

thyroid /ˈθaɪrɔɪd/ *n.* 甲状腺;甲状腺剂;甲状软骨

thyroidectomy /ˌθaɪrɔɪˈdektəmi/ *n.* 甲状腺切除术

thyroiditis /ˌθaɪrɔɪˈdaɪtɪs/ *n.* 甲状腺炎

thyroxine /θaɪˈrɒksiːn/ *n.* 甲状腺素

tibia /ˈtɪbiə/ *n.* (*pl.* **tibias** *or* **tibiae** /ˈtɪbiiː/) 胫骨

tibial /ˈtɪbiəl/ *adj.* 胫骨的

tick /tɪk/ *n.* 蜱,壁虱

tick-borne /ˈtɪkbɔːn; ˈtɪkbɔːrn/ *adj.* 蜱传播的

tie /taɪ/ *v.* 系,栓;打结;束缚;使有联系

tight /taɪt/ *adj.* 紧的;紧密的;紧身的;绷紧的;发紧的,憋闷的

tighten /ˈtaɪtn/ *v.* (使)变紧;(使)僵硬

tightly /ˈtaɪtli/ *adv.* 紧紧地;紧密地

tightness /ˈtaɪtnɪs/ *n.* 紧;紧密;憋闷

tincture /ˈtɪŋktʃə; ˈtɪŋktʃər/ *n.* 酊,酊剂

tinea /ˈtɪniə/ *n.* (*syn.* **ringworm**) 癣

tinnitus /ˈtɪnɪtəs/ *n.* 耳鸣

tip /tɪp/ *n.* 尖,端

tired /ˈtaɪəd; ˈtaɪərd/ *adj.* 疲倦的;厌烦的

tiredness /ˈtaɪədnɪs; ˈtaɪərdnɪs/ *n.* 疲劳

tissue /ˈtɪsjuː; ˈtiʃuː/ *n.* 组织;纸巾

titration /taɪˈtreɪʃn/ *n.* 滴定,滴定法

titre *or* **titer** /ˈtaɪtə; ˈtaɪtər/ *n.* 效价,滴度,值

toe /təʊ/ *n.* 趾

tolerance /ˈtɒlərəns/ *n.* 耐力;耐药量,耐受性

tolerant /ˈtɒlərənt/ *adj.* 能耐受的

tolerate /ˈtɒləreɪt/ *v.* 有耐药力,忍受,容忍

tomography /təʊˈmɒgrəfi/ *n.* 体层摄影术

tone /təʊn/ *n.* 音,音调;紧张性,收缩性,坚韧性‖ *v.* 使强壮,使结实

tongue /tʌŋ/ *n.* 舌;舌状物

tongue-tie /ˈtʌŋˌtaɪ/ *n.* 结舌

tonic /ˈtɒnɪk/ *adj.* 紧张的;强直的;补的,增强的‖ *n.* 滋补品,强壮药

tonsil /ˈtɒnsl/ *n.* 扁桃体

tonsillitis /ˌtɒnsəˈlaɪtɪs/ *n.* 扁桃体炎

tooth /tuːθ/ *n.* (*pl.* **teeth** /tiːθ/) 牙,齿

toothache /ˈtuːθeɪk/ *n.* 牙痛

topical /ˈtɒpɪkl/ *adj.* 局部的

topically /ˈtɒpɪkəli/ *adv.* 局部地

torsion /ˈtɔːʃn; ˈtɔːrʃn/ *n.* 扭转

torso /ˈtɔːsəʊ; ˈtɔːrsəʊ/ *n.*（*pl.* **torsos** *or* **torsi** /ˈtɔːsiː; ˈtɔːrsiː/）躯干

touch /tʌtʃ/ *n.* 触觉;触诊,指诊

tough /tʌf/ *adj.* 坚韧的;强壮的;难切开的;嚼不烂的

tourniquet /ˈtʊənikeɪ; ˈtʊərnɪkɪt/ *n.* 止血带

toxaemia *or* **toxemia** /tɒkˈsiːmiə/ *n.* 血毒症

toxic /ˈtɒksɪk/ *adj.* 有毒的,引起中毒的‖ *n.* 毒药

toxin /ˈtɒksɪn/ *n.* 毒素;毒质

toxoplasmosis /ˌtɒksəʊplæzˈməʊsɪs/ *n.* 弓浆虫病

trachea /trəˈkiːə; ˈtreɪkiə/ *n.*（*pl.* **tracheas** *or* **tracheae** /trəˈkiiː; ˈtreɪkiiː/）（*syn.* **windpipe**）气管

tracheal /ˈtreɪkiəl/ *adj.* 气管的

tracheotomy /ˌtrækɪˈɒtəmi/ *n.* 气管切开术

tracing /ˈtresɪŋ/ *n.* 描绘,描摹;描记图

tract /trækt/ *n.* 管,道,系统;(神经纤维的)束

traction /ˈtrækʃn/ *n.* 牵引,牵引力;牵引术

trait /treɪt/ *n.* 性状,特征,特性

trance /træns/ *n.* 迷睡;恍惚;迷睡性木僵

transcribe /trænˈskraɪb/ *v.* 转录

transcript /ˈtrænˌskrɪpt/ *n.* 转录本;转录物

transcriptase /trænˈskrɪpteɪs/ *n.* 转录酶

transcription /trænˈskrɪpʃn/ *n.* 转录

transducer /trænsˈdjuːsə; trænsˈduːsər/ *n.* 换能器,传感器

transduction /trænsˈdʌkʃn/ *n.* 转导;转换

transfer /trænsˈfɜː; trænsˈfɜːr/ *v.* 转移‖ *n.* 转移,迁移

transferase /ˈtransfəreɪz/ *n.* 转移酶

transfix /trænsˈfɪks/ *v.* 贯穿,刺通

transfixion /trænsˈfɪkʃn/ *n.* 刺穿,贯穿;切断,缝扎

transform /trænsˈfɔːm; trænsˈfɔːrm/ *v.* 改变;变质

transformation /ˌtrænsfəˈmeɪʃn; ˌtrænsfərˈmeɪʃn/ *n.* 变形;转化;变异

transfuse /trænsˈfjuːz/ *v.* 输血;输液;注入

transfusion /trænsˈfjuːʒən/ *n.* 输血;输液;输入

transgenic /transˈdʒenɪk/ *adj.* 转基因的

transient /ˈtrænzɪənt; ˈtrænʃnt/ *adj.* 短暂的;暂时的

transiently /ˈtrænzɪəntli; ˈtrænʃntli/ *adv.* 短暂地,持续片刻地

transition /trænˈzɪʃn/ *n.* 过渡;转变

transitional /trænˈzɪʃənəl/ *adj.* 过渡的;过渡性的

translate /trænsˈleɪt/ *v.* 翻译;转移

translation /trænsˈleɪʃn/ *n.* 翻译;转移

translocation /ˌtrænsləʊˈkeɪʃn/ *n.* 易位

transmembrane /ˌtrænsˈmembreɪn/ *adj.* 跨膜的

transmission /trænsˈmɪʃn/ *n.* 传染,传播;输送,传导

transmit /trænsˈmɪt/ *v.* 传染,传播;输送,传导

transparency /trænsˈpeərənsi; trænsˈpærənsi/ *n.* 透明性,透明度

transparent /trænsˈpeərənt; trænsˈpærənt/ *adj.* 透明的

transplant /trænsˈplɑːnt; trænsˈplænt/ *v.* 移植 ‖ /ˈtrænsplɑːnt, ˈtrænsplænt/ *n.* 移植;移植器官

transplantation /ˌtrænsplɑːnˈteɪʃn; ˌtrænsplænˈteɪʃn/ *n.* 移植,移植术

transport /ˈtrænspɔːt; ˈtrænspɔːrt/ *n.* 运送,输送‖ /trænˈspɔːt; trænˈspɔːrt/ *v.* 运送,输送

transverse /trænzˈvɜːs; trænzˈvɜːrs/ *adj.* 横的

transversely /trænzˈvɜːsli; trænsˈvɜːrsli/ *adv.* 横切地,横断地

trauma /ˈtrɔːmə/ *n.*（*pl.* **traumas** *or* **traumata**

/ˈtrɔːmətə/) 损伤,外伤;心理创伤

traumatic /trɔːˈmætɪk/ *adj.* 外伤的,创伤的

traverse /trəˈvɜːs; trəˈvɜːrs/ *v.* 横越,横切‖ /ˈtrævɜːs; ˈtrævɜːrs/ *n.* 穿过,横贯

treat /triːt/ *v.* 对待;处理;治疗,医治

treatable /ˈtrɪtəbl/ *adj.* 可治疗的;可处理的

treatment /ˈtriːtmənt/ *n.* 对待;处理;治疗;疗法

tremor /ˈtremə; ˈtremər/ *n.* 震颤;颤抖‖ *v.* 震颤;战栗

trephine /trɪˈfaɪn; ˈtriːfaɪn/ *n.* 环锯,环钻‖ *v.* 用环锯做手术

triad /ˈtraɪæd/ *n.* 三价元素;三联

trial /ˈtraɪəl/ *n.* 测试,实验

triangle /ˈtraɪˌæŋgəl/ *n.* 三角,三角形

triceps /ˈtraɪseps/ *n.* (*pl.* **triceps**) 三头肌

tricuspid /traɪˈkʌspɪd/ *n.* 三尖‖ *adj.* 三尖牙的;三尖瓣的

tricyclic /traɪˈsaɪklɪk; traɪˈsɪklɪk/ *adj.* 三环的

trigeminal /traɪˈdʒemənəl/ *adj.* 三叉神经的

trigger /ˈtrɪgə; ˈtrɪgər/ *n.* 引起反应的事物,触发因素‖ *v.* 引发,导致

triglyceride /traɪˈglɪsəraɪd/ *n.* 甘油三酸酯

trimethoprim /traɪˈmeθəʊprɪm/ *n.* 甲氧苄啶

triphosphate /traɪˈfɒsfeɪt/ *n.* 三磷酸盐

triple /ˈtrɪpəl/ *adj.* 三倍的,三重的

triplet /ˈtrɪplɪt/ *n.* 三胞胎,三联体

trocar /ˈtrəʊkɑː; ˈtrəʊkɑːr/ *n.* 套针

trophic /ˈtrɒfɪk/ *adj.* 营养的;刺激另一内分泌腺活动的

trouble /ˈtrʌbl/ *n.* 疾病,不适,疼痛‖ *v.* 使疼痛;使不适

trunk /trʌŋk/ *n.* 躯干;干

tube /tjuːb/ *n.* 管,管子;管状器官

tubercle /ˈtjuːbəkl; ˈtjuːbərkl/ *n.* 结节,疣粒;结核结节

tubercular /tjʊˈbɜːkjələ; tjʊˈbɜːrkjələr/ *or* **tuberculous** /tjʊˈbɜːkjələs; tjʊˈbɜːrkjələs/) *adj.* 有结节的,结节的;结核病的,结核性的‖ *n.* 结核病人

tuberculin /tjʊˈbɜːkjʊlɪn; tjʊˈbɜːrkjʊlɪn/ *n.* 结核菌素

tuberculosis /tjʊˌbɜːkjʊˈləʊsɪs; tjʊˌbɜːrkjʊˈləʊsɪs/ *n.* (*abbr.* **TB**) 肺结核;结核病

tuberosity /ˌtjuːbəˈrɒsəti/ *n.* 粗隆,结节

tuberous /ˈtjuːbərəs/ *adj.* 有结节的;凸隆的

tubular /ˈtjuːbjələ; ˈtjuːbjələr/ *adj.* 小管的,管状的

tubule /ˈtjuːbjʊl/ *n.* 小管,细管

tumorous /ˈtjuːmərəs/ *adj.* 肿瘤的

tumour *or* **tumor** /ˈtjuːmə; ˈtjuːmər/ *n.* 肿瘤,肿块;肿胀

twin /twɪn/ *n.* 双胎,孪生‖ *adj.* 孪生的;双的

twist /twɪst/ *v.* 捻,搓,绞;扭转;转动;扭伤;使弯曲

twitch /twɪtʃ/ *n.* 颤搐,抽搐‖ *v.* 急拉;使抽搐,剧痛

tympanic /tɪmˈpænɪk/ *adj.* 鼓膜的;鼓室的

tympanum /ˈtɪmpənəm/ *n.* (*pl.* **tympanums** *or* **tympana** /ˈtɪmpənə/) (*syn.* **middle ear**) 中耳,鼓室;(*syn.* **eardrum**) 鼓膜,耳膜

typhoid /ˈtaɪfɔɪd/ *n.* 伤寒

typhus /ˈtaɪfəs/ *n.* 斑疹伤寒

U

ulcer /ˈʌlsə; ˈʌlsər/ *n.* 溃疡

ulcerate /ˈʌlsəreɪt/ *v.* 形成溃疡,溃烂

ulcerated /ˈʌlsəreɪtɪd/ *adj.* 溃疡的

ulceration /ˌʌlsəˈreɪʃn/ *n.* 溃疡;溃疡形成

ulcerative /ˈʌlsərətɪv/ *adj.* 溃疡的,溃疡性的

ulna /ˈʌlnə/ *n.* (*pl.* **ulnas** *or* **ulnae** /ˈʌlniː/) 尺骨

ulnar /ˈʌlnə; ˈʌlnər/ *adj.* 尺侧的，尺骨的

ultrasonography /ˌʌltrəsəˈnɒgrəfi/ *n.* 超声检查

ultrasound /ˈʌltrəˌsaʊnd/ *n.* 超声；超声波扫描

ultraviolet /ˌʌltrəˈvaɪəlɪt/ *adj.* 紫外线的‖*n.* 紫外光

umbilical /ʌmˈbɪlɪkl/ *adj.* 脐的；脐带的；母性的

umbilicus /ʌmˈbɪlɪkəs/ *n.* （*pl.* **umbilicuses** *or* **umbilici** /ʌmˈbɪlɪsaɪ/）脐

unaffected /ˌʌnəˈfektɪd/ *adj.* 未受影响的；自然的

unborn /ʌnˈbɔ:n; ʌnˈbɔ:rn/ *adj.* 未出生的，在胎内的

unconscious /ʌnˈkɒnʃəs/ *adj.* 不省人事的，意识丧失的；无意识的，潜意识的‖*n.* 无意识

unconsciously /ʌnˈkɒnʃəsli/ *adv.* 不知不觉地；无意识地

unconsciousness /ʌnˈkɒnʃəsnɪs/ *n.* 无意识，意识丧失

uncontrollable /ˌʌnkənˈtrəʊləbl/ *adj.* 不能控制的

uncoordinated /ˌʌnkəʊˈɔ:dəneɪtɪd; ˌʌnkəʊˈɔ:rdəneɪtɪd/ *adj.* 共济失调的

underactive /ˌʌndərˈæktɪv/ *adj.* 活化不足的

undergo /ˌʌndəˈgəʊ; ˌʌndərˈgəʊ/ *v.* 经受，忍受

underlie /ˌʌndəˈlaɪ; ˌʌndərˈlaɪ/ *v.* 引起，构成基础或起因

underlying /ˈʌndəlaɪɪŋ; ˈʌndərlaɪɪŋ/ *adj.* 基础的，根本的；潜在的

undernutrition /ˌʌndənju:ˈtrɪʃn; ˌʌndərnju:ˈtrɪʃn/ *n.* 营养不良

undescended /ˌʌndɪˈsendɪd/ *adj.* 未降的

undigested /ˌʌndaɪˈdʒestɪd/ *adj.* 未消化的

unfit /ʌnˈfɪt/ *adj.* 不强健的；不适宜做事的；合格的

unhealthy /ʌnˈhelθi/ *adj.* 有害健康的；不健康的；病态的

unilateral /ˌju:nəˈlætərəl/ *adj.* 单侧的；单系的

unit /ˈju:nɪt/ *n.* 单位；单元；部件；科室

unpredictable /ˌʌnprɪˈdɪktəbl/ *adj.* 不可预测的

unresponsive /ˌʌnrɪˈspɒnsɪv/ *adj.* 无效的，无应答的，无反应的

unstable /ʌnˈsteɪbl/ *adj.* 易变的；不稳定的

untreated /ʌnˈtri:tɪd/ *adj.* 未经治疗的，未做处理的

unwanted /ˌʌnˈwɒntɪd/ *adj.* 不需要的

unwell /ʌnˈwel/ *adj.* 不舒服的；有病的

upset /ʌpˈset/ *v.* 打乱，扰乱，使失常‖/ˈʌpset/ *n.* 心烦；失常，紊乱

uptake /ˈʌpˌteɪk/ *n.* 摄入，摄取

urea /ˈjʊərɪə; ˈjʊriə/ *n.* 尿素

uremia /jʊəˈri:miə; /jʊˈri:miə/ *n.* 尿毒症

uremic /jʊəˈri:mɪk; jʊˈri:mɪk/ *adj.* 尿毒症的

ureter /jʊəˈri:tə; ˈjʊrətər/ *n.* 输尿管

ureteral /jʊəˈri:tərəl; jʊˈri:tərəl/ *adj.* 输尿管的

urethra /jʊəˈri:θrə; jʊˈri:θrə/ *n.* 尿道

urethral /jʊəˈri:θrəl; jʊˈri:θrəl/ *adj.* 尿道的

urethritis /ˌjʊəri:ˈθraɪtɪs; ˌjʊri:ˈθraɪtɪs/ *n.* 尿道炎

urgency /ˈɜ:dʒənsi; ˈɜ:rdʒənsi/ *n.* 紧迫，急迫；尿急

urgent /ˈɜ:dʒənt; ˈɜ:rdʒənt/ *adj.* 紧迫的，急迫的

urgently /ˈɜ:dʒəntli; ˈɜ:rdʒəntli/ *adv.* 迫切地，急切地

uric /ˈjʊərɪk; ˈjʊrɪk/ *adj.* 尿的

urinalysis /ˌjʊərəˈnæləsɪs; ˌjʊrəˈnæləsɪs/ *n.* 尿分析

urinary /ˈjʊərɪnəri; ˈjʊrəneri/ *adj.* 尿的；含尿的；泌尿的

urinate /ˈjʊərəneɪt; ˈjʊrəneɪt/ *v.* （*syn.* **pass**

water) 排尿

urination /ˌjʊərɪˈneɪʃn; ˌjʊrɪˈneɪʃn/ *n.* 排尿

urine /ˈjʊərɪn; ˈjʊrən/ *n.* 尿

urogenital /ˌjʊərəʊˈdʒenɪtl; ˌjʊrəʊˈdʒenɪtl/ *adj.* 泌尿生殖的

urticaria /ˌɜːtɪˈkeəriə; ˌɜːrtəˈkeriə/ *n.* (*syn.* **hives**) 荨麻疹

uterine /ˈjuːtəraɪn/ *adj.* 子宫的

uterus /ˈjuːtərəs/ *n.* (*pl.* **uteruses** *or* **uteri** /ˈjuːtəraɪ/) (*syn.* **womb**) 子宫

V

vaccinate /ˈvæksəneɪt/ *v.* 接种,注射疫苗

vaccination /ˌvæksəˈneɪʃn/ *n.* 接种,疫苗接种

vaccine /ˈvæksiːn; vækˈsiːn/ *n.* 疫苗,菌苗

vacuole /ˈvækjʊəʊl/ *n.* 液泡,空泡

vagina /vəˈdʒaɪnə/ *n.* 阴道

vaginal /ˈvædʒənəl/ *adj.* 阴道的

valve /vælv/ *n.* 瓣,瓣膜;阀,活门

valvotomy /vælˈvɒtəmi/ *n.* 瓣膜切开术

valvular /ˈvælvjələ; ˈvælvjələr/ *adj.* 瓣的,瓣膜的

vapour *or* **vapor** /ˈveɪpə; ˈveɪpər/ *n.* 汽,蒸汽

variability /ˌveərɪəˈbɪləti; ˌverɪəˈbɪləti/ *n.* 易变性;变异性

variable /ˈveərɪəbl; ˈverɪəbl/ *adj.* 易变的;可变的‖ *n.* 变量

variant /ˈveəriənt; ˈveriənt/ *adj.* 不同的,变异的‖ *n.* 变异体,变型,变种

variation /ˌveərɪˈeɪʃn; ˌverɪˈeɪʃn/ *n.* 变化,变动,变异

varicella /ˌværɪˈselə/ *n.* (*syn.* **chickenpox**) 水痘

varicose /ˈværɪkəʊs/ *adj.* 静脉曲张的;肿胀的

varix /ˈveərɪks; ˈverɪks/ *n.* (*pl.* **varices** /ˈværɪsiːz/) 静脉曲张

vary /ˈveəri; ˈveri/ *v.* 变化,改变;相异

vascular /ˈvæskjələ; ˈvæskjələr/ *adj.* 血管的

vasculitis /ˌvæskjʊˈlaɪtɪs/ *n.* (*pl.* **vasculitides** /ˌvæskjʊˈlaɪtɪdiːz/) 脉管炎,血管炎

vasoactive /ˌveɪzəʊˈæktɪv/ *adj.* 血管作用的;作用于血管的

vasoconstriction /ˌvæzəʊkənˈstrɪkʃn/ *n.* 血管收缩

vasodilation /ˌveɪzəʊdaɪˈleɪʃn/ *n.* 血管舒张

vasodilator /ˌveɪzəʊdaɪˈleɪtə; ˌveɪzəʊ ˈdaɪleɪtər/ *n.* 血管扩张神经;血管舒张药

vasomotor /ˌveɪzəʊˈməʊtə; ˌveɪzəʊˈməʊtər/ *adj.* 血管舒缩的‖ *n.* 血管舒缩药

vasopressin /ˌveɪzəʊˈpresɪn/ *n.* 加压素

vasospasm /ˈveɪzəʊspæzəm/ *n.* 血管痉挛

vasovagal /ˌveɪzəʊˈveɪgəl/ *adj.* 血管迷走神经的

vector /ˈvektə; ˈvektər/ *n.* 传病媒介;载体

vegetable /ˈvedʒtəbl/ *n.* 蔬菜;植物人

vegetative /ˈvedʒətətɪv; ˈvedʒəˌteɪtɪv/ *adj.* 植物的;植物人状态的

vehicle /ˈviːɪkl/ *n.* 媒介物;赋形药,赋形剂

vein /veɪn/ *n.* 静脉

venereal /vəˈnɪəriəl; vəˈnɪriəl/ *adj.* 性病的;性交的

venom /ˈvenəm/ *n.* 毒液

venomous /ˈvenəməs/ *adj.* 有毒的,有害的

venous /ˈviːnəs/ *adj.* 静脉的

ventilate /ˈventɪleɪt/ *v.* 通风,换气,提供氧气

ventilation /ˌventɪˈleɪʃn/ *n.* 通风,换气,充氧

ventilator /ˈventɪlətə; ˈventəleɪtər/ *n.* 呼吸机,通气机

ventilatory /ˈventɪlətəri; ˈventɪlətɔːri/ *adj.* 通风的,换气的,供氧的

ventral /ˈventrəl/ *adj.* 腹的,腹部的,腹侧的

ventricle /ˈventrɪkl/ *n.* 腔，室；心室；脑室

ventricular /venˈtrɪkjələ; venˈtrɪkjələr/ *adj.* 室的；心室的

venule /ˈvenjuːl/ *n.* 小静脉

version /ˈvɜːʃn; ˈvɜːrʒn/ *n.* 转动；器官转位；转胎位术

vertebra /ˈvɜːtəbrə; ˈvɜːrtəbrə/ *n.* (*pl.* **vertebrae** /ˈvɜːtɪbreɪ; ˈvɜːrtəbreɪ/) 椎骨，脊椎

vertebral /ˈvɜːtɪbrəl; ˈvɜːrtəbrəl/ *adj.* 椎骨的，脊椎的

vertical /ˈvɜːtɪkl; ˈvɜːrtɪkl/ *adj.* 垂直的；顶的，头顶的

vertigo /ˈvɜːtɪgəʊ; ˈvɜːrtɪgəʊ/ *n.* 眩晕

vesicle /ˈvesɪkl/ *n.* 小囊泡，小水泡

vesicular /vɪˈsɪkjələ; vɪˈsɪkjələr/ *adj.* 囊状的，泡状的

vessel /ˈvesəl/ *n.* 管，脉管；容器

vestibular /veˈstɪbjələ; veˈstɪbjələr/ *adj.* 前庭的

viable /ˈvaɪəbl/ *adj.* 有活力的，有生机的

vicarious /vɪˈkeəriəs; vaɪˈkeriəs/ *adj.* 替代的，错位的

vicious /ˈvɪʃəs/ *adj.* 缺陷的，畸形的

victim /ˈvɪktɪm/ *n.* 受害者，患者

vigorous /ˈvɪgərəs/ *adj.* 剧烈的；强壮的

vigorously /ˈvɪgərəsli/ *adv.* 剧烈地，强力地

vigour *or* **vigor** /ˈvɪgə; ˈvɪgər/ *n.* 精力，活力

villus /ˈvɪləs/ *n.* (*pl.* **villi** /ˈvɪlaɪ/) 绒毛

viraemia *or* **viremia** /vaɪˈriːmiə/ *n.* 病毒血症

viral /ˈvaɪrəl/ *adj.* 病毒的，病毒性的

virion /ˈvɪrɪɒn; ˈvaɪrɪɒn/ *n.* 病毒粒子，病毒体

virological /ˌvaɪrəˈlɒdʒɪkl/ *adj.* 病毒学的

virology /vaɪˈrɒlədʒi/ *n.* 病毒学

virulence /ˈvɪrʊləns; ˈvɪrələns/ *n.* 毒性，毒性

virulent /ˈvɪrʊlənt; ˈvɪrələnt/ *adj.* 有毒力的，毒性的

virus /ˈvaɪrəs/ *n.* 病毒

visceral /ˈvɪsərəl/ *adj.* 内脏的

viscous /ˈvɪskəs/ *adj.* 黏性的，黏滞的

viscus /ˈvɪskəs/ *n.* (*pl.* **viscera** /ˈvɪsərə/) 内脏

visible /ˈvɪzəbl/ *adj.* 可见的，明显的

vision /ˈvɪʒən/ *n.* 视力，视觉

visual /ˈvɪʒʊəl/ *adj.* 视力的，视觉的

vital /ˈvaɪtəl/ *adj.* 生命的；维持生命的；活的；致命的

vitality /vaɪˈtæləti/ *n.* 生命力，活力

vitamin /ˈvɪtəmɪn; ˈvaɪtəmən/ *n.* 维生素

vocal /ˈvəʊkl/ *adj.* 嗓音的，发音的

voice /vɔɪs/ *n.* 嗓音，语音

volatile /ˈvɒlətaɪl; ˈvɒlətl/ *adj.* 挥发的，挥发性的

volume /ˈvɒljuːm/ *n.* 容积，容量，体积；音量

volvulus /ˈvɒlvjələs/ *n.* 肠扭转

vomit /ˈvɒmɪt/ *v.* 呕吐，吐出 ‖ *n.* 呕吐；呕吐物；催吐剂

vomiting /ˈvɒmɪtɪŋ/ *n.* 呕吐

vulnerability /ˌvʌlnərəˈbɪləti/ *n.* 易损性，易伤性

vulnerable /ˈvʌlnərəbl/ *adj.* 脆弱的，易受伤的，易损的

W

waist /weɪst/ *n.* 腰，腰部

wall /wɔːl/ *n.* 壁

ward /wɔːd; wɔːrd/ *n.* 病房；看护

warfarin /ˈwɔːfərɪn; ˈwɔːrfərən/ *n.* 华法林（抗凝血剂）

wart /wɔːt; wɔːrt/ *n.* 疣

waste /weɪst/ *v.* 使衰弱，消瘦 ‖ *n.* 废物，排泄物

wasting /ˈweɪstɪŋ/ *adj.* 消耗性的，使消瘦的，使虚弱的

water /ˈwɔːtə; ˈwɔːtər/ *n.* 水；体液；羊水 ‖ *v.* 流泪，分泌唾液

weak /wi:k/ *adj.* 虚弱的,衰弱的
weaken /ˈwi:kən/ *v.* 使虚弱;变弱
weakness /ˈwi:knɪs/ *n.* 乏力
weal /wi:l/ *n.* 风团
wean /wi:n/ *v.* 断奶;使戒掉
weaning /ˈwi:nɪŋ/ *n.* 断奶
well /wel/ *adj.* 健康的,康复的
wheelchair /ˈwi:lˌtʃeə; ˈwi:lˌtʃeər/ *n.* 轮椅
wheeze /wi:z/ *v.* 喘鸣,哮鸣‖*n.* 喘息声
wheezing /ˈwi:zɪŋ/ *n.* 哮鸣
white /waɪt/ *n.* 白色;蛋白;眼白‖*adj.* 白的;脸色苍白的;头发白的
whiteness /ˈwaɪtnɪs/ *n.* 白,苍白
wind /wɪnd/ *n.* 〔*syn.* (*US*) **gas** *or* **flatus**〕胃气,肠气‖*v.* 使气急,使呼吸困难;给婴儿)拍嗝儿,使嗳气
whole /həʊl/ *adj.* 全的;健全的;痊愈的;同父母的‖*n.* 全体,整体
wholesome /ˈhəʊlsəm/ *adj.* 合乎卫生的,有益于健康的
whoop /wu:p; hu:p/ *n.* 哮咳,吼声‖*v.* 喘息
windpipe /ˈwɪndpaɪp/ *n.* (*syn.* **trachea**)气管
withdraw /wɪðˈdrɔ:/ *v.* 撤回,收回;戒瘾,戒毒;不与人交往
withdrawal /wɪðˈdrɔ:əl/ *n.* 撤药,抽血,戒断;病理性退隐
womb /wʊm/ *n.* (*syn.* **uterus**) 子宫
workup /wɜ:kʌp; wɜ:rkʌp/ *n.* 检查,病性检查
worm /wɜ:m; wɜ:rm/ *n.* 虫,蠕虫,肠虫
wound /wu:nd/ *n.* 伤,创伤,伤口‖*v.* 使受伤
wrench /rentʃ/ *n.* 猛扭,扭伤‖*v.* 猛拧,使扭伤
wrist /rɪst/ *n.* 腕

X

X-linked /lɪŋkt/ *adj.* 伴性的,伴X染色体的,性连锁的
x-ray /ˈeksreɪ/ *n.* X光,X射线;X光照片‖*v.* 用X射线拍摄检查

Y

yawn /jɔ:n/ *v.* 打哈欠‖*n.* 哈欠
yawning /ˈjɔ:nɪŋ/ *n.* 呵欠
yeast /ji:st/ *n.* 酵母

Z

zinc /zɪŋk/ (*sym.* **Zn**) *n.* 锌
zygote /ˈzaɪgəʊt/ *n.* 合子,受精卵

Test 01

Ⅰ. Match each of the definitions with one of the words from the box. Some of the given words are not used.

ablation adjuvant androgen angiography anorexia apoptosis asphyxia bacillus bacteriophage basophil biceps bilirubin botulism bradycardia bulla

1. ____________: a substance which increases the antigenic response
2. ____________: loss of appetite, especially as a result of disease
3. ____________: the main muscle at the front of the top part of the arm
4. ____________: the state of not being able to breathe
5. ____________: abnormally slow heart action
6. ____________: the surgical removal of body tissue
7. ____________: a serious illness caused by bacteria in badly preserved food
8. ____________: an orange substance produced in the liver
9. ____________: the natural process of programmed cell death
10. ____________: a virus that infects bacteria

Ⅱ. Complete each of the sentences with one word from the box in the correct form. Some of the given words are not used.

anatomy antibody activator alimentary auscultation barium biofeedback adrenalin affinity binding behavioural bronchial aplasia aorta autopsy

1. The vaccine causes the body to produce ________ against these infections.
2. A ________ X-ray examination can show the narrowed segment of the intestine.

3. Human _______, together with physiology, forms the foundation of medical science.

4. _________ increases the speed and force of the heartbeat.

5. _________ means listening to sounds within the body, typically using a stethoscope.

6. In psychology, _______ refers to attraction between two people.

7. Hence, an _________ is the examination of a dead body to determine the cause of death.

8. Some _________ problems can occur whatever the family or home situation.

9. In bone marrow _________, the rate of cell division in the bone marrow is reduced, leading to insufficient blood-cell production.

10. Treatment includes _________ to help the patient relax and exert control over stress and anxiety.

Ⅲ. Choose the correct one from the four given choices to complete the sentence appropriately.

1. _________ tumors grow slowly, and malignant tumor cells multiply rapidly.

   A. Benign　　B. Primary　　C. Brain　　D. Breast

2. The node may become painful and tender, and an infected _________ may develop at the site of the injury.

   A. blister　　B. bedsore　　C. alopecia　　D. bronchitis

3. Apply a dressing to the wound and _________ it.

   A. clean　　B. bandage　　C. heal　　D. blur

4. Hydrophobia is a fear of or _________ to water.

   A. attachment　　B. blemish　　C. aversion　　D. avidity

5. If the treatment is delayed, an inflamed appendix may _________, releasing its contents into the abdomen.

   A. burst　　B. bruise　　C. accommodate　　D. adhere

6. A network of ducts carries _________ from the liver to the gallbladder and the small intestine.

   A. urine　　B. fluid　　C. bile　　D. acid

7. Sometimes, belching _________ discomfort caused by indigestion.

   A. allieviates　　B. suffers　　C. augments　　D. experiences

8. During an ________ attack, the muscle in the walls of the airways contracts, causing narrowing.

A. asthma B. anaemia C. arrhythmia D. baldness

9. The operation can be done under local ________.

A. atrophy B. numbness C. abstinence D. anaesthesia

10. The small intestine is concerned with the digestion and ________ of food.

A. absorption B. assimilation C. blockage D. breakdown

Test 02

Ⅰ. Match each of the definitions with one of the words from the box. Some of the given words are not used.

caecum capillary carbohydrate cardiomyopathy catabolism cerebellum chromosome constipation convalescence cutaneous depressant dermatitis dialysis diastole dyspepsia

1. ______________: any of the smallest tubes in the body that carry blood
2. ______________: connected with the skin
3. ______________: the back part of the brain that controls balance and the use of muscles
4. ______________: a drug which slows the rate of the body's functions
5. ______________: pain caused by difficulty in digesting food
6. ______________: inflammation of the skin
7. ______________: the process by which chemical structures are broken down and energy is released
8. ______________: the stage of the heart's rhythm when its muscles relax and the heart fills with blood
9. ______________: the process or period of becoming well again after an illness or injury
10. ______________: the part of a cell that contains the genes which control how an animal or plant grows and what it becomes

Ⅱ. Complete each of the sentences with one word from the box in the correct form. Some of the given words are not used.

cannula chemotherapy cartilage cataract circulatory conception collagen contraction coronary dentistry dementia deprivation dietician dilation donor

1. She fell and damaged some ________ in her knee.
2. Teenage ________ have risen steadily in the last ten years.
3. The ________ of this muscle raises the lower arm.
4. The most common form of ________ is Alzheimer's disease.
5. The oxygen is usually delivered through a face-mask or a nasal ________.
6. Best results occur when the ________ is closely related to the recipient.
7. Emotional or physical ________ can also cause failure to thrive.
8. The valves at the exits from the heart chambers and in the veins are essential to the ________ system.
9. Inadequate blood supply to the heart is usually due to ________ artery disease.
10. In one study, light smokers were found to be more than twice as likely to get ______ as non-smokers.

Ⅲ. Choose the correct one from the four given choices to complete the sentence appropriately.

1. Without the results of the blood test, the doctor could only make a tentative _______.
   A. dissection　B. diagnosis　C. detection　D. analysis
2. She is on medication to lower her ________ level.
   A. chlorine　B. cholesterol　C. deposit　D. dizziness
3. The breathing problem has now been ________ by a chest infection.
   A. complicated　B. cleansed　C. displaced　D. distended
4. The symptoms of the disease include fever, nausea, and ________.
   A. deformity　B. cystitis　C. diarrhea　D. dysplasia
5. Treatment consists of drilling away the area of decay and filling the ________.
   A. cavity　B. canal　C. chamber　D. duct

6. However, a new solitary, ________ breast lump should be assessed by a doctor to rule out the possibility of breast cancer.

A. congenital B. discrete C. diffuse D. cancerous

7. Salt is a natural ________.

A. detergent B. analgesic C. adjuvant D. disinfectant

8. Side effects may include dizziness, visual ________ , and worsening, or a new type of, arrhythmia.

A. abnormalities B. complaints C. convulsions D. disturbances

9. Common joint injuries include sprains, damage to the cartilage, torn ligaments, and tearing of the joint ________.

A. catheter B. capsule C. dehydration D. atrophy

10. Causes include ________ diseases; infections; certain drugs; or the effects of injury, stroke, or tumour.

A. detrimental B. dehydrated C. degenerative D. carcinogen

Test 03

Ⅰ. Match each of the definitions with one of the words from the box. Some of the given words are not used.

eardrum electrocardiogram endocardium epitope enzyme epilepsy erythema erythrocyte fertility femur fertilization fascia fermentation fibrin flexor

1. ____________: a thin piece of tissue in the ear that vibrates when sound waves hit it
2. ____________: a thin serous membrane lining the cavities of the heart
3. ____________: a drawing or electronic image made by an electrocardiograph
4. ____________: a muscle serving to bend a body part (as a limb)
5. ____________: the bone in the top part of your leg, above your knee
6. ____________: a sheet of connective tissue covering or binding together body structures
7. ____________: an act or process of making fertile
8. ____________: abnormal redness of the skin due to capillary congestion
9. ____________: a natural chemical produced by animal and plant cells that helps reactions
10. ____________: a red blood cell

Ⅱ. Complete each of the sentences with one word from the box in the correct form. Some of the given words are not used.

expression enema enlarge episodic enhance equivalent evolution factor fertile fitness flexible foreign fracture filter erode

1. Weakness, aching joints, and fever are ________ of systemic infectious disease.
2. The glands in the neck may ________.
3. The best prevention for cholera is to boil or ________ water, and eat only well-cooked food.
4. You've ________ a rib, maybe more than one.
5. She tries to keep ________ by jogging every day.
6. As medical knowledge ________, beliefs change.
7. Synthetic gonadorelin is used to treat delayed puberty, and to treat ________ in women.
8. The production of antibodies by the immune system can ________ the vaccine's effect.
9. Physical activity is an important ________ in maintaining fitness.
10. Tears help to protect the eye from potentially harmful ________ bodies.

Ⅲ. Choose the correct one from the four given choices to complete the sentence appropriately.

1. The most ________ treatment for allergy of any kind is avoidance of the relevant allergen.
   A. effective   B. effector   C. efficiency   D. effect
2. This diet claims to ________ toxins from the body.
   A. embed   B. evacuate   C. elucidatet   D. eliminate
3. Malaria is ________ in many hot countries.
   A. epidemiologic   B. epigenetic   C. endemic   D. endocrine
4. He showed remarkable ________ throughout his illness.
   A. endurance   B. endotoxin   C. endpoint   D. energy
5. The pulse is the rhythmic________ and contraction of an artery as blood is pumped by the heart.
   A. erosion   B. expansion   C. exacerbation   D. examination
6. Citric acid can be ________ from the juice of oranges, lemons, limes or grapefruit.
   A. exuded   B. extracted   C. extravasated   D. excised
7. Laser treatment performed in adulthood can make some port-wine stains ________.
   A. faded   B. extravasated   C. flexed   D. fluttered

8. It usually begins in infancy but may ________ up during adolescence and adulthood.

A. flush B. fragment C. formulate D. flare

9. Different forms of cancer have different ________ rates.

A. fatality B. expulsion C. fatigue D. exudation

10. They are a group of drugs that are extracted from plants belonging to the foxglove ________.

A. evolution B. eugenics C. estrogen D. family

Test 04

Ⅰ. Match each of the definitions with one of the words from the box. Some of the given words are not used.

gallbladder gastritis genome germ glucose glycogen glaucoma gland hallucinogen haematology hepatocyte host hybridization hydrophobia hypnosis

1. ____________: a membranous muscular sac in which bile from the liver is stored
2. ____________: any of various conditions that resemble sleep
3. ____________: a very small living thing that can cause infection and disease
4. ____________: a part of your body that produces a chemical substance that your body needs
5. ____________: a cell of the main tissue of the liver
6. ____________: the scientific study of the blood and its diseases
7. ____________: a form of glucose that is found especially in the liver and muscles
8. ____________: a process in which a hybrid plant or animal is made
9. ____________: inflammation especially of the mucous membrane of the stomach
10. ____________: a substance that induces hallucinations

Ⅱ. Complete each of the sentences with one word from the box in the correct form. Some of the given words are not used.

genetic genomic genital genome gynecology gustatory gonadal hypodermic hypotension hypertrophic hysterical hormonal hypersensitive hyperactivity handicapped

1. Cystic fibrosis is the most common fatal ________ disease in the United States.
2. We suspected that she was ________ to dexamethasone and therefore withdrew the drug.
3. Special attention to the physically ________ and people with chronic illness is critical.
4. I suffered bouts of really ________ depression.
5. They may use ________ syringes to inject the drug into their bloodstream.
6. The symptoms of these include extreme muscle weakness, ________, confusion, and coma.
7. The change in sebum secretion at puberty seems to be linked with increased levels of androgen ________.
8. Excessive amounts of androgens can result in abnormal ________ development in an affected fetus.
9. Attention deficit ________ disorder affects up to 1 in 20 children in the UK.
10. The human ________ consists of 23 chromosomes, which, together, contain about 30, 000 genes.

Ⅲ. Choose the correct one from the four given choices to complete the sentence appropriately.

1. The DNA message passes from one ________ of cells to the next.

   A. gender B. function C. fungus D. generation

2. Tubular ________ bandages require a special applicator and are used mainly for areas that are awkward to bandage.

   A. gauze B. gel C. formalin D. galactose

3. Abnormally high blood ________ levels are an indication of diabetes mellitus.

   A. guanine B. glucose C. gentamicin D. globin

4. Some diuretics raise the blood level of uric acid, increasing the risk of ________.

   A. fructose B. gout C. gastrin D. gene

5. Suitable related donors may also provide bone marrow for transplantation and sometimes skin for ________.

   A. gashing B. forming C. grafting D. gangrening

6. The tissue ________ to form a scab, which falls off when new skin growth is complete.

   A. hardens B. heals C. fuses D. generates

7. Snoring is often caused by a condition that ________ breathing through the nose.

   A. hurts B. hypertrophys C. formulates D. hinders

8. Disorders of the brain may have one of numerous causes including infection, injury, brain tumour, or ________.

   A. hypothermia B. hypoxia C. hydrops D. hernia

9. A seminoma is one type of ________ cell tumour.

   A. germ B. globin C. gamete D. glycerol

10. People treated for ________ may need drug treatment to aid the final elimination of stone residues.

   A. gallstone B. gastritis C. hydrophobia D. hypoglycemia

Test 05

Ⅰ. Match each of the definitions with one of the words from the box. Some of the given words are not used.

idiopathic infarct ileum infertility infiltrate insomnia interferon ischaemia jaundice lactate leprosy lipoma lockjaw lymphadenitis lupus

1. ____________: a disease that affects the nervous system, joints, and skin
2. ____________: an illness that makes your skin and eyes become yellow
3. ____________: a small localized area of dead tissue resulting from failure of blood supply
4. ____________: a benign tumour of fatty tissue
5. ____________: arising spontaneously or from an unknown cause
6. ____________: the third part of the small intestine
7. ____________: a very serious infectious disease in which the flesh and nerves are gradually
8. ____________: to move slowly into a substance or place
9. ____________: a substance that your body produces to protect itself from viruses
10. ____________: an inadequate blood supply to an organ or part of the body

Ⅱ. Complete each of the sentences with one word from the box in the correct form. Some of the given words are not used.

impotence immunization implantation incompatible infancy incubation inflammation insulin intoxicate intervention intravenously irritable itchy lancet leukaemia

1. The embryos were tested to determine their sex prior to ___________.

2. In diabetes the body produces insufficient ___________.

3. Very small doses of radiation increase the child's risk of developing ___________ later in life.

4. She is being given the medication ___________.

5. The temperature must remain steady during ___________.

6. About 1 in 5 affected babies dies in early ___________.

7. Adverse effects include nausea, diarrhoea, and an ___________ rash.

8. Those two blood groups are ___________.

9. Men sometimes suffer from ___________ after a serious illness.

10. Women's groups are concerned about the high levels of medical ___________ during childbirth.

Ⅲ. Choose the correct one from the four given choices to complete the sentence appropriately.

1. As the illness progressed, she became doubly ___________.

   A. incontinent　B. invalid　C. long-standing　D. localized

2. His movements were painfully ___________ by arthritis.

   A. infected　B. impaired　C. induced　D. jerky

3. Eye colour shows your genetic ___________.

   A. identification　B. ligation　C. imbalance　D. inheritance

4. He was diagnosed with ___________ lung cancer.

   A. inoperable　B. intercostal　C. latent　D. insane

5. Kidney function may also be assessed by kidney ___________ techniques.

   A. incising　B. injecting　C. kneading　D. imaging

6. The skin and its associated structures make up the ___________ system.

   A. integumentary　B. lethal　C. intracranial　D. invasive

7. All the children have been ___________ against smallpox.

   A. inoculated　B. interfered　C. ligated　D. located

8. Pills for seasickness often ___________ drowsiness.

   A. leak　B. irrigate　C. induce　D. lyse

9. ____________ of the embryo in early pregnancy can cause abnormalities.

A. Fertilization B. Irradiation C. Incision D. Inactivation

10. Heart murmurs are regarded as a(n) ____________ of possible abnormality in the blood flow.

A. index B. juice C. lump D. indication

Test 06

Ⅰ. Match each of the definitions with one of the words from the box. Some of the given words are not used.

marijuana maternity melanoma menopause metabolism metastasize migraine modality morbid moxibustion myocarditis nasogastric nephritis neoplasm nodal

1. ____________: to spread to other parts of the body and cause tumours to grow there
2. ____________: the burning of moxa or other substances on the skin to treat diseases
3. ____________: inflammation of the kidneys
4. ____________: a type of cancer that appears as a dark spot or tumour on the skin
5. ____________: relating to or caused by disease
6. ____________: an illegal drug in the form of dried leaves that people smoke
7. ____________: inflammation of the heart muscle
8. ____________: an abnormal new growth of tissue in animals or plants; a tumor
9. ____________: the chemical processes by which food is changed into energy in your body
10. ____________: severe continuous pain in the head, often with vomiting and difficulty in seeing

Ⅱ. Complete each of the sentences with one word from the box in the correct form. Some of the given words are not used.

malignancy malarial mammography maturation mediate mental microorganism microscopically midwifery mismatch morphine mutation necrosis neuritis nostrum

1. In other ____________, chromosomes are deleted, added, or rearranged.
2. In certain circumstances, this ____________ leads to haemolytic disease of the newborn.
3. Tissue removed during the operation is checked for signs of ____________.
4. The doctor's ____________ were as likely to hasten death as delay it.
5. Breathlessness is another common problem in the dying and may be relieved by ____________.
6. At nursing college, she specialized in ____________.
7. These cells help to destroy any invading ____________ and are involved in repairing the damaged tissue.
8. Exercise may ____________ the effects of a bad diet.
9. In children, delayed bladder control most often results from delayed ____________ of the nervous system.
10. The tissue is examined ____________ to rule out or confirm cancer.

Ⅲ. Choose the correct one from the four given choices to complete the sentence appropriately.

1. Many diseases are ____________ by changes in the quality of the skin or by specific lesions.
   A. inserted B. manifested C. mixed D. managed
2. If pregnancy does not occur, hormone levels drop and ____________ begins.
   A. bleeding B. menopause C. mobility D. menstruation
3. In early pregnancy, bleeding may be a sign of threatened ____________.
   A. mismatch B. labour C. miscarriage D. abortive
4. ____________ from lung cancer is still increasing.
   A. Mortality B. Incidence C. Metastasis D. mucus
5. ____________ causes a mild fever and painful swelling of the glands in the neck.
   A. Morbidity B. Myositis C. Nephritis D. Mumps
6. An injection of local anaesthetic is usually given first to ____________ the area.
   A. numb B. mend C. neutralise D. monitor
7. Mr. Green had a biopsy of a ____________ lesion in his descending colon.
   A. medicinal B. nervous C. noninfectious D. neoplastic

8. If the patient is poorly nourished, the drugs make them feel ____________.

A. normal B. mild C. nauseous D. mechanical

9. Loose stools may indicate ____________.

A. anaemia B. myeloma C. malabsorption D. mononucleosis

10. If the bones are dislocated, surgery is needed to ____________ them back into position.

A. manipulate B. moisten C. mobilize D. modify

Test 07

Ⅰ. Match each of the definitions with one of the words from the box. Some of the given words are not used.

pacemaker pneumonia polymyositis olfaction paralysis palpation photophobia otitis pituitary pleurisy psychosis osteoporosis obesity psoriasis polypeptide

1. ____________: a condition in which excess fat has accumulated in the body
2. ____________: a small device that supplies electrical impulses to the heart to maintain a regular heartbeat
3. ____________: loss of bone tissue, causing the bone to become brittle and fracture easily
4. ____________: inflammation of the lungs due to infection
5. ____________: complete or partial loss of controlled movement caused by the inability to contract one or more muscles
6. ____________: a technique used in physical examination, in which parts of the body are felt with the hands
7. ____________: a common skin disease characterized by thickened patches of red, inflamed skin, often covered by silvery scales
8. ____________: inflammation of the ear
9. ____________: a severe mental disorder in which the individual loses contact with reality
10. ____________: inflammation of the pleura

Ⅱ. Complete each of the sentences with one word from the box in the correct form. Some of the given words are not used.

puncture outpatient progression pharmacist phobia organ prevent paranoia practitioner phage procedure operation predisposition parenteral outbreak

1. Laparoscopy is performed to examine the abdominal and pelvic __________ to diagnose certain conditions.
2. The best way to __________ lung cancer is either not start smoking, or quit smoking.
3. Scar revision may be conducted either in a hospital or in an __________ clinic that specializes in plastic surgery.
4. Consultation with a trained health care __________ is necessary.
5. Motion sickness in children may indicate a __________ to migraine.
6. As with any major __________, there is a risk of infection.
7. A low-fat diet may slow the __________ of prostate cancer.
8. Patients sometimes feel discomfort or bruising at the __________ site after blood collection.
9. People with social __________ have deep fears of being watched or judged by others and being embarrassed in public.
10. Surrounding tissue removal is usually part of the operative __________.

Ⅲ. Choose the correct one from the four given choices to complete the sentence appropriately.

1. Routine __________ preparations, such as having nothing to eat or drink the night before surgery, are needed for reconstructive procedures.

   A. operation B. operative C. preoperative D. postoperative

2. People with AIDS usually die of __________ infections.

   A. original B. opportunistic C. optimistic D. opposite

3. ________ women may experience fewer migraines due to lower estrogen levels.

   A. Young B. Postmenopausal C. Pregnant D. Overweight

4. People may have no symptoms of illness at all during the acute ___________ of HCV infection.

A. development B. pain C. disease D. phase

5. The cancer has spread beyond the uterus into the vagina, ovaries, or fallopian tubes but is restricted to the ___________ region.

A. pelvic B. chest C. abdominal D. lumbar

6. In many developing countries, anabolic steroids can be purchased without a ______.

A. permission B. recommendation C. application D. prescription

7. The glasses are generally made by an ___________.

A. ophthalmologist B. optician C. physician D. operator

8. ___________ is the scientific study of mental processes.

A. Psychiatry B. Psychology C. Neurology D. Anatomy

9. The fecal ___________ blood test examines the stool for ulcers or cancer.

A. occult B. occlude C. ocular D. olfactory

10. A ___________ therapy is one intended to make the patient more comfortable, not to cure the cancer.

A. simple B. antibiotic C. radiation D. palliative

Test 08

Ⅰ. Match each of the definitions with one of the words from the box. Some of the given words are not used.

ointment pharmacology obstetric percussion organism olfaction paediatrics parkinsonism oncology ophthalmology penicillin poliomyelitis phlebitis palpitation pathogenesis

1. ____________: any neurological disorder characterized by a mask-like face, rigidity, and slow movements
2. ____________: the scientific study of drugs and their use in medicine
3. ____________: the study of tumors
4. ____________: a smooth thick substance that is put on sore skin or a wound to help it heal
5. ____________: a serious infectious disease that can cause permanent paralysis (being unable to move the body)
6. ____________: of or relating to or used in or practicing obstetrics
7. ____________: the scientific study of the eye and its diseases
8. ____________: inflammation of a vein
9. ____________: the branch of medicine concerned with children and their diseases
10. ____________: the act or technique of tapping the surface of a body part to learn the condition of the parts beneath by the resultant sound

Ⅱ. Complete each of the sentences with one word from the box in the correct form. Some of the given words are not used.

patient painkiller pandemic prognosis oral protein outer premature overdose pallor puberty pregnancy paralysis position proximal

1. Approximately 20% of ____________ experience some degree of post-surgical complications.
2. The ____________ for recovery from minor rotator cuff injuries is excellent.
3. Twins are often born ____________, and are smaller than a full-term infant.
4. Red blood cells carry several types of ____________, called antigens, on their surfaces.
5. If the pain is intense or causes discomfort, the physician may prescribe a ________.
6. Most of the physical development of teens occurs when they reach ____________.
7. Adjustment of sleeping ____________ may help reduce the risk of developing obstructive sleep apnea.
8. Patients should inform the physician if they are taking ____________ medications or insulin to control diabetes.
9. It would be wiser to cut out all alcohol during ____________.
10. Mild soap and water solutions are commonly used to cleanse the ____________ ear and surrounding skin.

Ⅲ. Choose the correct one from the four given choices to complete the sentence appropriately.

1. A baby with __________ stenosis often vomits after feedings.
   A. aortic B. pyloric C. pulmonary D. spinal
2. Infectious arthritis often has a sudden ____________.
   A. appearance B. outcome C. onset D. outbreak
3. Early menarche and late menopause also seem to put women at a higher risk of ____________ cancer.
   A. ovarian B. prostate C. stomach D. esophageal
4. The ____________ of major neurocognitive disorder increases rapidly with age.
   A. prominence B. preparation C. prevalence D. progression
5. Rectal ____________ is protrusion of rectal tissue through the anus to the exterior of the body.
   A. descend B. prolapse C. infection D. collapse
6. Postoperative intestinal adhesions are a major cause of intestinal or small bowel

_____________.

A. construction B. obstruction C. syndrome D. sound

7. When a woman has supportive friends and family, mild __________ depression usually disappears quickly.

A. postpartum B. permanent C. postnatal D. periodical

8. At the other extreme, too much iron in the blood can be __________.

A. precious B. polycystic C. positive D. poisonous

9. Cerebral __________ cannot be cured, but many of the disabilities it causes can be managed through planning and timely care.

A. damage B. paroxysm C. palsy D. paranoia

10. Infants are nose-breathers, so a clear nasal __________ is critical.

A. polyps B. mucosa C. passage D. phlegm

Test 09

Ⅰ. Match each of the definitions with one of the words from the box. Some of the given words are not used.

surgeon radius retinitis reflex strabismus schema rabies recipe stimulant sarcoma reflux serotype stethoscope rectum superinfection

1. ____________: an acute viral infection of the nervous system that primarily affects dogs
2. ____________: a medical prescription
3. ____________: an abnormal deviation of one eye relative to the other
4. ____________: drugs that increase brain activity
5. ____________: an instrument used to listen to sounds in parts of the body, especially the chest
6. ____________: a second infection occurring during an existing infection
7. ____________: a doctor trained to perform operations involving cutting open someone's body
8. ____________: the bone on the thumb side of the arm
9. ____________: a movement your muscles make without your thinking
10. ____________: inflammation of the retina

Ⅱ. Complete each of the sentences with one word from the box in the correct form. Some of the given words are not used.

retardation sample subside respiratory sacrum syndrome regress reservoir ramus stroke reticular sanitation sedate rheumatism residue

1. The incidence of ________ rises with age and is higher in men.
2. The inflammation gradually ________ over 6 – 8 weeks, but, if severe, may leave a scar.
3. The full name of AIDS is acquired immunodeficiency ________.
4. Radiotherapy may cause ________ of the cancer, relieve symptoms.
5. Bladder is a hollow muscular organ acts as a ________ for urine.
6. Most growth ________ occurs by the age of two and is irreversible.
7. Antipsychotic drugs may also be used to ________ people who have other mental disorders.
8. ________ is a disease pertaining to any painful disorder of the joints, muscles or connective tissues.
9. Influenza is a viral infection of the ________ tract, which may cause complications like pneumonia.
10. In countries with poor hygiene and ________, most children develop immunity through being infected early in life.

Ⅲ. Choose the correct one from the four given choices to complete the sentence appropriately.

1. Freely movable joints are ________ to wear and tear, and they therefore have some protective features.

   A. surged B. superior C. suicide D. subject
2. A ________ neck is a common symptom for meningitis.

   A. stiff B. stitch C. static D. snuff
3. Mumps is a viral disease that can infect the testes and lead to ________.

   A. fertility B. sterility C. virility D. stability
4. In order to avoid ________ in organ transplants, donor tissues are closely matched to the recipient.

   A. rejection B. injection C. projection D. subjection
5. ________ is a disease that refers to the inflammation of the joints between the vertebrae in the spine.

   A. Spondylitis B. Endocarditis C. Osteoarthritis D. Sinusitis

6. A wobble board is sometimes used after an ankle __________.

A. scratch B. section C. scald D. sprain

7. AFP is included in blood tests to __________ pregnant women for a risk of Down's syndrome.

A. scan B. seize C. screen D. split

8. Disorders may cause deformity or deficiencies, such as __________, and Paget's disease of the bone.

A. roseola B. rickets C. ribose D. retina

9. A severe, blistering rash will expose large areas of red __________ skin over the body.

A. radical B. relapse C. remnant D. raw

10. Antitussive drugs can be given to __________ or relieve a cough.

A. suppurate B. suspend C. suppress D. oppress

Test 10

Ⅰ. Match each of the definitions with one of the words from the box. Some of the given words are not used.

silicosis somatostatin rotavirus resect sciatica refer renal saliva schizophrenia scalpel sequela reductase regimen rehabilitate retinopathy

1. __________: a virus infection that may cause severe watery diarrhea, vomiting and fever
2. __________: a clear liquid secreted into the mouth by the salivary glands
3. __________: pain that radiates along the sciatic nerve
4. __________: transfer a patient to another consulting room or hospital for treatment
5. __________: pertaining to a kidney.
6. __________: surgically remove a part of a structure or an organ
7. __________: psychotic disorders featured by distortions of reality and disturbances of thought
8. __________: surgical knife
9. __________: a condition that results from or follows a disease, disorder, or injury
10. __________: a hormone produced in the hypothalamus inhibiting the release of growth hormone

Ⅱ. Complete each of the sentences with one word from the box in the correct form. Some of the given words are not used.

sensitize repress rinse release recur register remit resolve regenerate restore resolution sane reversible replicate retain

1. Some tissues can ____________ after surgery.
2. Outpatients should ____________ in the outpatient department hall before being shown in to the consulting room.
3. A chemical in bile reduces the amount of cholesterol ____________ by the liver into the bile.
4. The pain finally ____________.
5. The drug prevents the virus from ____________ itself.
6. The flow of bile improves gradually as the inflammation from the hepatitis ________.
7. A cochlear implant does not ____________ normal hearing.
8. Avoid contacting with eyes, if contact occurs, ____________ thoroughly for external use only.
9. Vaccination is a form of immunization introduced into the body to ____________ the immune system.
10. TCC can arise anywhere in the urothelium, but is most common in bladder, which has a tendency to ____________.

Ⅲ. Choose the correct one from the four given choices to complete the sentence appropriately.

1. A ____________ refers to a physician (especially an intern) who lives in a hospital.

   A. doctor B. surgeon C. physician D. resident
2. The reduction in leucocyte counts lowers ____________ to disease

   A. resistance B. revive C. respire D. repair
3. He had a heart attack and all attempts to ____________ him failed.

   A. resuscitate B. relapse C. regress D. respond
4. Confirming HIV infection involves testing a blood ____________ for the presence of antibodies to HIV.

   A. scabies B. sample C. scurvy D. segment
5. Dead tissue has been ____________ from its original site.

   A. shrunk B. shaved C. shed D. shocked

6. Liquid paraffin can be used to smooth or ___________ the skin in all dry or scaling conditions.

   A. spur　　B. signify　　C. slit　　D. soothe

7. Facial ___________ affects predominantly middle-aged women and is of unknown cause.

   A. syndrome　　B. sperm　　C. spasm　　D. stigma

8. A ___________ may be worn to rest inflamed joints and to reduce the risk of deformities.

   A. split　　B. splint　　C. sling　　D. shin

9. Fractures may involve the crown or the ___________ of a tooth, or both.

   A. base　　B. surface　　C. rib　　D. root

10. Epilepsy is a disorder, often of unknown cause, characterized by ___________.

   A. severity　　B. seizes　　C. seizures　　D. sneezes

Test 11

Ⅰ. Match each of the definitions with one of the words from the box. Some of the given words are not used.

vector vagina villus testosterone thyroid wheeze urea triceps tachycardia teratogen tinea thymu valve vertebra transverse

1. ____________: a fungus infection of the skin; ringworm
2. ____________: muscular tube extending from the uterus to the exterior of the body
3. ____________: an endocrine gland beneath the breastbone
4. ____________: abnormal, continuous, musical sounds heard during expiration
5. ____________: male hormone produced by the testes
6. ____________: an abnormally rapid heart rate (>100 / min)
7. ____________: any one of the 33 bony segments of the spinal column
8. ____________: any agent (person or animal or microorganism) that carries and transmits a disease
9. ____________: muscles with three heads in the back of the upper arm
10. ____________: a factor that causes developmental abnormalities in the fetus

Ⅱ. Complete each of the sentences with one word from the box in the correct form. Some of the given words are not used.

typhoid undigested ventilation windpipe vertigo tubercle vigorous tendon undernutrition vitality vaccination transparent tourniquet venous vagus

1. Violent stretching of the ____________ can cause it to rupture.

2. The lens is elastic, ____________, and slightly less convex on the front surface than on the back.

3. In order to control arterial hemorrhage, a ____________ may be applied to a limb.

4. Air is directed through a tube passed down the ____________ to inflate the lungs.

5. Adequate sleep is essential for joy and ____________ in life.

6. ____________ protein begins to rot and putrefy in your stomach.

7. Anyone who wants to avoid the flu should consider getting a ____________.

8. Dizziness, ____________ and numbness also sometimes have no identifiable medical cause.

9. ____________ decreases immune defences, making an individual more susceptible to infection.

10. A special ____________ system in the operating theatre purifies the air.

Ⅲ. Choose the correct one from the four given choices to complete the sentence appropriately.

1. The disease is totally ____________ to conventional treatment.

A. ulcerative B.unresponsive C. unconscious D. undescended

2. ____________ are two offspring resulting from one pregnancy.

A. Twins B. Embryos C. Triplets D. Tertiary

3. The ____________ is situated in the pelvic cavity, behind the bladder and in front of the intestines.

A. uterus B. bowel C. uterine D. belly

4. There are four ____________ of malaria, all transmitted to humans by a particular family of mosquitoes.

A. vector B. viscera C. ventricle D. variant

5. Kinship is ____________ while friendship and love are bilateral.

A. valvular B. underlying C. urinary D. unilateral

6. Regional lymph nodes become swollen and eventually ____________ .

A. ulcerate B. decay C. transfix D. trephine

7. An overgrowth of cells in this layer causes a ____________ lump to develop.

A. visual B. vital C. visible D. viable

8. For example, yellow fever is ____________ by mosquito bites.

A. transported　　B. transferred　　C. transcribed　　D. transmitted

9. Neck disorders include torticollis (wry neck) in which the head is ____________ to one side.

A. massaged　　B. twitched　　C. twisted　　D. transplanted

10. ____________ that is removed during the operation is checked for signs of malignancy.

A. tissue　　B. bacteria　　C. organ　　D. cell

Test 12

Ⅰ. Match each of the definitions with one of the words from the box. Some of the given words are not used.

unconsiciousness vitality vasodilation typhoid virulence trocar trunk tuberosity vitamin zoster zygote vesicle thyroid tumor volvulus

1. ____________: the cell that is produced when a sperm fertilizes an ovum
2. ____________: the ability of a microorganism to cause disease
3. ____________: an endocrine gland on either side of the larynx and upper trachea
4. ____________: a mass of diseased cells which might become a lump or cause illness
5. ____________: any of a group of complex organic substances that are essential in small amounts for the normal functioning of the body
6. ____________: a prominent area on a bone to which tendons are attached
7. ____________: an abnormal loss of awareness of self and one's surroundings
8. ____________: the central part of your body, from your neck to your waist
9. ____________: widening of blood vessels, causing increased blood flow to a part of the body
10. ____________: a sharp-pointed surgical instrument, used with a cannula to puncture a body cavity for fluid aspiration

Ⅱ. Complete each of the sentences with one word from the box in the correct form. Some of the given words are not used.

vision transient uterus permanent whoop urgency traumafic tracing venereal uncoordinated ulcer wholesome trophic wheeze variable

1. Repeated nightmares may be associated with ____________ experiences.

2. The heart has rapid, ____________, ineffective contractions and does not pump blood.

3. In women, the ____________, ovaries, and fallopian tubes are removed.

4. Peanut butter is a ____________ food, but it will put you over your daily calorie limits.

5. ____________ disease is used to refer to diseases such as syphilis and gonorrhoea which are passed on by sexual intercourse.

6. The disease causes blindness or serious loss of ____________.

7. ____________ incontinence occurs with the inability to hold back urination when feeling the urge to void.

8. I have been advised to cut back on alcohol because of a condition like gastric ______ or a liver disease.

9. Of the 11 confirmed cases, 10 people have been vaccinated against ____________ cough.

10. ____________ are heard when air is forced through narrowed or obstructed airways.

Ⅲ. Choose the correct one from the four given choices to complete the sentence appropriately.

1. This movement lengthens your spine and ____________ the spinal nerves.

   A. ties　　B. tightens　　C. thins　　D. tones

2. Physical ____________ is an important adjunct to drug treatments.

   A. method　　B. remedy　　C. reaction　　D. therapy

3. Ginseng is generally known for its ____________ properties.

   A. tough　　B. tight　　C. toxic　　D. tonic

4. Some members of the family may remain ____________ by the disease.

   A. unfit　　B. unborn　　C. unaffected　　D. uncoordinated

5. Organs for ____________ must be removed within a few hours of brain death, and before or immediately after the heartbeat has stopped.

   A. transportation　　B. transplantation　　C. translocation　　D. translation

6. Nuts can ____________ off a violent allergic reaction.

A. result　　B. generate　　C. trigger　　D. triple

7. This is ____________ with penicillin in its early stages.

A. treatable　　B. traumatic　　C. trial　　D. traverse

8. The nurse used bandage to ____________ up the wound.

A. wrap　　B. withdraw　　C. wrench　　D. wean

9. Once this happens, blood appears in the ____________ and faeces.

A. volume　　B. venom　　C. yeast　　D. vomit

10. Taking long-term courses of certain medicines may increase ____________ to infection.

A. addiction　　B. vulnerability　　C. weakness　　D. variability

Ⅱ.医学英语高频短语(约1450)

A

abdominal cavity *n.* 腹腔
abdominal pain *n.* 腹痛
abdominal swelling *n.* 腹部肿胀
accessory nerve *n.* 副神经
accidental death *n.* 意外死亡
acid reflux *n.* 胃酸反流
acoustic nerve *n.* 听神经
acoustic neuroma *n.* 听神经瘤
acquired immunity *n.* 获得性免疫
acquired immunodeficiency syndrome (*abbr.* **AIDS**) *n.* 获得性免疫缺陷综合征,艾滋病
action potential *n.* 动作电位
active immunity *n.* 主动免疫
acute abdomen *n.* 急腹症
acute arthritis *n.* 急性关节炎
acute coronary syndrome *n.* 急性冠脉综合征
acute diarrhoea *n.* 急性腹泻
acute inflammation *n.* 急性炎症
acute myocardial infarction (*abbr.* **AMI**) *n.* 急性心肌梗死
acute renal failure *n.* 急性肾功能衰竭
acute respiratory distress syndrome *n.* 急性呼吸窘迫综合征
acute tubular necrosis *n.* 急性肾小管坏死
Adam's apple *n.* 喉结
Addison disease /ˈædɪsən/ *n.* 艾迪生病,肾上腺皮质机能减退
adhere to *v.* 附着或黏附于
adipose tissue *n.* 脂肪组织
adrenal cortex *n.* 肾上腺皮质
adrenal failure *n.* 肾上腺衰竭
adrenal gland *n.* 肾上腺
adrenal hyperplasia *n.* 肾上腺增生
adrenal insufficiency *n.* 肾上腺功能减退
adrenal medulla *n.* 肾上腺髓质
adrenal tumour *n.* 肾上腺肿瘤
adult respiratory distress syndrome (*abbr.* **ARDS**) *n.* 成人型呼吸窘迫综合征
adverse reaction *n.* 副作用,不良反应
age group *n.* 年龄组
age spots *n.* 老年斑
AIDS-related complex *n.* 艾滋病相关复合征
air embolism *n.* 空气栓塞
air swallowing *n.* 吞气症
airway obstruction *n.* 气道堵塞
alcohol dependence *n.* 酒精依赖性,酒精瘾
alcohol intoxication *n.* 酒精中毒
alimentary canal *or* **alimentary canal tract** *n.* 消化道
allergic reaction *n.* 变态反应
allergic rhinitis *n.* 变应性鼻炎
alpha cell *n.* α细胞
alternative pathway *n.* 旁路途径
altitude sickness *n.* 高空病
alveolar pressure *n.* 肺泡压
Alzheimer disease /ˈæltshaɪmə; ˈæltshaɪmər/ *n.* 阿尔茨海默病
amino acid /əˈmiːnəʊ ˈæsɪd/ *n.* 氨基酸

amniotic fluid /ˌæmnɪˈɒtɪk ˈfluːɪd/ *n.* 羊水
anal discharge *n.* 肛门排泄
anal fissure *n.* 肛裂
anal fistula *n.* 肛瘘
anal stenosis *n.* 肛门狭窄
anaphylactic shock *n.* 过敏性休克
androgen hormone *n.* 雄激素
angina pectoris /ænˈdʒaɪnə ˈpektərɪs/ *n.* 心绞痛
angiotensin-converting enzyme (*abbr.* **ACE**) *n.* 血管紧张素转化酶
animal experimentation *n.* 动物实验
ankle joint *n.* 踝关节
ankylosing spondylitis /ˌæŋkɪˈləuzɪŋ ˌspɒndɪˈlaɪtɪs/ *n.* 强直性脊柱炎
anorexia nervosa /ˌænəˈreksiːə nəˈvəʊsə; nərˈvəʊsə/ *n.* 神经性厌食症
antenatal care *n.* 产前保健
antepartum haemorrhage *n.* 产前出血
anterior pituitary *n.* 垂体前叶
antibiotic resistance *n.* 抗生素抗药性
anticoagulant therapy *n.* 抗凝治疗
antidiuretic hormone (*abbr.* **ADH**) *n.* 抗利尿激素
antigen-antibody complex *n.* (*syn.* **immune complex**) 抗原抗体复合物
antigen-presenting cell *n.* 抗原呈递细胞
antinuclear antibody (*abbr.* **ANA**) *n.* 抗核抗体
antiplatelet therapy *n.* 抗血小板疗法
antiretroviral drug *n.* 抗逆转录病毒药
antiviral agent *n.* 抗病毒剂
aortic incompetence *n.* 主动脉瓣关闭不全
aorticregurgitation /rɪˌɡɜːdʒɪˈteɪʃn; rɪˌɡɜːrdʒəˈteɪʃn/ *n.* 主动脉瓣反流
aortic stenosis *n.* 主动脉瓣狭窄
aortic valve *n.* 主动脉瓣
apex beat *n.* 心尖搏动
aplastic anaemia *n.* 再生障碍性贫血
arterial pressure *n.* 动脉压
arterial pulse *n.* 动脉脉搏
arterial reconstructive surgery *n.* 动脉重建手术
artificial insemination *n.* 人工授精
artificial respiration *n.* 人工呼吸
assisted conception *n.* 辅助受孕
asymptomatic infection *n.* 无症状感染
atmospheric pressure *n.* 大气压
atrial fibrillation (*abbr.* **AF**) *n.* 心房颤动
atrial septal defect *n.* 房间隔缺损
atrioventricular block (*abbr.* **AV block**) *n.* 房室传导阻滞
atrioventricular node (*abbr.* **AV node**) *n.* 房室结
attention-deficit hyperactivity disorder (*abbr.* **ADHD**) *n.* 注意缺陷,多动症
auditory nerve *n.* 听觉神经
autoimmune disease *n.* 自身免疫疾病
autoimmune hemolytic anemia *n.* 自身免疫性溶血性贫血
autoimmune hepatitis *n.* 自身免疫性肝炎
autoimmune response *n.* 自身免疫反应
autonomic nervous system (*abbr.* **ANS**) *n.* 自主神经系统
avian flu *or* **avian influenza** /ˈeɪviən/ *n.* 禽流感

B

B cell *n.* B 细胞
baby blues *n.* (*syn.* **postnatal depression**) 产后抑郁
back pain *n.* 背痛
barrier cream *n.* 防护油脂
barrier nursing *n.* 隔离护理
basal body temperature *n.* 基础体温
basal cell carcinoma *n.* 基底细胞癌

basal metabolic rate (*abbr.* **BMR**) *n.* 基础代谢率
basal metabolism *n.* 基础代谢
basement membrane *n.* 基膜,基底膜
B-cell lymphoma *n.* B细胞淋巴瘤
bed rest *n.* 卧床休息
behaviour therapy *n.* 行为治疗
benign tumor *n.* 良性瘤
beta blocker *n.* β-受体阻滞药,β-阻断剂
beta cell *n.*β细胞
biceps muscle *n.* 肱二头肌
bile acid *n.* 胆汁酸
bile duct cancer *n.* 胆管癌
bile duct *n.* 胆管
bile duct obstruction *n.* 胆管梗阻
biliary atresia *n.* 胆管闭锁
biliary cirrhosis *n.* 胆汁性肝硬化
biliary colic *n.* 胆绞痛
biliary system *n.* 胆道系统
biliary tract *n.* 胆道
biochemical mechanism *n.* 生化机制
biofeedback training *n.* 生物反馈训练法
biological clock *n.* 生物钟
bipolar disorder *n.* 双相情感障碍
birth canal *n.* 产道
birth control *n.* 节育,生育控制
birth defect *n.* 出生缺陷
birth injury *n.* 产伤,出生创伤
birth rate *n.* 出生率
birth weight *n.* 出生体重
black death *n.* 黑死病
black eye *n.* 睑阏斑
bladder cancer *n.* 膀胱癌
bladder tumour *n.* 膀胱肿瘤
blind spot *n.* 视觉盲点,盲区
blocked nose *n.* 鼻塞
blood bank *n.* 血库
blood cell count *or* **blood count** *n.* 血细胞计数
blood cell *n.* 血细胞
blood clot *n.* 血块
blood coagulation *n.* 血液凝固
blood culture *n.* 血培养
blood film *n.* 血膜
blood flow *n.* 血流量
blood group *or* **blood type** *n.* 血型
blood plasma *n.* 血浆
blood platelet *n.* 血小板
blood poisoning *n.* (*syn.* **septicemia**) 败血症
blood pressure *n.* 血压
blood serum *n.* 血清
blood smear *n.* 血涂片
blood sugar *or* **blood glucose** *n.* 血糖
blood test *n.* 血试验,验血
blood transfusion *n.* 输血
blood vessel *n.* 血管
blood volume *n.* 血量
blood-brain barrier *n.* 血脑屏障
blue baby *n.* 青紫婴儿,发绀婴儿
blurred vision *n.* 视力模糊
body cavity *n.* 体腔
body fluid *or* **bodily fluid** *n.* 体液
body mass index (*abbr.* **BMI**) *n.* 体重指数
body odour *n.* 体臭
body temperature *n.* 体温
body weight *n.* 体重
bone age *n.* 骨龄
bone cell *n.* 骨细胞
bone density *n.* 骨密度
bone imaging *n.* 骨显像
bone marrow biopsy *n.* 骨髓活检
bone marrow *n.* 骨髓
bone marrow transplantation (*abbr.* **BMT**) *n.* 骨髓移植
bone matrix *n.* 骨基质

borderline personality disorder 边缘型人格障碍

botulinum toxin /ˌbɒtʃəˈlaɪnəm/ *n.* 肉毒杆菌毒素

bowel movement *n.* 排便，肠运动

brain abscess *n.* 脑脓肿

brain damage *n.* 脑损伤

brain death *n.* 脑死亡

brain haemorrhage *n.* 脑出血

brain imaging *n.* 脑成像

breakbone fever or **dengue** （**fever**） /ˈdeŋgi/ *n.* 登革热

breast cancer *n.* 乳腺癌

breast enlargement surgery *n.* 隆胸手术

breast lump *n.* 乳腺肿块

breast pump *n.* 吸乳器

breast reconstruction *n.* 乳房再造术

breast reduction *n.* 缩乳手术

breast self-examination *n.* 乳房自我检查

breathing difficulty *n.* 呼吸困难

breech birth *or* **breech delivery** *n.* 臀位分娩

brittle bone *n.* 脆骨

brittle bone disease *n.* 脆骨病

broad-spectrum antibiotic *n.* 广谱抗菌素，广谱抗生素

bronchoalveolar lavage *n.* 支气管肺泡灌洗

buck teeth *n.* 齿龅牙

build up *v.* 增强体质；使积聚

bundle branch block （*abbr.* **BBB**） *n.* 束支传导阻滞

bypass operation *n.* 分流手术，旁路手术

C

caesarean section *n.* 剖腹产

calcium carbonate *n.* 碳酸钙

calcium channel blocker *n.* 钙通道阻滞药

calcium channel *n.* 钙通道

calcium ion *n.* 钙离子

calf muscle *n.* 腓肠肌

cancer screening *n.* 癌筛选

car sickness *n.* 晕车

carbon dioxide *n.* 二氧化碳

carbon monoxide *n.* 一氧化碳

carbonic acid *n.* 碳酸

cardiac arrest *n.* 心脏停搏

cardiac arrhythmia *n.* 心律失常

cardiac cycle *n.* 心动周期

cardiac muscle *n.* 心肌

cardiac output *n.* 心输出量

cardiac pacemaker *n.* 心脏起搏器

cardiac stress test *n.* 心脏应力试验

cardiac surgery *n.* 心脏外科

cardiopulmonary resuscitation （*abbr.* **CPR**） *n.* 心肺复苏

cardiovascular disease *n.* 心血管病

cardiovascular system *n.* 心血管系统

carotid artery *n.* 颈动脉

case fatality rate *n.* 病死率

CAT scan *or* **CT scan** *n.* CAT扫描，CT扫描

cataract surgery *n.* 白内障手术

causative agent *n.* 病原体，致病因素

celiac disease *n.* 乳糜泻

cell body *n.* 胞体，细胞体

cell cycle *n.* 细胞周期

cell death *n.* 细胞死亡

cell division *n.* 细胞分裂

cell membrane *n.* 细胞膜

cell nucleus *or* **cellular nucleus** *n.* 细胞核

cell wall *n.* 细胞壁

cell-mediated immunity *n.* 细胞介导免疫

cell-surface receptor *n.* （*syn.* **membrane receptor**）细胞表面受体

cellular immunity *n.* 细胞免疫

cellular rejection *n.* 细胞排斥
cellular tissue *n.* 蜂窝组织,细胞状组织
central nervous system (*abbr.* **CNS**) *n.* 中枢神经系统
cerebral cortex *n.* 大脑皮质,大脑皮层
cerebral palsy *n.* 脑瘫,脑性瘫痪
cerebral thrombosis *n.* 脑血栓形成
cerebrospinal fluid (*abbr.* **CSF**) /ˌserɪbrəuˈspaɪnəl/ *n.* 脑脊液
cerebrovascular accident *n.* 脑血管意外
cervical cancer *n.* 宫颈癌
cervical erosion *n.* 子宫颈糜烂
cervical osteoarthritis *n.* 颈椎病,颈椎骨关节病
chambers of the heart *n.* 心腔
chapped skin *n.* 皮肤皲裂
chemical agent *n.* 化学试剂
chemical mechanism *n.* 化学机制
chest compression *n.* 胸外按压
chest pain *n.* 胸痛
chest wall *n.* 胸壁
chest X-ray *n.* 胸部X光检查
childbearing age *n.* 生育年龄
chlamydia trachomatis /kləˈmɪdɪə trəˈkəʊmətɪs/ *n.* 沙眼衣原体
chlamydial infection *n.* 衣原体感染
chromosomal abnormality *n.* 染色体异常
chromosome analysis *n.* 染色体分析
chronic bronchitis *n.* 慢性支气管炎
chronic fatigue syndrome (*abbr.* **CFS**) *n.* 慢性疲劳综合征
chronic inflammation *n.* 慢性炎症
chronic leukemia *n.* 慢性白血病
chronic lymphocytic leukemia (*abbr.* **CLL**) *n.* 慢性淋巴细胞白血病
chronic obstructive pulmonary disease (*abbr.* **COPD**) *n.* 慢性阻塞性肺疾病
chronic ulcer *n.* 慢性溃疡
circulatory system *n.* 循环系统
cirrhosis of liver *n.* 肝硬化,肝硬变
clinical diagnosis *n.* 临床诊断
clinical medicine *n.* 临床医学
clinical trial *n.* 临床试验
Clostridium botulinum /klɒˈstrɪdɪəm ˌbɒtʃəˈlaɪnəm/ *n.* 肉毒梭菌
clotting factor *n.* (*syn.* **coagulation factor**) 凝血因子
cluster headache *n.* 丛集性头痛
coagulation factor *n.* 凝血因子
coagulative necrosis *n.* 凝固性坏死
cochlear implant *n.* 耳蜗植入物
cold injury *n.* 冻伤
collagen fiber *or* **collagenous fiber** *n.* 胶原纤维
colony-stimulating factor *n.* 集落刺激因子
combination therapy *n.* 联合治疗
combined immunodeficiency disease *n.* 联合免疫缺陷病
common bile duct *n.* 胆总管
common cold *n.* 普通感冒
common hepatic duct *n.* 肝总管
communicable disease *n.* 传染病
complementary medicine *n.* 补偿医学
complete blood count (*abbr.* **CBC**) *n.* 全血细胞计数
computer-aided diagnosis *n.* 计算机辅助诊断
computerized axial tomography /təˈmɒgrəfi/ (*abbr.* **CAT**) *n.* 计算机化轴向显像
computerized tomography (*abbr.* **CT**) *n.* 计算机化断层显像
conduction block *n.* 传导阻滞
congenital anomaly *n.* 先天异常
congenital defect *n.* 先天性缺陷
congestive heart failure *n.* 充血性心力衰竭

connective tissue *n.* 结缔组织

connective-tissue disease *n.* 结缔组织病

contact dermatitis *n.* 接触性皮炎

contact lens *n.* 接触镜,睑内眼镜

contagious disease *n.* 触染病

continuous murmur *n.* 连续性杂音

control group *n.* 控制组

controlled trial *n.* 对照试验,对照实验

contused wound *n.* 挫伤

core temperature *n.* 体核温度,体中心温度

corneal abrasion *n.* 角膜擦伤

corneal graft *n.* 角膜移植片

corneal transplant *n.* 角膜移植

corneal ulcer *n.* 角膜溃疡

coronary artery bypass *n.* 冠状动脉旁路

coronary artery disease (*abbr.* **CAD**) *n.* 冠状动脉病

coronary artery *n.* 冠状动脉

coronary care unit *n.* 冠心病监护室

coronary heart disease (*abbr.* **CHD**) *n.* 冠心病

coronary thrombosis *n.* 冠状动脉血栓形成

cosmetic dentistry *n.* 美容牙医学

cosmetic surgery *n.* 整容手术,整容外科

cot death *or* **crib death** (*syn.* **sudden infant death syndrome**) *n.* 婴儿猝死

cough headache *n.* 咳嗽性头疼

coughing up blood *n.* 咳血

cranial nerve n. 脑神经

crisis intervention *n.* 危机干预

Crohnps disease /krəʊnz/ *n.* 克罗恩病,局限性肠炎

cystic fibrosis *n.* 囊性纤维病

cytotoxic drug *n.* 细胞毒类药物,胞毒药物

D

daughter cell *n.* 子细胞

day surgery *n.* 日间手术

deficiency disease *n.* 营养缺乏病

delayed hypersensitivity *n.* 迟发性过敏反应

delayed reaction *n.* 延迟反应

dendritic cell *n.* 树突细胞

deoxyribonucleic acid (*abbr.* **DNA**) /dɪˌɒksɪˌraɪbəʊnjuːˈkliːik/ *n.* 脱氧核糖核酸

developmental delay *n.* 发育滞后

diabetes mellitus (*abbr.* **DM**) /ˌdaɪəˈbiː tiː z ˈmelətəs/ *n.* 糖尿病

diabetic neuropathy *n.* 糖尿病性神经病变

diabetic pregnancy *n.* 糖尿病妊娠

diabetic retinopathy *n.* 糖尿病视网膜病变

diastolic murmur *n.* 舒张期杂音

diastolic pressure *n.* 舒张压

dietary fiber *n.* 食物纤维

differential diagnosis *n.* 鉴别诊断

digestive enzyme *n.* 消化酶

digestive organ *n.* 消化器官

digestive system *n.* 消化系统

digestive tract *or* **digestive tube** *n.* 消化道

direct contact *or* **immediate contact** *n.* 直接接触

disseminated intravascular coagulation (*abbr.* **DIC**) *n.* 弥散性血管内凝血

DNA repair *n.* DNA修复

DNA replication *n.* DNA复制

DNA sequence *n.* DNA序列

DNA synthesis *n.* DNA合成

DNA virus *n.* DNA病毒

dorsal root ganglion *n.* 背根神经节

double vision *n.* 复视

drop attack *n.* 跌倒发作

drug abuse *n.* (*syn.* **substance abuse**) 药物滥用,吸毒

drug addiction *n.* 药物成瘾性,药瘾

drug fever *n.* 药物热

drug interaction *n.* 药物相互作用
drug poisoning *n.* 药物中毒
drug resistance *n.* 抗药性
drug therapy *n.* 药物治疗
drug treatment *n.* 药物疗法
dry eye *n.* 干眼
dry ice *n.* 干冰
dry socket *n.* 干槽症
dumping syndrome *n.* 倾倒综合征
duodenal ulcer *n.* 十二指肠溃疡
dura mater /ˌdjʊərəˈmeɪtə; ˌdjʊrəˈmeɪtər/ *n.* 硬膜
dust disease *n.* (*syn.* **pneumoconiosis**) 尘埃沉着病,积尘病

E

ear canal *n.* 耳道
ear drops *n.* 滴耳剂
eating disorder *n.* 进食障碍疾患
Ebola virus /ɪˈbəʊlə/ *n.* 埃博拉病毒
ectopic pregnancy *n.* 异位妊娠,宫外孕
efferent nerve fiber *n.* 传出神经纤维
elastic fiber *n.* 弹性纤维
electric shock treatment *n.* 电休克治疗
electrical injury *n.* 电损伤
empirical treatment *n.* 经验治疗
encephalitis lethargica /lɪˈθɑ:dʒɪkə; ləˈθɑ: rdʒɪkə/ *n.* 嗜眠性脑炎,昏睡性脑炎
endocrine gland *n.* 内分泌腺
endothelial tissue *n.* 内皮组织
endotracheal tube *n.* 气管导管
end-stage renal disease (*abbr.* **ESRD**) *n.* 终末期肾病
enteric-coated tablet *n.* 肠溶片剂
environmental medicine *n.* 环境医学
enzyme therapy *n.* 酶疗法
epidermal growth factor (*abbr.* **EGF**) *n.* 表皮生长因子
epithelial cell *n.* 上皮细胞
epithelial tissue *n.* 上皮组织
eruption of teeth *n.* 出牙
erythrocyte sedimentation rate (*abbr.* **ESR**) *n.* 红细胞沉降率,血沉
Escherichia coli /ˌeʃəˈrɪkɪə ˈkəʊlaɪ/ *or* **E. coli** *n.* 大肠埃希杆菌,大肠杆菌
essential hypertension *n.* 原发性高血压
essential nutrients *n.* 必需营养素
essential oil *n.* 精油
Eustachian tube /ju:sˈteɪʃɪən/ *n.* 耳咽管,咽鼓管
evidence-based medicine *n.* 循证医学,证据医学
exchange transfusion *n.* 换血疗法
exfoliative dermatitis *n.* 剥脱性皮炎
exocrine gland *n.* 外分泌腺
exploratory surgery *n.* 探查术
external auditory canal *n.* 外耳道
extracellular matrix (*abbr.* **ECM**) *n.* 细胞外基质
extradural haemorrhage *n.* 硬膜外出血
eye drops *n.* 滴眼剂,眼药水

F

facial nerve *n.* 面神经
facial pain *n.* 面神经痛
facial palsy *n.* 面神经麻痹,面瘫
facial spasm *n.* 面痉挛
faecal incontinence *n.* 大便失禁
falciparum malaria /fælˈsɪpərəm/ *n.* 恶性疟疾
fallen arch *n.* 扁平足
Fallopian tube /fəˈləʊpɪən/ *n.* 输卵管
false negative *n.* 假阴性

false positive *n.* 假阳性

false teeth *n.* 假牙,义齿

fatality rate *n.* (*syn.* **case fatality rate**) 致死率

fat-soluble vitamin *n.* 脂溶性维生素

fatty acid *n.* 脂肪酸

fatty change *n.* 脂肪性改变

fatty liver *n.* 脂肪肝

fatty streak *n.* 脂纹

fatty tissue *n.* 脂肪组织

feedback control *n.* 反馈控制

femoral artery *n.* 股动脉

femoral hernia *n.* 股疝

femoral nerve *n.* 股神经

fertility drugs *n.* 生育药物

fertility rate *n.* 生育率,受精率

foetal alcohol syndrome *n.* 胎儿性酒精综合征

foetal circulation *n.* 胎儿血液循环

foetal distress *n.* 胎儿宫内窒息,胎儿窘迫

foetal heart monitoring *n.* 胎心监护

foetal hydrops /ˈhaɪdrɒps/ *n.* 胎儿水肿

fibrinoid necrosis *n.* 纤维蛋白样坏死

fibrosing alveolitis /ˈfaɪbrəʊsɪŋ ælˌvɪəˈlaɪtɪs/ *n.* 纤维化肺泡炎

fibrous tissue *n.* 纤维组织

fifth disease (*or* **erythema infectiosum** /ɪnˌfekʃiˈəʊsʊm/) *n.* 传染性红斑,第五病

fight-or-flight response *n.* 或战或逃反应

first aid *n.* 急救

first-line therapy *n.* 第一线治疗

fish oil *n.* 鱼油

flail chest *n.* 连枷胸

floppy infant *n.* 松软婴儿,软婴

fluid balance *n.* 体液平衡

folic acid /ˈfəʊlɪk ˈæsɪd/ *n.* 叶酸

folk medicine *n.* 民间医疗

follicle-stimulating hormone *n.* 促卵泡激素

follicular lymphoma *n.* 滤泡性淋巴瘤

food allergy *n.* 食物过敏

food intolerance *n.* 食物耐受不良

food poisoning *n.* 食物中毒

foot-and-mouth disease *n.* 口蹄疫

forceps delivery *n.* 产钳分娩

foreign body *n.* 异物

forensic medicine *n.* 法医学

fragile X syndrome *n.* 脆性X染色体综合征

free radical *n.* 自由基,游离基

frozen section *n.* 冷冻切片

frozen shoulder *n.* 冻结肩

full bladder *n.* 膀胱充盈

full recovery *n.* 完全恢复

fungal infection *n.* 霉菌感染

G

gamma ray *n.* γ射线

gas gangrene *n.* 气性坏疽

gastric acid *n.* 胃酸

gastric juice *n.* 胃液

gastric ulcer *n.* 胃溃疡

gastroesophageal reflux disease (*abbr.* **GERD**) *n.* 胃食管反流病

gastrointestinal tract *n.* 胃肠道

gene expression *n.* 基因表达

gene therapy *n.* 基因治疗

general immunity *n.* 全身免疫

general practitioner (*abbr.* **GP**) *n.* 全科医师

genetic code *n.* 遗传密码

genetic defect *n.* 遗传缺损

genetic disease *n.* 遗传疾病

genetic disorder *n.* 遗传病,遗传性障碍

genetic engineering *n.* 遗传工程

genetic fingerprinting *n.* 基因指纹分析

genetic material *n.* 遗传物质

genetic screening *n.* 遗传筛查

genetically modified *adj.* 转基因的

genital herpes *n.* 生殖器疱疹

genital organs *n.* 生殖器官

genital tubercle *n.* 生殖结节

genital warts *n.* 生殖器疣

genitourinary medicine *n.* 泌尿生殖医学

geriatric medicine *n.* 老年医学,老年病学

germ cell tumor *n.* 胚细胞瘤

germ cells *n.* 生殖细胞

germ layer *n.* 胚层

germ line *n.* 种系

germ plasm *n.* 种质

German measles *n.* 德国麻疹,风疹

gestational age *n.* 孕龄

gestational diabetes *n.* 妊娠糖尿病

giant cell *n.* 巨细胞,巨大细胞

glandular fever *n.* 腺热

glass eye *n.* 玻璃眼,假眼

glial cell /ˈglaɪəl/ *n.* 胶质细胞

glomerular capillary *n.* 肾小球毛细血管

glomerular filtration rate *n.* 肾小球滤过率

glossopharyngeal nerve /ˌglɒsəʊfəˈrɪndʒɪəl/ *n.* 舌咽神经

glue ear *n.* 胶耳

gluteus maximus /ˈgluːtiəsˈmæksəməs/ *n.* 臀大肌

graft rejection *n.* 移植物排斥

graft-versus-host disease (*abbr.* **GVHD**) *n.* 移植物抗宿主病

Gram's stain /græmz/ *n.* 革兰氏染色法

Gram-negative bacteria *n.* 革兰氏阴性菌

Gram-positive bacteria *n.* 革兰氏阳性菌

grand mal /ˌgrɒnˈmæl/ *n.* 癫痫大发作

granulation tissue *n.* 肉芽组织

Graves disease /greɪvz/ *n.* 格雷夫斯病,突眼性甲状腺肿

gray matter *n.* 灰质

group A streptococcus (*abbr.* **GAS**) *n.* A族链球菌

group B streptococcus (*abbr.* **GBS**) *n.* B族链球菌

growing pain *n.* 生长痛

growth factor *n.* 生长因子

growth hormone (*abbr.* **GH**) *n.* 生长激素,血浆生长素

Guthrie test /ˈgʌθri/ *n.* 格思里试验

H

haemolytic anaemia *n.* 溶血性贫血

hair cell *n.* 毛细胞

hair follicle *n.* 毛囊

hair transplant *n.* 毛发移植

hand-foot-and-mouth disease *n.* 手足口病

hay fever *n.* 枯草热,花粉气喘

head lice *n.* 头虱

health care system *n.* 医疗保健制度

health center *n.* 卫生所,卫生中心

health food *n.* 保健食品,疗效食品

health service *n.* 医疗保健服务

health visitor *n.* 卫生访视员

hearing aid *n.* 助听器

hearing impairment *n.* 听力损伤

hearing loss *n.* 听力丧失,聋

hearing test *n.* 听力测验

heart attack *n.* (*syn.* **myocardial infarction**) 心肌梗死,心脏病发作

heart block *n.* 心传导阻滞

heart disease *n.* 心脏病

heart failure *or* **cardiac failure** *n.* 心力衰竭

heart murmur *or* **cardiac murmur** *n.* 心脏杂音

heart rate *n.* 心率,心搏率

heart sound *n.* 心音

heart surgery *n.* 心脏外科学
heart valve *n.* 心瓣膜
heart-lung machine *n.* 心肺机
heart-lung transplant *n.* 心肺移植
heat cramps *n.* 热痉挛
heat exhaustion *n.* 热衰竭
heat treatment *n.* 热疗法
Heimlich manoeuvre /ˈhaɪmlɪk/ *n.* 海姆立克急救法
helper cells *or* **helper T cells** *n.* 辅助细胞,辅助性T细胞
hemolytic anaemia *n.* 溶血性贫血
hemostatic plug *n.* 止血栓
hepatic artery *n.* 肝动脉
hepatic cell *or* **liver cell** *n.* 肝细胞
hepatic duct *n.* 肝管
hepatic vein *n.* 肝静脉
hepatitis A *n.* 甲型肝炎
hepatitis B core antigen (*abbr.* **HBcAg**) *n.* 乙型肝炎核心抗原
hepatitis B e antigen (*abbr.* **HBeAg**) *n.* 乙型肝炎e抗原
hepatitis B *n.* 乙型肝炎
hepatitis B surface antigen (*abbr.* **HBsAg**) *n.* 乙型肝炎表面抗原
hepatitis B vaccine *n.* 乙型肝炎疫苗
hepatitis B virus (*abbr.* **HBV**) *n.* 乙型肝炎病毒
hepatitis C *n.* 丙型肝炎
hepatitis C virus (*abbr.* **HCV**) *n.* 丙型肝炎病毒
hepatitis D *n.* 丁型肝炎
hepatitis D virus (*abbr.* **HDV**) *n.* 丁型肝炎病毒
hepatitis E *n.* 戊型肝炎
hepatitis G *n.* 庚型肝炎
hepatocellular carcinoma *n.* 肝细胞癌
herbal medicine *n.* 草药医学,草药
herpes gestationis *n.* 妊娠疱疹
herpes simplex /ˈsɪmpleks/ *n.* 单纯疱疹病毒
herpes simplex virus (*abbr.* **HSV**) *n.* 单纯疱疹病毒
herpes zoster/ˈzɒstə; ˈzɒstər/ *n.* (*syn.* **shingles**) 带状疱疹
high blood pressure *n.* (*syn.* **hypertension**)高血压
high-density lipoprotein (*abbr.* **HDL**) *n.* 高密度脂蛋白
hip replacement *n.* 髋关节置换
histocompatibility antigen *n.* 组织相容性抗原
HIV infection *n.* HIV感染
Hodgkin disease /ˈhɒdʒkɪn/ *n.* 霍奇金病
holistic medicine /həʊˈlɪstɪk/ *n.* 整体医学,全方位治疗
Holter monitor /ˈhəʊltə; ˈhəʊltər/ *n.* 动态心电图监护仪,霍尔特监护仪
hormone receptor *n.* 激素受体
hormone replacement therapy (*abbr.* **HRT**) *n.* 激素替代疗法
horseshoe kidney *n.* 马蹄肾
human herpes virus *n.* 人疱疹病毒
human immunodeficiency virus (*abbr.* **HIV**) *n.* 人免疫缺陷病毒
human leucocyte antigen (*abbr.* **HLA**) *n.* 人体白细胞抗原
human papilloma virus (*abbr.* **HPV**) /ˌpæpəˈləumə/ *n.* 人乳头状瘤病毒
Huntington disease /ˈhʌntɪŋtən/ *n.* 亨廷顿病,神经性舞蹈病
hydrochloric acid /ˌhaɪdrəˈklɔːrɪk/ *n.* 盐酸
hydrogen ion (*sym.* H^+) *n.* 氢离子
hydrogen ion concentration *n.* 氢离子浓度
hydrogen peroxide /pəˈrɒksaɪd/ *n.* 过氧化氢,

双氧水

hypersensitivity reaction *n.* 超敏反应

hypoglossal nerve /ˌhaɪpəˈglɒsl/ *n.* 舌下神经

I

immediate reaction *n.* 即刻反应

immune complex disease *n.* 免疫复合物病

immune complex *n.* 免疫复合物

immune deficiency *n.* 免疫缺陷

immune globulin *n.* 免疫球蛋白;免疫球蛋白制剂

immune reaction *n.* 免疫反应

immune receptor *n.* 免疫受体

immune response *n.* 免疫应答

immune system *n.* 免疫系统

immunoglobulin A (*abbr.* **IgA**) *n.* 免疫球蛋白A

immunoglobulin E (*abbr.* **IgE**) *n.* 免疫球蛋白E

immunoglobulin G (*abbr.* **IgG**) *n.* 免疫球蛋白G

immunoglobulin M (*abbr.* **IgM**) *n.* 免疫球蛋白M

immunosuppressive agent *n.* 免疫抑制剂

immunosuppressive therapy *n.* 免疫抑制治疗

in situ /ɪnˈsɪtjuː/ *adv.* 在原位

in vitro /ɪnˈviːtrəʊ/ *adj.* 体外的,在试管内的

in vitro fertilization *n.* 体外受精

in vivo /ɪnˈviːvəʊ/ *adj.* 在活体内的

inborn error of metabolism *n.* 先天性代谢缺陷

incidence rate *n.* 发病率

incubation period *n.* 潜伏期

infant mortality *n.* 婴儿死亡率

infantile spasm *n.* 婴儿性痉挛

infectious agent *n.* 传染源

infectious disease *n.* 传染病

infectious mononucleosis *n.* 传染性单核细胞增多症

inferiority complex *n.* 自卑情结,自卑感

inflammatory bowel disease (*abbr.* **IBD**) *n.* 炎性肠病,肠炎

inflammatory cell *n.* 炎症细胞

inflammatory response *n.* 炎症应答

influenza A *n.* 甲型流感,A型流感

influenza B *n.* 乙型流感,B型流感

influenza C *n.* 丙型流感,C型流感

influenza virus *n.* 流感病毒

inner ear *n.* 内耳

inpatient care *n.* 住院治疗

insulin-like growth factor (*abbr.* **IGF**) *n.* 胰岛素样生长因子

intelligence test *n.* 智力测验

intensive care *n.* 加强医疗,加强监护

intensive care unit (*abbr.* **ICU**) *n.* 重症监护治疗病房

internal medicine *n.* 内科学

internal organ *n.* 内脏器官

internal secretion *n.* 内分泌

interstitial cell *n.* 间质细胞

interstitial cell-stimulating hormone (*abbr.* **ICSH**) *n.* 促间质细胞激素

interstitial disease *n.* 间质病

interstitial fibrosis *n.* 间质性纤维化

interstitial fluid *n.* 间隙液

interstitial lung disease (*abbr.* **ILD**) *n.* 间质性肺病

interstitial nephritis *n.* 间质性肾炎

interstitial pneumonia *n.* 间质性肺炎

interstitial radiotherapy *n.* 间质放射疗法

intestinal absorption *n.* 肠吸收

intestinal flora *n.* 肠内菌丛,肠道微生物丛

intestinal obstruction *n.* 肠梗阻

intestinal tract *n.* 肠道

intracavitary therapy *n.* 腔内治疗
intracellular fluid *n.* 胞内液,细胞内液
intracerebral haemorrhage *n.* 脑内出血
intracranial pressure *n.* 颅内压
intraocular pressure *n.* 眼内压
intrauterine growth retardation *n.* 宫内发育迟缓
intravenous infusion *n.* 静脉注射
intravenous urography /jʊˈrɒgrəfi/ *n.* 静脉尿路造影
inverted nipple *n.* 乳头内陷
ion concentration *n.* 离子浓度
ionizing radiation /ˈaɪənaɪzɪŋ/ *n.* 电离辐射
iron deficiency anemia *n.* 缺铁性贫血
irritable bowel syndrome (*abbr.* **IBS**) *n.* 过敏性肠综合征,肠应激综合征
ischemic heart disease (*abbr.* **IHD**) *n.* 缺血性心脏病
ischemic necrosis *n.* 缺血性坏死
islet cell /ˈaɪlət/ *n.* 胰岛细胞
islet cell tumor *n.* 胰岛细胞瘤
islet of Langerhans /ˈlæŋəhænz; ˈlɑːŋərhɑːns/ *n.* 胰岛

J

joint replacement *n.* 关节替换术
jugular vein *n.* 颈静脉
juvenile chronic arthritis *n.* 幼年型慢性关节炎

K

Kaposi's sarcoma /kəˈpəʊsɪz sɑːˈkəʊmə; ˈkæpəsɪz sɑːrˈkəʊmə/ *n.* 卡波西肉瘤
Kawasaki disease /ˌkɑːwəˈsɑːki/ *n.* 川崎病
keyhole surgery *n.* 微创手术
kidney biopsy *n.* 肾活组织检查
kidney failure *or* **renal failure** *n.* 肾衰竭
kidney function test *n.* 肾功能检查
kidney stone *n.* 肾结石
kidney transplant *n.* 肾移植
knee joint *n.* 膝关节
knock-knee *or* **genu valgum** /ˈdʒenjʊ ˈvælgəm/ *n.* 膝外翻

L

lactase deficiency *n.* 乳糖酶缺乏症
lactic acid *n.* 乳酸
lactic acidosis *n.* 乳酸性酸中毒
lactose intolerance *n.* 不耐乳糖症
language disorder *n.* 语言障碍
lanugo hair /ləˈnjuːgəʊ/ *n.* 胎毛
large intestine *n.* 大肠
laryngeal nerve *n.* 喉神经
laser treatment *n.* 激光治疗
latent infection *n.* 潜伏感染
latent period *n.* 潜伏期
lazy eye *n.* 弱视眼
left atrium *n.* 左心房
left heart *n.* 左心
left lung *n.* 左肺
left ventricle *n.* 左心室
lens dislocation *n.* 晶体脱位
lens implant *n.* 人工晶状体
life cycle *n.* 生命周期
life expectancy *n.* 预期寿命
life sciences *n.* 生命科学
life span *n.* 寿命,生存期
limb defect *n.* 肢体缺陷
lipid disorder *n.* 脂代谢紊乱
lipoprotein lipase *n.* 脂蛋白脂肪酶
liver abscess *n.* 肝脓肿
liver biopsy *n.* 肝活组织检查

liver cancer *n.* 肝癌
liver failure *n.* 肝功能衰竭
liver fluke /flu:k/ *n.* 肝吸虫
liver function test *n.* 肝功能试验
liver transplant *n.* 肝移植
long bone *n.* 长骨
low blood pressure *n.* (*syn.* **hypotension**) 低血压
low-density lipoproteins (*abbr.* **LDL**) *n.* 低密度脂蛋白
lower airway *n.* 下呼吸道
lower extremity *n.* (*syn.* **lower limb**) 下肢
lower jaw *n.* 下颌，下颚
lower motor neuron *n.* 下位运动神经元
lumbar puncture *n.* 腰椎穿刺术
lumbar vertebra *n.* 腰椎骨
lung abscess *n.* 肺脓肿
lung cancer *n.* 肺癌
lung function test *n.* 肺功能测定
lupus erythematosus /ˌerɪˌθi:məˈtəʊsəs/ *n.* 红斑狼疮
luteinizing hormone /ˈlu:ti:ənaɪzɪŋ/ *n.* 促黄体激素
Lyme disease /ˈlaɪm/ *n.* 莱姆病
lymph channel *n.* 淋巴隙
lymph circulation *n.* 淋巴循环
lymph gland *or* **lymphatic gland** *n.* 淋巴腺
lymph node *n.* 淋巴结
lymphatic capillary *n.* 毛细淋巴管
lymphatic duct *n.* 淋巴导管
lymphatic system *n.* 淋巴系统
lymphatic tissue *or* **lymphoid tissue** *n.* 淋巴组织
lymphatic vessel *n.* 淋巴管
lymphocytic leukemia *n.* 淋巴细胞白血病
lymphoid cell *n.* 淋巴样细胞
lysergic acid /lɪˈsɜ:dʒɪk; lɪˈsɜ:rdʒɪk/ *n.* 麦角酸

M

macular degeneration *n.* 黄斑变性
mad cow disease *n.* 疯牛病
magnesium sulphate /mæg'ni:ziəm 'sʌlfeɪt/ *n.* 硫酸镁
magnetic resonance imaging (*abbr.* **MRI**) *n.* 磁共振成像
maintenance therapy *n.* 维持疗法，支持疗法
major histocompatibility complex (*abbr.* **MHC**) *n.* 主要组织相容性复合体
malignant hypertension *n.* 恶性高血压
malignant tumor *n.* 恶性瘤
mammary gland *n.* 乳腺
Marburg disease /'mɑ:bɜ:g; 'mɑ:rbɜ:rg/ *n.* 马尔堡病
Marburg virus *n.* 马尔堡病毒病
march fracture *n.* 行军性骨折
Marfan syndrome /ˈmɑ:fæn; ˈmɑ:rfæn/ *n.* 马方综合征
mast cell *n.* 肥大细胞
mastoid process *n.* 乳突，完骨
maternal mortality rate *n.* 产妇死亡率
measles virus *n.* 麻疹病毒
measles-mumps-rubella vaccine *or* **MMR vaccine** *n.* 麻疹-腮腺炎-风疹疫苗
mechanical ventilation *n.* 机械通气
median nerve *n.* 正中神经
medical examiner *n.* 体检医生，法医，验尸者
medical practitioner *n.* 医师，医生
medical record *n.* 医案，病历，病史档案
medulla oblongata /mɪˈdʌlə ˌɒblɒŋˈgɑ: tə/ *n.* 延髓，髓脑
megaloblastic anemia *n.* 巨幼细胞贫血
membrane attack complex (*abbr.* **MAC**) *n.* 膜攻击复合物
membrane potential *n.* 膜电位，膜电势

membrane protein *n.* 膜蛋白质

membrane receptor *n.* 膜受体

Meniere disease /meɪn'jeə; meɪn'jeər/ *n.* 梅尼埃病,内淋巴积水

mental age *n.* 心理年龄,智力年龄

mental disease *n.* 精神病,精神障碍

mental disorder *n.* 精神错乱,精神障碍

mental hospital *n.* 精神病院

mental illness *n.* 心理疾病

mental retardation *n.* 精神发育迟缓,智力低下,智力落后

mercury poisoning *n.* 汞中毒

mercy killing *n.* (*syn.* **euthanasia**) 安乐死

messenger RNA (*abbr.* **mRNA**) *n.* 信使RNA,信使核糖核酸

metabolic acidosis *n.* 代谢性酸中毒

metabolic alkalosis *n.* 代谢性碱中毒

metabolic disease *n.* 代谢病

metabolic pathway *n.* 代谢途径

metabolic rate *n.* 代谢率

middle ear *n.* 中耳

middle finger *n.* 中指

milimetre of mercury (*abbr.* **mmHg**) *n.* 毫米汞柱

milk teeth *or* **baby tooth** *or* **deciduous tooth** /dɪ'sɪdʒʊəs/ *n.* 乳牙

mineral supplement *n.* 矿物质补充剂

minimal brain dysfunction *n.* 脑轻微机能障碍

minimally invasive surgery *n.* 微创外科

mitochondrial DNA *n.* 线粒体DNA

mitral incompetence *n.* 二尖瓣关闭不全

mitral regurgitation (*abbr.* **MR**) *n.* 二尖瓣反流

mitral stenosis *n.* 二尖瓣狭窄

mitral valve *n.* 二尖瓣,左房室瓣

mitral valve prolapse (*abbr.* **MVP**) *n.* 二尖瓣脱垂

molar pregnancy /'məʊlə; 'məʊlər/ *n.* 葡萄胎妊娠

molecular biology *n.* 分子生物学

molecular genetics *n.* 分子遗传学

monoclonal antibody /ˌmɒnə'kləʊnəl/ *n.* 单克隆抗体类

mononuclear cell /ˌmɒnəʊ'nju:kliə; ˌmɒnəʊ'nju:kliər/ *n.* 单核细胞

mononuclear phagocyte *n.* 单核吞噬细胞

mononuclear phagocyte system *n.* 单核吞噬细胞系统

morbid anatomy *n.* 病理解剖学

morning sickness *n.* 早孕反应,孕妇晨吐

mortality rate *n.* (*syn.* **death rate**) 死亡率

motion sickness *n.* 晕动病,运动病

motor nerve *n.* 运动神经

motor neuron *n.* 运动神经元

motor neuron disease *n.* 运动神经元病

motor unit *n.* 运动单位

mountain sickness *n.* 高山症

mouth cancer *n.* 口腔癌

mouth ulcer *n.* 口腔溃疡

mouth-to-mouth resuscitation *or* **mouth-to-mouth** *or* **kiss of life** *n.* 口对口人工呼吸

movement therapy *n.* 运动疗法

mucosa-associated lymphoid tissue (*abbr.* **MALT**) *n.* 黏膜相关淋巴样组织

mucosal disease *n.* 黏膜病

mucous membrane *n.* 黏膜

multiple endocrine neoplasia (*abbr.* **MEN**) /ˌni:ə'pleɪziə/ *n.* 多发性内分泌瘤病

multiple myeloma /ˌmaɪə'ləʊmə/ *n.* 多发性骨髓瘤

multiple pregnancy *n.* 多胎妊娠

multiple sclerosis (*abbr.* **MS**) *n.* 多发性硬化

mumps virus *n.* 腮腺炎病毒

muscle action potential *n.* 肌动作电位
muscle cell *n.* 肌细胞
muscle fiber *n.* 肌纤维
muscular atrophy *n.* 肌萎缩
muscular dystrophy *n.* 肌营养不良
muscular system *n.* 肌肉系统
muscular tension *n.* 肌紧张,肌张力
muscular tissue *or* **muscle tissue** *n.* 肌肉组织
mushroom poisoning *n.* 蕈中毒
mutant gene *n.* 突变基因
myasthenia gravis /ˌmaɪəsˈθiːnɪəˈgrævɪs/ *n.* 重症肌无力
myelin sheath *n.* 髓鞘
myeloid leukemia *n.* 髓细胞性白血病
myeloid tissue *n.* 骨髓组织,脊髓组织
myocardial infarction *n.* 心肌梗死
myocardial ischemia *n.* 心肌缺血
myositis ossificans *n.* 骨化性肌炎

N

nappy rash *n.* 尿布疹
narcotic analgesic *n.* 麻醉性镇痛药
narcotic antagonist *n.* 麻醉拮抗药
nasal cavity *n.* 鼻腔
nasal congestion *n.* 鼻充血
nasal discharge *n.* 鼻涕
nasal duct *n.* 鼻泪管
nasal obstruction *n.* 鼻塞
nasal polyp *n.* 鼻息肉
nasal septum *n.* 鼻中隔
nasal spray *n.* 鼻腔喷雾
nasogastric tube *n.* 鼻胃管
natural immunity *n.* 天然免疫
natural killer cell（*abbr.* **NK cell**）*n.* 天然杀伤细胞
natural selection *n.* 自然选择
neck rigidity /rɪˈdʒɪdəti/ *n.* 颈强直
necrotizing fasciitis /ˈnekrətaɪzɪŋ ˌfæʃiˈaɪtɪs/ *n.* 坏死性筋膜炎
negative feedback *n.* 负反馈
neoplastic meningitis *n.* 肿瘤性脑膜炎
nephrotic syndrome *n.* 肾病综合征
nerve block *n.* 神经传导阻滞
nerve cell *n.* 神经细胞,神经元
nerve center *n.* 神经中枢
nerve ending *n.* 神经末梢
nerve fiber *n.* 神经纤维
nerve growth factor（*abbr.* **NGF**）*n.* 神经生长因子
nerve impulse *n.* 神经冲动
nerve root *n.* 神经根
nerve tissue *or* **nervous tissue** *n.* 神经组织
nervous breakdown *n.* 神经崩溃
nervous system *n.* 神经系统
nettle rash *n.*（*syn.* **hives** *or* **urticaria**）荨麻疹
neural tube defect *n.* 神经管缺陷
neural tube *n.* 神经管
neuromuscular junction *n.* 神经肌肉接头
neuromuscular transmission *n.* 神经肌肉传递
neuropathic pain *n.* 神经性疼痛
nicotine replacement therapy /ˈnɪkətiːn/ *n.* 尼古丁替代疗法
nicotinic acid /ˌnɪkəˈtɪnɪk/ *n.* 尼克酸,烟酸
night blindness *n.* 夜盲症
night sweat *n.* 盗汗
night terror *n.* 夜惊症
nitric oxide /ˈnaɪtrɪk ˈɒksaɪd/ *n.* 一氧化氮
nitrogen balance *n.* 氮平衡
nitrogen dioxide *n.* 二氧化氮
nocturnal emission /nɒkˈtɜːnəl; nɒkˈtɜːrnəl/ *n.* 梦遗
non-Hodgkin lymphoma /ˈnɒnˈhɒdʒkɪn lɪmˈfəʊmə/ *n.* 非霍奇金淋巴瘤

nonsteroidal anti-inflammatory drug (*abbr.* **NSAID**) *n.* 非甾体抗炎药
normal cell *n.* 正常细胞
normal range *n.* 正常范围
normal temperature *n.* 标准温度,常温
nose drops *n.* 滴鼻剂
nose reshaping *n.* 鼻梁矫形
notifiable disease /ˈnəʊtɪfaɪəbl/ *n.* 法定传染病,法定报告的疾病
nuclear antigen *n.* 核抗原
nuclear DNA *n.* 核DNA
nuclear medicine *n.* 核医疗学
nuclear membrane *n.* 核膜
nuclear receptor *n.* 细胞核受体
nucleic acid *n.* 核酸
nursing home *n.* 疗养院,私人医院
nutritional therapy *n.* 营养治疗

O

occult blood *n.* 潜血,隐血
occupational disease *n.* 职业病
occupational medicine *n.* 职业医学
occupational therapy *n.* 职业疗法
oculomotor nerve /ˈɒkjʊləˌməʊtə; ˈɒkjʊləˌməʊtər / *n.* 动眼神经
Oedipus complex /ˌiːdɪpəs/ *n.* 恋母情结
oesophageal spasm *n.* 食管痉挛
oesophageal stricture *n.* 食管狭窄
oesophageal varices *n.* 食管静脉曲张
olfactory nerve *n.* 嗅觉神经
open heart surgery *n.* 心脏直视手术,开放心脏外科
open-angle glaucoma *n.* 开角型青光眼
operating theatre *n.* 手术室
operating table *n.* 手术台
opioid analgesic *n.* 阿片类镇痛药
opportunistic infection *n.* 机会性感染
optic atrophy *n.* 视神经萎缩
optic nerve *n.* 视神经
optic neuritis *n.* 视神经炎
optic tract *n.* 视束
oral cavity *n.* 口腔
oral contraceptive *n.* 口服避孕药
oral hygiene *n.* 口腔卫生
oral medication *n.* 内服,口服治疗
oral medicine *n.* 口腔内科学
oral surgery *n.* 口腔外科学
organ donation *n.* 器官捐献
organic compound *n.* 有机化合物
organic disease *n.* 器质性疾病
orthodontic appliance /ˌɔθəʊˈdɒntɪk; ˌɔːrθəʊˈdɒntɪk/ *n.* 正畸矫正器
orthostatic hypotension /ˌɔːθəˈstætɪk; ˌɔːrθəˈstætɪk/ *n.* 直立性低血压
osmotic pressure /ɒzˈmɒtɪk/ *n.* 渗透压
osteoid osteoma /ˈɒstɪɔɪd ˌɒstiːˈəʊmə/ *n.* 骨样骨瘤
external otitis /əʊˈtaɪtɪs/ *or* **otitis externa** /ekˈstɜːnə; ekˈstɜːrnə/ *n.* 外耳炎
otitis media /ˈmiːdiə/ *n.* 中耳炎
outpatient treatment *n.* 门诊治疗
ovarian cyst *n.* 卵巢囊肿
ovarian follicle *n.* 卵泡
over-the-counter drug (*abbr.* **OCT drug**) *n.* 非处方药物
oxygen therapy *n.* 氧气疗法

P

pacemaker cell *n.* 起搏细胞,P细胞
pain receptor *n.* 疼痛受体
palliative care *n.* 姑息疗法,临终关怀
pancreatic duct *n.* 胰管
pancreatic islet *n.* (*syn.* **islet of Langerhans**) 胰岛

pancreatic juice *n.* 胰液
paraneoplastic syndrome *n.* 肿瘤相关病症
parasympathetic nerve *n.* 副交感神经
parasympathetic nervous system *n.* 副交感神经系统
parathyroid gland *n.* 甲状旁腺
parathyroid hormone（*abbr.* **PTH**）*n.* 甲状旁腺激素
paratyphoid fever /ˌpærə'taɪfɔɪd/ *n.* 副伤寒
parent cell *n.* 母细胞
parenteral nutrition *n.* 胃肠外营养
Parkinson′s disease /ˈpɑːkɪnsən; ˈpɑːrkɪnsən/ *n.* 帕金森病
parotid gland *n.* 腮腺
passive immunity *n.* 被动免疫
patch test *n.* 斑贴试验
patent medicine *n.* 专利药，成药
paternity testing *n.* 亲子鉴定
peak-flow meter *n.* 最大呼气流量计，峰值流量计
pelvic examination *n.* 骨盆检查
pelvic infection *n.* 盆腔感染
peptic ulcer *n.* 消化性溃疡
periodic fever *n.* 周期性发热
peripheral blood *n.* 外周血液，末梢血
peripheral nerve *n.* 周围神经
peripheral nervous system *n.* 外周神经系统
peripheral neuropathy *n.* 周围神经病
peripheral vascular disease *n.* 外周血管病
peritoneal cavity *n.* 腹膜腔
peritoneal dialysis *n.* 腹膜透析
pernicious anemia（*abbr.* **PA**）*n.* 恶性贫血
persistent vegetative state /ˈvedʒətətɪv/ *n.* 持续植物人状态
physical dependence *n.* 躯体依赖性，身体依赖性
physical diagnosis *n.* 物理诊断
physical examination *n.* 体格检查
physical sign *n.* 体征
physical therapy *n.* 物理疗法
pituitary body *or* **pituitary gland** *n.* 垂体
pituitary stalk *n.* 垂体柄
plasma cell *n.* 浆细胞
plasma exchange *n.* 血浆交换
plasma membrane *n.* 质膜
plasma proteins *n.* 血浆蛋白
plasma volume *n.* 血容量
plasminogen activator *n.* 纤溶酶原激活物
plastic surgery *n.* 整形外科
platelet count *n.* 血小板计数
platelet-activating factor *n.* 血小板活化因子
platelet-derived growth factor *n.* 血小板衍生长因子
play therapy *n.* 游戏疗法
pleural effusion *n.* 胸膜积液
polymerase chain reaction（*abbr.* **PCR**）*n.* 聚合酶链反应
portal hypertension *n.* 门脉高压
positive feedback *n.* 正反馈
positron emission tomography（*abbr.* **PET**）/ˈpɒzɪtrɒn/ *n.* 正电子发射体层摄影术
posterior surface *n.* 后面，背侧面
postnatal depression *n.*（*syn.* **baby blues**）产后抑郁
practice nurse *n.* 开业护士
precocious puberty /prɪˈkəʊʃəs/ *n.* 性早熟症
pregnancy test *n.* 妊娠试验
premature ejaculation *n.* 早泄
premature infant *n.* 未成熟儿，早产儿
premenstrual syndrome（*abbr.* **PMS**）*n.* 经前综合征
prescription drug *n.* 处方药品
pressure ulcer *n.* 压力性溃疡
preventive dentistry *n.* 预防口腔医学

preventive medicine *n.* 预防医学
prickly heat *n.* 痱子,汗疹
primary biliary cirrhosis *n.* 原发性胆汁性肝硬化
primary care *n.* 初级保健
primary disease *n.* 原发病
primary immune response *n.* 初次免疫反应
primary lesion *n.* 原发病灶
primary tuberculosis *n.* 原发性结核
probiotic bacteria /ˌprəʊbaɪˈɒtɪk/ *n.* 益生菌
productive cough *n.* 排痰性咳嗽
programmed cell death *n.* 程序性细胞死亡
progressive muscular atrophy *n.* 进行性肌萎缩
prostate gland *n.* 前列腺
protease inhibitor *n.* 蛋白酶抑制剂
protein kinase *n.* 蛋白激酶
protein synthesis *n.* 蛋白质合成
psychoanalytic theory *n.* 精神分析学说
psychosexual disorders *n.* 性心理障碍
pubic bone *n.* 耻骨
pulmonary alveoli *n.* 肺泡
pulmonary artery *n.* 肺动脉
pulmonary capillary *n.* 肺毛细血管
pulmonary circulation *n.* 肺循环
pulmonary congestion *n.* 肺充血
pulmonary edema *n.* 肺水肿
pulmonary embolism *n.* 肺栓塞
pulmonary fibrosis *n.* 肺纤维化
pulmonary function test *n.* 肺功能检查
pulmonary hemorrhage *n.* 肺出血
pulmonary hypertension *n.* 肺动脉高压
pulmonary murmur *n.* 肺部杂音
pulmonary oedema *n.* 肺水肿
pulmonary stenosis *n.* 肺动脉瓣狭窄
pulmonary tuberculosis *n.* 肺结核
pulmonary valve *n.* 肺动脉瓣
pulmonary vein *n.* 肺静脉
pulmonary ventilation *n.* 肺通气量
pulse pressure *n.* 脉压,脉搏压
pulse rate *n.* 脉搏,脉搏率
pulse wave *n.* 脉搏波
puncture wound *n.* 刺伤
pyloric stenosis /paɪˈlɒrɪk/ *n.* 幽门狭窄

Q

QRS complex *n.* QRS 波群

R

rabies virus *n.* 狂犬病病毒
radial nerve *n.* 桡神经
radiation sickness *n.* 辐射病
radiation therapy *or* **radiation treatment** *n.* (*syn.* **radiotherapy**)放射治疗,放射疗法
radiation unit *n.* 辐射单位
radical surgery *n.* 根治性手术
randomized controlled trial *n.* 随机对照试验
Raynaud's disease /ˈreɪnəʊz/ *n.* 雷诺病
Raynaud phenomenon *n.* 雷诺现象
reactive arthritis *n.* 反应性关节炎
receptor antagonist *n.* 受体拮抗剂
recombinant DNA *n.* 重组 DNA
recommended daily allowance (*abbr.* **RDA**) *n.* 每日供给量
recommended dietary allowance (*abbr.* **RDA**) *n.* 推荐的膳食供给量
recovery position *n.* 半俯卧位
rectal bleeding *n.* 直肠出血
rectal prolapse *n.* 直肠脱垂
red blood cell *or* **red cell** *n.* (*syn.* **erythrocyte**)红细胞
red blood cell count *or* **red cell count** *n.* 红细胞计数

red bone marrow *n.* 红骨髓
red cell volume *n.* 红细胞容积
referred pain *n.* 牵涉性痛
relapsing fever *n.* 回归热
renal artery *n.* 肾动脉
renal cell carcinoma *n.* 肾细胞癌
renal colic *n.* 肾绞痛
renal failure *n.* 肾衰竭
renal function test *n.* 肾功能试验
renal insufficiency *n.* 肾功能不全
renal pelvis *n.* 肾盂
renal tubular acidosis（*abbr.* **RTA**）*n.* 肾小管性酸中毒
renal tubule *n.* 肾小管
renal vein *n.* 肾静脉
replacement therapy *n.* 替代疗法，补充疗法
reproductive organs *n.* 生殖器官
reproductive pathway *n.* 生殖道
reproductive system *n.* 生殖系统
residual volume（*abbr.* **RV**）*n.* 残气量
respiration rate *n.* 呼吸率
respiratory acidosis *n.* 呼吸性酸中毒
respiratory alkalosis *n.* 呼吸性碱中毒
respiratory arrest *n.* 呼吸停止
respiratory distress syndrome（*abbr.* **RDS**）*n.* 呼吸窘迫综合征
respiratory epithelium *n.* 呼吸上皮
respiratory failure *n.* 呼吸衰竭
respiratory insufficiency *n.* 呼吸功能不全
respiratory syncytial virus（*abbr.* **RSV**）/sɪnˈsɪʃiəl/ *n.* 呼吸道合胞病毒
respiratory system *n.* 呼吸系统
respiratory tract infection *n.* 呼吸道感染
respiratory tract *n.* 呼吸道
respiratory virus *n.* 呼吸道病毒
reticular activating system（*abbr.* **RAS**）*n.* 网状激活系统
retinal detachment *n.* 视网膜脱离
retinal haemorrhage *n.* 视网膜出血
retinal tear *n.* 视网膜撕裂
reverse transcriptase *n.* 逆转录酶
rhesus factor *or* **Rh factor** *n.* 恒河猴因子，Rh 因子
rhesus incompatibility *n.* Rh 血型不相容性
rheumatic fever *n.* 风湿热
rheumatic heart disease *n.* 风湿性心脏病
rheumatoid arthritis (*abbr.* **RA**) *n.* 类风湿性关节炎
rheumatoid disease *n.* 类风湿病
rheumatoid factor *n.* 类风湿因子
ribonucleic acid /ˌraɪbənjuːˈkliːik/ (*abbr.* **RNA**) *n.* 核糖
right atrium *n.* 右心房
right heart *n.* 右心
right heart failure *n.* 右心衰竭
right ventricle *n.* 右心室，右脑室
risk factor *n.* 危险因子，危险因素
RNA polymerase *n.* RNA 聚合酶
RNA virus *n.* RNA 病毒
rodent ulcer *n.*（*abbr.* **basal cell carcinoma**）侵蚀性溃疡
room temperature *n.* 室温
root-canal treatment *n.* 根管疗法
roseola infantum /ˌrəʊzɪˈəʊlə ɪnˈfæntəm/ *n.* 婴儿玫瑰疹

S

safe period *n.* 安全期
salicylic acid /ˌsælɪˈsɪlɪk/ *n.* 水杨酸
saline solution *or* **salt solution** *n.* 盐溶液，盐水溶液
salivary gland *n.* 唾液腺
salmonella infection *n.* 沙门菌感染

saturated fat *n.* 饱和脂肪

saturated fatty acid *n.* 饱和脂肪酸

scar tissue *n.* 瘢痕组织

scarlet fever *n.* 猩红热

Schwann cell /ˈʃwɑːn/ *n.* 施万细胞,神经膜细胞

sciatic nerve *n.* 坐骨神经

sclerosing cholangitis *n.* 硬化性胆管炎

screening test *n.* 筛选试验

sebaceous gland *n.* 皮脂腺

seborrhoeic dermatitis /ˌsebəˈriːik/ *n.* 脂溢性皮炎

secondary care *n.* 二级保健

secondary disease *n.* 继发病,二次病

secondary immune response *n.* 二次免疫应答,再次免疫响应

secondary infection *n.* 继发感染

secondary sex characteristic *n.* 第二性征

secondary syphilis *n.* 二期梅毒

secondary tuberculosis *n.* 继发性结核

second-degree atrioventricular block *n.* 2度房室阻滞

sedimentation rate *n.* 沉降率

semicircular canal *n.* 三半规管

semilunar valve *n.* 半月瓣

seminal vesicle *n.* 精囊,贮精囊

seminiferous tubule *n.* 生精小管

sensorineural hearing loss *n.* 感音神经性听力丧失

sensory cortex *n.* 感觉皮层

sensory nerve *n.* 感觉神经

sensory neuron *n.* 感觉神经元

sensory neuron *n.* 感觉神经元

sensory receptor *n.* 感觉感受器

separation anxiety *n.* 分离焦虑

septal defect *n.* 间隔缺损

septic arthritis *n.* 脓毒性关节炎

septic shock *n.* 感染性休克,脓毒性休克

seriously ill ***adj.*** 病重的

serum albumin *n.* 血清白蛋白

serum sickness *n.* 血清病

severe acute respiratory syndrome (*abbr.* SARS /sɑːz; sɑːrz/) *n.* 严重急性呼吸器官综合征,非典型肺炎

severe combined immunodeficiency *n.* 重症联合免疫缺陷

sex characteristic *n.* 性特征

sex chromosome *n.* 性染色体

sex determination *n.* 性别决定

sex gland *n.* 性腺

sex hormone *n.* 性激素

sex-linked gene *n.* 性连锁基因

sex-linked inheritance *n.* 性连锁遗传

sexual intercourse *n.* 性交

sexual reproduction *n.* 有性生殖,有性繁殖

sexual selection *n.* 性选择

sexually transmitted disease (*abbr.* **STD**) *n.* 性传播疾病

shell shock *n.* 炮弹休克,爆炸性精神异常

shin bone /ˈʃɪnˌbəʊn/ *n.* 胫骨

shin splints *n.* 外胫夹,过劳性胫部痛

short stature *n.* 身材矮小症

sialic acid /saɪˈælɪkˈæsɪd/ *n.* 唾液酸

Siamese twins /ˌsaɪəˈmiːz/ *n.* 联体双胎

sickle cell /ˈsɪkl/ *n.* 镰状细胞

sickle cell anaemia (*abbr.* **SCA**) *n.* 镰状细胞贫血

sickle cell disease (*abbr.* **SCD**) *n.* 镰状细胞病

side effect *n.* 副作用,不良反应

sigmoid colon /ˈsɪgmɔɪd/ *n.* 乙状结肠

signal transduction *n.* 信号转导

simian immunodeficiency virus (*abbr.* **SIV**) /ˈsɪmiən/ *n.* 猿猴免疫缺陷病毒

sinoatrial node *or* **sinus node** *n.* 窦房结

sinus bradycardia *n.* 窦性心动过缓

sinus rhythm *n.* 窦性心律

sinus tachycardia *n.* 窦性心动过速

situs inversus /ˌsaɪtəs ɪn'vɜːsəs; ɪn'vɜːrsəs/ *n.* 内脏逆位,左右转位

Sjogren syndrome /ˈʃɜːɡrən; ˈʃɜːrɡrən/ *n.* 舍格伦综合征,干燥综合征

skeletal muscle *n.* 骨骼肌

skeletal system *n.* 骨骼系统

skin allergy *n.* 皮肤变应性

skin cancer *n.* 皮肤癌

skin flap *n.* 皮瓣

skin graft *n.* 皮移植片,皮肤移植物

skin tag *n.* 皮赘,赘状瘢痕

skin tests *n.* 皮肤实验,皮试

sleep apnea *n.* 睡眠呼吸暂停

sleep disorder *n.* 睡眠障碍

sleep paralysis *n.* 睡眠麻痹

sleeping sickness *n.* 昏睡病

small bowel *or* **small intestine** *n.* 小肠

smear test *n.* 涂片试验

smooth muscle *n.* 平滑肌

sodium bicarbonate /baɪˈkɑːbənɪt; baɪˈkɑːrbənɪt/ *n.* 碳酸氢钠

sodium channel *n.* 钠通道

sodium chloride (*abbr.* **NaCl**) *n.* 氯化钠

soft-tissue injury *n.* 软组织损伤

solar plexus *n.* 腹腔神经丛

somatic cells /səʊˈmætɪk/ *n.* 体细胞

somatic nervous system *n.* 躯体神经系统

sore throat *n.* 喉咙痛,咽喉炎

spastic paralysis *n.* 痉挛性麻痹

specific disease *n.* 特殊病

specific immunity *n.* 特异性免疫

specific therapy *or* **specific treatment** *n.* 特异疗法,特效疗法

speech disorder *n.* 言语障碍

spina bifida /ˌspaɪnəˈbɪfɪdə/ *n.* 脊柱裂

spinal anaesthesia *n.* 脊髓麻醉

spinal cord compression *n.* 脊髓受压

spinal cord *n.* 脊髓

spinal injury *n.* 脊髓损伤

spinal nerve *n.* 脊神经

split personality *n.* 人格分裂

sports injury *n.* 运动损伤

sports medicine *n.* 运动医学

spotted fever *n.* 斑疹热

squamous cell *n.* 扁平细胞,鳞状(上皮)细胞

squamous cell carcinoma *n.* 鳞状细胞癌

staphylococcal infection /ˌstæfələʊˈkɒkl/ *n.* 葡萄球菌感染

steady state *n.* 稳态

steam inhalation *n.* 蒸汽吸入

stem cell *n.* 干细胞

sterile technique *n.* 消毒方法

stiff neck *n.* 颈强直

stomach cancer *n.* 胃癌

stomach ulcer *n.* 胃溃疡

storage disease *n.* 贮积病

stratum corneum /ˌstreɪtəm ˈkɔːnɪəm; ˈkɔːrnɪəm/ *n.* 角质层

strep throat *n.* 脓毒性咽喉炎

streptococcal infection *n.* 链球菌感染

stress fracture *n.* 应力性骨折

stress incontinence *n.* 压力性尿失禁

stress ulcer *n.* 应激性溃疡

striated muscle *n.* 横纹肌

stroke volume *n.* 每搏量,心搏出量

stuffy nose *n.* 鼻塞

subcutaneous tissue *n.* 皮下组织

subdural haemorrhage /sʌbˈdjʊərəl; sʌbˈdʊrəl/ *n.* 硬膜下出血

substance abuse *n.* 药物滥用

suction lipectomy /laɪˈpektəmi/ *n.* 脂肪抽吸术

sudden infant death syndrome (*abbr.* **SIDS**) *n.* (*syn.* **cot death** *or* **crib death**) 婴儿猝死综合征

superficial fascia *n.* 浅筋膜

superiority complex /sʊˌpɪərɪˈɒrəti; sʊˌpɪrɪˈɒrəti/ *n.* 自尊情结

suppressor cells *n.* 抑制细胞

suppressor gene *n.* 抑制基因,校正基因

surgical treatment *n.* 外科疗法,外科治疗

sweat gland *n.* 汗腺

sympathetic nerve *n.* 交感神经,交感神经干

sympathetic nervous system *n.* 交感神经系统

systemic circulation *n.* 体循环

systemic disease *n.* 系统性疾病,全身性疾病

systemic inflammatory response syndrome (*abbr.* **SIRS**) *n.* 全身炎症反应综合征

systemic lupus erythematosus (*abbr.* **SLE**) /ˌerɪθiːməˈtəʊsəs/ *n.* 系统性红斑狼疮

systemic sclerosis *n.* 系统性硬化病

systolic pressure *n.* 收缩压

T

T cells *or* **T lymphocytes** *n.* T细胞,T淋巴细胞

tardive dyskinesia /ˌtɑːdɪv ˌdɪskɪˈniːziə; ˌtɑːrdɪv/ *n.* 迟发性运动障碍

target cell *n.* 靶细胞,靶形红细胞

target organ *n.* 靶器官

target tissue *n.* 靶组织

taste bud *n.* 味蕾

T-cell lymphoma *n.* T细胞淋巴瘤

tendon rupture *n.* 肌腱断裂,腱破裂

tendon transfer *n.* 腱转移术

tennis elbow *n.* 网球肘

tension headache *n.* 紧张性头痛

terminal care *n.* 临终关怀,晚期医疗

terminally ill *adj.* 晚期的,末期的

test meal *n.* 试验餐

therapeutic community *n.* 治疗集体

therapeutic index *n.* 治疗指数

thoracic cavity *n.* 胸腔

thoracic outlet syndrome *n.* 胸出口综合征

thoracic surgery *n.* 胸外科,胸腔手术

thymus gland *n.* 胸腺

thyroid cancer *n.* 甲状腺癌

thyroid gland *n.* 甲状腺

thyroid hormone *n.* 甲状腺激素

thyroid function test *n.* 甲状腺功能试验

thyroid-stimulating hormone *n.* 促甲状腺激素

tidal volume *n.* 潮气量

tissue culture *n.* 组织培养

tissue factor *n.* 组织因子

tissue fluid *n.* 组织液

tissue lymph *n.* 组织淋巴

tissue respiration *n.* 组织呼吸

tongue cancer *n.* 舌癌

tongue depressor *n.* 压舌板

tooth abscess *n.* 牙脓肿

tooth decay *n.* 蛀牙,龋齿

tooth extraction *n.* 拔牙

total lung capacity (*abbr.* **TLC**) *n.* 肺总量

toxic shock syndrome (*abbr.* **TSS**) *n.* 中毒性休克综合征

trace elements *n.* 微量元素

traditional Chinese Medicine (*abbr.***TCM**) *n.* 传统中国医学,中医学

trans fat *n.* 反式脂肪

transcription factor *n.* 转录因子,转录蛋白

transfer RNA (*abbr.* **t RNA**) *n.* 转移RNA,转移核糖核酸

transforming growth factor (*abbr.* **TGF**) *n.* 转

化生长因子

transfusion reaction *n.* 输血反应

transient ischaemic attack (*abbr.* **TIA**) *n.* 短暂性脑缺血发作

trapezius muscle /trəˈpiːzɪəs/ *n.* 斜方肌

Treponema pallidum /ˌtrepəˈniː məˈpælɪdəm/ *n.* 苍白密螺旋体,梅毒螺旋体

triceps muscle *n.* 三头肌

tricuspid incompetence *n.* 三尖瓣关闭不全

tricuspid regurgitation *n.* 三尖瓣反流

tricuspid stenosis *n.* 三尖瓣狭窄

tricuspid valve *n.* 三尖瓣,右房室瓣

trigeminal nerve *n.* 三叉神经

trigeminal neuralgia *n.* 三叉神经痛

triple vaccine *n.* 三联疫苗

tubal ligation *n.* 输卵管结扎

tuberous sclerosis *n.* 结节性硬化症

tumor angiogenesis *n.* 肿瘤血管发生

tumor antigen *n.* 肿瘤抗原

tumor necrosis factor *n.* 肿瘤坏死因子

tumor suppressor gene *n.* 肿瘤抑制基因

tympanic membrane *n.* 鼓膜

typhoid fever *n.* 伤寒

U

ulcerative colitis *n.* 溃疡性结肠炎

ultrasound scanning *n.* 超声扫描

ultraviolet light *n.* 紫外线,紫外光

umbilical cord *n.* 脐带

umbilical hernia *n.* 脐疝

upper airway *n.* 上呼吸道

urethral discharge *n.* 尿道排出物

urethral stricture *n.* 尿道狭窄

uric acid *n.* 尿酸

urinary bladder *n.* 膀胱

urinary incontinence *n.* 尿失禁

urinary retention *n.* 尿潴留

urinary system *n.* 泌尿系统

urinary tract *n.* 泌尿道,尿路

V

vacuum extraction *n.* 真空吸引术,胎头吸引术

vaginal bleeding *n.* 阴道出血

vaginal delivery *n.* 阴道分娩

vaginal discharge *n.* 阴道分泌物

vaginal orifice *n.* 阴道口

vagus nerve /ˈveɪgəs/ *n.* 迷走神经

valve replacement *n.* 瓣膜置换术

variant angina *n.* 变异型心绞痛

varicella-zoster virus (*abbr.* **VZV**) *n.* 水痘-带状疱疹病毒

varicose vein /ˈværɪkəʊs ˌveɪn/ *n.* 曲张静脉

vascular endothelial growth factor (*abbr.* **VEGF**) *n.* 血管内皮增长因子

vascular endothelium *n.* 血管内皮

vascular resistance *n.* 血管阻力

vascular system *n.* 血管系统,维管系统

vegetative state *n.* 植物人状态

vena cava /ˌviːnə ˈkeɪvə/ (*pl.* **venae cavae** /ˌviːniː ˈkeɪviː/) *n.* 腔静脉

venous congestion *n.* 静脉充血

venous pressure *n.* 静脉压

venous pulse *n.* 静脉搏动

venous return *n.* 静脉回流

venous thrombosis *n.* 静脉血栓形成

ventricular arrhythmia *n.* 室性心律失常

ventricular fibrillation *n.* 心室纤维性颤动

ventricular hypertrophy *n.* 心室肥大

ventricular septal defect *n.* 室间隔缺损

ventricular systole *n.* 心室收缩

ventricular tachycardia *n.* 室性心动过速

vicious circle *or* **vicious cycle** *n.* 恶性循环
viral hepatitis *n.* 病毒性肝炎
viral pneumonia *n.* 病毒性肺炎
visceral leishmaniasis *n.* 内脏利什曼病
visceral pericardium *n.* 心包脏层
vision test *n.* 视力试验
visual acuity *n.* 视敏度
visual field *n.* 视野
vital sign *n.* 生命体征
vital organ *n.* 生命器官
vitamin A *n.* 维生素A
vitamin B *n.* 维生素B
vitamin B complex *n.* 复合维生素B
vitamin C *n.* 维生素C
vitamin D *n.* 维生素D
vitamin E *n.* 维生素E
vitamin K *n.* 维生素K
vitamin supplement *n.* 维生素补充剂
vitreous haemorrhage /ˈvɪtriəs/ *n.* 玻璃体积血
vitreous humour *n.* 玻璃体,玻璃体液
vocal cord *n.* 声带

W

walking aids *n.* 辅助行走器
waste product *n.* 废品,排泄物
water intoxication *n.* 水中毒
water retention *n.* 水分保持
water-borne infection *n.* 水传感染,水传染
water-soluble vitamin *n.* 水溶性维生素
weight gain *n.* 体重增长
weight loss *n.* 体重减轻
weight reduction *n.* 重量减轻
white blood cell *or* **white cell** *n.* 白细胞
white blood cell count *or* **white cell count** *n.* 白细胞计数
white matter *n.* 白质
whooping cough *n.* (*syn.* **pertussis**) 百日咳
wisdom tooth *n.* 智齿
withdrawal bleeding *n.* 撤药性出血
withdrawal reflex *n.* 撤回反射
withdrawal symptom *n.* 戒断症状
wound infection *n.* 伤口感染
wry neck /ˈraɪ ˌnek/ *n.* 斜颈

X

X chromosome *n.* X染色体

Y

Y chromosome *n.* Y染色体
yellow fever *n.* 黄热病

Z

zinc oxide *n.* 氧化锌
zygomatic arch /ˌzaɪgəˈmætɪk/ *n.* 颧弓

Test 13

Ⅰ. Match each of the definitions with one of the phrases from the box. Some of the given phrases are not used.

Adam's apple aplastic anaemia aviation medicine bone marrow gray matter brain haemorrhage gestational diabetes folic acid food allergy intestinal endoscope plastic surgery terminal care circulatory system preventive medicine keyhole surgery

1. ____________: a soft substance that fills the hollow parts of bones
2. ____________: brownish-gray nerve tissue, especially of the brain and spinal cord, composed of nerve cell bodies and their dendrites and some supportive tissue
3. ____________: the system of structures, consisting of the heart, blood vessels, and lymphatics, by which blood and lymph are circulated throughout the body
4. ____________: a medical specialty primarily concerned with prevention of disease
5. ____________: medical operations to repair injury to a person's skin, or to improve a person's appearance
6. ____________: gastrointestinal disturbances, skin eruptions, or shock due to allergic reactions to allergens in food
7. ____________: deficiency of all types of blood cell caused by failure of bone marrow development
8. ____________: is one of the B group of vitamins. It is found in green vegetables and fruit
9. ____________: medical and nursing care of patients in the terminal stage of an illness

10. ____________: the lump at the front of the throat that sticks out, particularly in men, and moves up and down when you swallow

Ⅱ. Complete each of the sentences with one of the phrases from the box in the correct form. Some of the given phrases are not used.

barrier nursing	blood bank	kiss of life	life span	morning sickness
tennis elbow	biological clock	mental age	stuffy nose	taste bud
mineral supplement	lymphatic system	medical record	precocious puberty	neck rigidity

1. Julia was given the ____________ but she could not be revived.
2. Fortunately, there was enough B-positive blood in the hospital ____________ for her surgery.
3. Some ____________ may be harmful in excess, and iron is the most commonly taken mineral supplement and is used to treat iron-deficiency anaemia.
4. In the 1st trimester the breasts start to swell and may become tender. ____________ is common and the baby's major organs have developed by the end of this stage.
5. ____________ is designed to prevent a patient from infecting others or from being infected and the patient is usually isolated in a single room.
6. She is sixteen but has a ____________ of five.
7. For women, the ____________ governs the time for having children.
8. Sinusitis may cause a feeling of fullness in the affected area, fever, a ____________, and loss of the sense of smell.
9. These studies show that people who stay socially and physically active have longer ____________.
10. Some so-called sports injuries, such as ____________, are in fact a type of overuse injury.

Ⅲ. Choose the correct one from the four given choices to complete the sentence appropriately.

1. Acute ____________ commonly begins as a vague pain in the centre but then be-

comes localized.

A. abdominal cavity
B. accessory nerve
C. abdominal swelling
D. abdominal pain

2. Hormones are made of ____________ which include proteins and protein-like compounds.

A. aortic valves
B. amino acids
C. amniotic fluids
D. arterial stents

3. A collection of proteins in ____________ that helps to destroy foreign cells and is an important part of the immune system.

A. blood plasma
B. blood volume
C. blood sugar
D. blood smear

4. Severe persistent aplastic anaemia may be fatal unless a _________ transplant is carried out.

A. germ plasm
B. cystic fibrosis
C. bone marrow
D. gray matter

5. If the mother's pelvis is too small in proportion to the head of her baby, delivery by ____________ is necessary.

A. intestinal obstruction
B. caesarean section
C. breech delivery
D. graft rejection

6. Each cell is an invisibly small bag containing liquid cytoplasm, surrounded by a __________ that regulates the passage of useful substances into the cell; and waste materials and manufactured substances out of the cell.

A. cell membrane
B. cell surface
C. cell body
D. cell cycle

7. Owing to modern anaesthetics and surgical methods, the proportion of __________ has risen substantially in recent years, and patients can usually return home within a few hours.

A. nerve impulse
B. movement therapy
C. orthognathic surgery
D. day surgery

8. ____________ can cause deafness, tinnitus, loss of balance, and pain in the face and the affected ear.

A. Acoustic nerve B. Acute arthritis

C. Accessory nerve D. Acoustic neuroma

9. Obstruction of the ear canal is most often the result of ____________, although in small children, an object may have been pushed into the ear.

A. lanugo hair B. ear drops

C. ear wax D. motor nerve

10. ____________ are most common in young adolescent females but can affect males. In anorexia nervosa, patients, despite being painfully thin, perceive themselves as fat and starve themselves.

A. Eating disorders B. Oculogyric crisis

C. Passive immunity D. Renal insufficiency

Test 14

Ⅰ. Match each of the definitions with one of the phrases from the box. Some of the given phrases are not used.

adipose tissue artificial insemination biliary tract autoimmune disease breakbone fever breech delivery cerebrospinal fluid peptic ulcer inferiority complex mucous membrane motion sickness nerve block pancreatic duct split personality stress incontinence

1. ____________: connective tissue in which fat is stored and which has the cells distended by droplets of fat
2. ____________: a thin layer of skin that covers the inside of the nose and mouth and the outside of other organs in the body, producing mucus to prevent these parts from becoming dry
3. ____________: a disease caused by a virus carried by mosquitoes, that is found in tropical areas and causes fever and severe pain in the joints
4. ____________: a condition in which someone has two very different ways of behaving
5. ____________: a condition (found chiefly in women) in which there is involuntary emission of urine when pressure within the abdomen increases suddenly, as in coughing or jumping
6. ____________: the unpleasant feeling that you are going to vomit , that some people have when they are moving, especially in a vehicle
7. ____________: a feeling that you are not as good, as important or as intelligent as other people
8. ____________: the production of insensibility in a part of the body by injecting an anaesthetic close to the nerves that supply it

9. ____________: a painful sore inside the stomach or another part of the digestive system

10. ____________: the bile ducts and gallbladder

Ⅱ. Complete each of the sentences with one of the phrases from the box in the correct form. Some of the given phrases are not used.

dietary fiber	food allergy	kidney transplant	wisdom tooth	lazy eyes
walking aids	postnatal depression	lumbar puncture	lymph circulation	
chronic bronchitis	chlamydial infection	renal insufficiency	alcohol intoxication	
night blindness	oral hygiene			

1. In most cases, recovery from ____________ takes place naturally as the alcohol is gradually broken down in the liver.
2. Fruits and vegetables are a good source of ____________, as well as of many vitamins and minerals.
3. Breathing difficulty due to air-flow obstruction may be caused by ____________, asthma, an allergic reaction, or lung cancer.
4. After successful ____________, the patient has to take anti-rejection drugs during the rest of his life, which also means a great amount of expense.
5. A child with squint needs treatment to prevent ____________ and in adults double vision needs immediate investigation.
6. The infection is usually a sexually transmitted one, such as gonorrhoea or ________.
7. ____________ is more common in people who suffer from other forms of allergy or hypersensitivity, such as asthma, allergic rhinitis, and eczema.
8. In the course of transporting materials, ____________ plays a major role and lymph circulation plays an auxiliary part.
9. ____________ are equipment for increasing the mobility of people who have a disorder that affects their ability to walk, including walking sticks, crutches, and walking frames.
10. Various vitamin deficiencies (particularly of vitamin A) can affect the eye, which may lead to dry eyes, ____________, or, ultimately, blindness.

Ⅲ. Choose the correct one from the four given choices to complete the sentence appropriately.

1. ____________ is the processes by which cells multiply.

   A. Cell division B. Cell death

   C. Cell cycle D. Cell nucleus

2. The nails are susceptible to damage through injury, or by bacterial or ___________, especially tinea and candidiasis.

   A. arterial pulses B. chlamydial infections

   C.cerebral palsy D. fungal infections

3. The ____________ is a doctor who specializes in the examination of bodies when circumstances suggest death was unnatural.

   A.chief of anesthesia B. resident physician

   C. registered pharmacists D. forensic pathologist

4. Science has shown that ____________ is not a moral failing but rather a disease of the brain that can be prevented and treated.

   A.drop attack B. drug addiction

   C. double vision D. corneal graft

5. Miscarriages may occur because of ____________ or developmental defects in the fetus, or because of severe illness, exposure to toxins, or an autoimmune disorder in the mother.

   A. chromosomal abnormalities B. respiratory failures

   C. plasma exchanges D. pleural effusion

6. ____________ arises from a conflict between the positive wish to be recognized as someone worthwhile and the haunting fear of frustration and failure.

   A. Postnatal depression B. Inferiority complex

   C. Superiority complex D. Positive feedback

7. Antigen can trigger a(n) ____________ , resulting in production of an antibody as part of the body's defence against infection and disease.

   A. immune response B. blood coagulation

   C. false positive D. anaphylactic shock

8. ____________ is usually carried out to collect a sample of cerebrospinal fluid in order to diagnose and investigate disorders of the brain and spinal cord.

A. Cancer screening B. Cardiac arrest

C. Lumbar puncture D. Brain abscess

9. Hemorrhoids are varicose veins in the rectum associated with pain, bleeding, and, in some cases, ____________.

A.renal colic B.pulmonary embolism

C.rectal prolapse D.periodic fever

10. ____________ may cause the baby's heart-rate to slow or to fail to show normal variability, which can be recorded on a cardiotocograph.

A. Fetal circulation B. Femoral hernia

C. Fetal hydrops D. Fetal distress

Ⅲ. 前缀(约100)

prefix	meaning	words
a-/an-	not, without	**a**febrile(无热的);**a**morphous(无定形的);**an**aerobic(无氧运动的);**an**algesia(痛觉缺失);**a**plastic(发育不全的);**a**sexual(无性的)
ab-	away from	**ab**errant(异常的);**ab**lation(切除);**ab**ort(流产);**ab**ortion(流产);**abs**tain(戒除);**ab**use(滥用)
aden-/adeno-	gland	**adeno**carcinoma(腺癌);**adeno**ma(腺瘤);**adeno**pathy(腺体病);**adeno**sine(腺苷);**adeno**virus(腺病毒)
angi-/angio-	vessel	**angio**genesis(血管生成);**angio**genic(血管原的);**angio**gram(血管造影片);**angio**graphy(血管造影术);**angio**plasty(血管成形术)
ant(i)-	against, preventing	**anti**body(抗体);**anti**gen(抗原);**anti**cancer(抗癌的);**anti**microbial(杀菌的);**anti**viral(抗病毒的);
arteri-/arterio-	artery, arterial	**arteri**al(动脉的);**arteri**olar(小动脉的);**arteri**ole(小动脉);**arterio**venous(动静脉的);**arteri**tis(动脉炎)
auto-	self, automatic	**auto**crine(自分泌的);**auto**immune(自体免疫的);**auto**immunity(自身免疫);**auto**logous(自体的);**auto**nomic(自行调控的)
bacteri-/bacterio-	becteria	**bacter**emia(菌血症);**bacteri**al(细菌的);**bacteri**cidal(杀菌的);**bacteri**cide(杀菌剂);**bacterio**phage(噬菌体)
bi-	two, twice	**bi**ceps(二头肌);**bi**lateral(两侧的);**bi**layer(双分子层);**bi**polar(两极的);**bi**sexual(两性的)
bio-	life, living things	**bio**availability(生物药效率);**bio**chemistry(生物化学);**bio**feedback(生物反馈);**bio**marker(生物标志);**bio**technology(生物技术)
bronch-/broncho-	windpipe	**bronchi**ectasis(支气管扩张症);**bronchi**ole(细支气管);**bronchi**tis(支气管炎);**broncho**scope(支气管镜);**broncho**spasm(支气管痉挛)
calc-/calci-	lime, calcium	**calci**fication(骨化);**calci**fy(钙化);**calci**tonin(降钙素);**calc**ulus(结石);hyper**calc**aemia(高钙血症)

续表

prefix	meaning	words
carb-/ carbo-	carbon	bi**carbo**nate(碳酸氢盐);**carbo**hydrate(碳水化合物);**carbo**nate(碳酸盐);**carbo**nated(含二氧化碳的);**carbo**nic(碳的)
carcin-/ carcino-	tumour	adeno**carcino**ma(腺癌);**carcino**gen(致癌物);**carcino**genesis(癌发生);**carcino**genic(致癌的);**carcin**oid(类癌)
cardi-/ cardio-	heart	**cardio**logy(心脏病学);**cardio**myopathy(心肌病);**cardio**pulmonary(心肺的);**cardio**vascular(心血管的);echo**cardio**graphy(心回波描记术)
chol-/chole-	bile	**chol**angitis(胆管炎);**chole**cyst(胆囊);**chole**stasis(胆汁淤积);**chole**sterol(胆固醇);anti**chol**inergic(抗胆碱能的)
col-/ colo(no)-	colon	**col**itis(结肠炎);**colo**nic(结肠的);**colono**scope(结肠镜);**colono**scopy(结肠镜检查);**colo**rectal(结肠直肠的)
cycl-/cyclo-	circle, cycle	**cycl**ic(循环的);doxy**cycl**ine(强力霉素,多西环素);phen**cycl**idine(苯环利定);tetra**cycl**ine(四环素)tri**cycl**ic(三环的)
cyt-/cyto-	cell	**cyto**kine(细胞因子);**cyto**megalovirus(巨细胞病毒);**cyto**plasm(细胞质);**cyto**sol(细胞溶质);**cyto**toxic(细胞毒素的)
de-	removing, opposite	**de**compose(腐烂);**de**congestant(减轻充血的);**de**flate(放气);**de**grade(使降低);**de**nervation(去神经);**de**hydrate(脱水)
dermat-/ dermato-	skin	**dermat**itis(皮炎);**dermato**logist(皮肤病学家);**dermato**logy(皮肤病学);**dermato**me(皮区;皮刀)**dermato**myositis(皮肌炎)
dis-	not, the opposite of	**dis**colour(使变色);**dis**continue(终止);**dis**infect(消毒);**dis**locate(使脱位);**dis**sociated(分裂的)
dys-	bad; difficult, abnormal	**dys**pepsia(消化不良);**dys**phagia(吞咽困难);**dys**plasia(发育异常);**dys**pnoea(呼吸困难);**dys**trophy(营养不良)
electro-	electricity, electric	**electro**cardiogram(心电图);**electro**de(电极);**electro**lyte(电解溶液);**electro**physiologic(电生理学的);**electro**physiology(电生理学)
endo-	internal; within	**endo**cardium(心内膜);**endo**crine(内分泌的);**endo**genous(内生的);**endo**metrium (子宫内膜);**endo**scope(内窥镜)
epi-	upon, above, in addition	**epi**dermis(表皮);**epi**dural(硬膜外的);**epi**gastrium(腹上部);**epi**nephrine(肾上腺素);**epi**thelium(上皮)
fibr-	fibre; fibrous	**fibr**illation(原纤维形成);**fibr**in(纤维蛋白);**fibr**inolysis(纤维蛋白溶解);**fibr**oid(纤维性的);**fibr**oma(纤维瘤)**fibr**osis(纤维变性)

续表

prefix	meaning	words
gastr-/ gastro-	stomach	**gastr**in(促胃液素);**gastr**itis(胃炎);**gastro**enteritis(胃肠炎);**gastro**intestinal(胃肠的);naso**gastr**ic(鼻胃的)
gen-/geno-	gene; birth; race; kind	**gen**erate(生殖);**gen**eric(通用的;属的);**gen**etic(基因的);**ge**nome(基因组);**geno**type(基因型)
glyc-/glyco-	sweet	**glyc**erol(甘油);**glyco**gen(糖原);hyper**glyc**aemia(高血糖症);hypo**glyc**aemia(低血糖症);tri**glyc**eride(甘油三酸酯)
granul-/ granulo-	granule	**granul**ar(颗粒的);**granul**ation(肉芽形成);**granul**oma(肉芽肿);**granulo**matosis(肉芽肿病);**granulo**matous(肉芽肿的)
haem(o)-/ haem(at)-	blood	**haemat**ocrit(血细胞比容);**haemat**ology(血液学);**haemo**dialysis(血液透析);**haemo**lytic(溶血的);**haemo**rrhage(出血)
hepat-/ hepato-	liver	**hepat**ectomy(肝切除术);**hepat**itis(肝炎);**hepato**cellular(肝细胞的);**hepato**cyte(肝细胞);**hepato**megaly(肝肿大)
hist-/histo-	tissue	**hist**amine(组胺);**histo**compatibility(组织相容性);**hist**ologic(组织学的);**hist**ology (组织学);**histo**pathology(病理组织学)
hydr-/ hydro-	water; hydrogen	**hydr**ate(水化物);**hydro**cortisone(氢化可的松);**hydro**lysis(水解);**hydro**phobia(恐水);**hydr**ops(水肿)
hyper-	above; beyond; extreme	**hyper**activity(活动过度);**hyper**kalaemia(高钾血症);**hyper**sensitive(过敏的);**hyper**tensive(高血压的);**hyper**trophic(肥大的)
hypo-	under; below normal	**hypo**dermis(下皮);**hypo**plasia(发育不全);**hypo**thalamus(下丘脑);**hypo**thermia(低温);**hypo**thyroidism(甲减)
immuno-	immune, immunity	**immuno**logy(免疫学);**immuno**competent(免疫活性的);**immuno**compromised(免疫减弱的);**immuno**globulin(免疫球蛋白);**immuno**suppress(抑制免疫)
im- (before b, m, p)	negative	**im**balance(不平衡);**im**maturity(未成熟);**im**mobile(不动的);**im**mobilize(使不动);**im**mobility(不动);**im**potent(阳痿的)
in-	negative	**in**compatibility(不相容性);**in**competent(机能不全的);**in**continent(失禁的);**in**coordination(共济失调);**in**digestion(消化不良)
in-/im-	in, on	**im**plant(植入);**in**hale(吸入);**in**patient(住院病人);**in**sertion(插入);**in**gest(咽下);**in**nate(天生的);**i**rradiate(照射,放射)
inter-	between, from one to another	**inter**cellular(在细胞间的);**inter**course(交际);**inter**costal(肋骨间的);**inter**stitial(间隙的);**inter**feron(干扰素)

续表

prefix	meaning	words
intra-	inside, within	**intra**abdominal(腹内的);**intra**cranial(颅内的);**intra**muscular(肌肉内的);**intra**ocular(眼内的);**intra**uterine(子宫内的)
lact-	milk	**lact**ase(乳糖酶);**lact**ate(泌乳);**lact**ation(哺乳期);**lact**ic(乳的);**lact**ose(乳糖);pro**lact**in(催乳素);ga**lact**ose(半乳糖)
lip-/lipo-	fat	hyper**lip**idaemia(高脂血症);**lip**ase(脂肪酶);**lip**id(脂质,类脂);**lip**oma(脂肪瘤);**lipo**protein(脂蛋白);phospho**lip**id(磷脂)
lymph- **lympho-**	lymph	**lymph**adenitis(淋巴结炎);**lymph**adenopathy(淋巴结病);**lymph**angitis(淋巴管炎);**lympho**cyte(淋巴细胞);**lymph**oid(淋巴的)
mal-	bad or badly	**mal**absorption(吸收不良);**mal**formation(畸形);**mal**nourished(营养不良的);**mal**nutrition(营养不良);**mal**occlusion(错位咬合)
medi-	middle	**medi**al(近中的);**medi**an(正中的);**medi**astinal(纵隔的);**medi**astinum(中隔,中隔);**medi**ate(调节);**medi**ator(调停者;中介物)
megal-/ **megalo-**	large	**megalo**blast(巨成红细胞);**megalo**blastic(巨成红细胞的);spleno**megal**y(脾肿大);cyto**megalo**virus(巨细胞病毒);hepato**megal**y(肝肿大)
men-/meno-	month	a**men**orrhoea(闭经);**men**arche(月经初潮);**meno**pause(绝经);**men**strual(月经的);**men**struate(行经);**men**struation(月经)
meta-	change; higher, beyond	**meta**bolic(新陈代谢的);**meta**bolism(新陈代谢);**meta**carpal(掌骨);**meta**plasia(组织变形);**meta**stasize(转移);**meta**tarsal(跖骨)
micro-	small, one-millionth (10^{-6})	**micro**gram(微克);**micro**be(微生物);**micro**biologic(微生物的);**micro**biology(微生物学);**micro**organism(微生物);**micro**scope(显微镜)
mono-	only, sole	**mono**amine(一元胺);**mono**clonal(单克隆的);**mono**cyte(单核细胞);**mono**nucleosis(单核细胞增多症);**mono**xide(一氧化物)
muc-	mucus	**muc**osa(黏膜);**muc**osal(黏膜的);**muc**ous(黏液的);**muc**us(黏液);sub**muc**osa(黏膜下层)
myel-	bone marrow	**myel**in(髓磷脂);**myel**oid(骨髓的);**myel**oma(骨髓瘤);osteo**myel**itis(骨髓炎);polio**myel**itis(脊髓灰质炎)
myo-	muscle	**myo**cardial(心肌的);**myo**carditis(心肌炎);**myo**cardium(心肌);**myo**globin(肌红蛋白);**myo**sin(肌球蛋白);**myo**sitis(肌炎)

续表

prefix	meaning	words
neo-	new, recent	**neo**natal(新生儿的);**neo**nate(新生儿);**neo**plasia(瘤形成);**neo**plasm(赘生物);**neo**plastic(赘生物的)
nephr-	kidney	glomerulo**nephr**itis(肾小球肾炎);**nephr**itis(肾炎);**nephr**opathy(肾病);**nephr**otic(肾病的);pyelo**nephr**itis(肾盂肾炎);
neur-/ neuro-	nerve	**neur**al(神经的);**neur**itis(神经炎);**neuro**fibroma(神经纤维瘤);**neuro**logy(神经病学);**neur**on(神经元);**neuro**pathy(神经病)
nucle-	nucleus	deoxyribo**nucle**ic(脱氧核糖核的);**nucle**ar(原子核的);**nucle**ic(核的);**nucle**us(原子核);mono**nucle**osis(单核细胞增多症)
nutri-	nourish	**nutri**ent(营养素);**nutri**tion(营养);**nutri**tional(营养的);**nutri**tionist(营养学家);**nutri**tious(有营养的);under**nutri**tion(营养不良)
organ-	organ, organic	**organ**elle(细胞器);**organ**ic(器官的,有机的);**organ**ism(生物);in**organ**ic(无机的);micro**organ**ism(微生物)
oss-/ osteo-	bone	**oss**ification(骨化);**osteo**arthritis(骨关节炎);**osteo**cyte(骨细胞);**osteo**myelitis(骨髓炎);**osteo**path(按骨术医士);**osteo**porosis(骨质疏松症)
over-	too much	**over**active(活动过度的);**over**activity(活动过度)**over**dose(用药过量);**over**growth(生长过度);**over**lap(交叠)
ox(i)-/ ox(y)-	oxygen	anti**oxi**dant(抗氧化剂);**oxy**genate(氧合);**oxy**genated(氧合的);**oxy**genation(氧合);di**oxi**de(二氧化物);hyp**ox**ia(缺氧)
par-/para-	similar to, beside, beyond	**para**sympathetic(副交感神经的);**para**thyroid(甲状旁腺);**para**site(寄生物);**para**lysis(瘫痪);**par**enteral(胃肠外的);**para**medic(护理人员)
path-/ patho-	disease	**patho**gen(病原体);**patho**genesis(发病机制);**patho**genic(疾病的);**patho**logic(病理学的);**patho**logy(病理学)
peri-	around	**peri**anal(肛周的);**peri**carditis(心包炎);**peri**cardium(心包);**peri**natal(围产期的);**peri**neum(会阴);**peri**operative(围手术期的);**peri**osteum(骨膜)
phag-/ phago-	eat	**phago**cyte(噬菌细胞);**phago**cytosis(吞噬作用);bacterio**phag**e(噬菌体);dys**phag**ia(吞咽困难);macro**phag**e(巨噬细胞);oeso**phag**us(食道)
pharmac-	drug	**pharmac**eutical(制药的);**pharmac**ist(药剂师);**pharmac**ologic(药理学的);**pharmac**ology(药理学);**pharmac**y(药剂学,制药学)

续表

prefix	meaning	words
phosph-	phosphorus	**phosph**atase(磷酸酶);**phosph**ate(磷酸盐);**phosph**olipid(磷脂);**phosph**orus(磷);tri**phosph**ate(三磷酸盐)
pneumo-	lung	**pneumo**coniosis(尘肺);**pneumo**cystis(肺囊虫);**pneumo**nia(肺炎);**pneumo**nitis(肺炎);**pneumo**thorax(气胸)
poly-	many	**poly**cystic(多囊的);**poly**mer(聚合物);**poly**myositis(多肌炎);**poly**peptide(多肽);**poly**saccharide(多糖);**poly**uria(多尿症)
post-	after	**post**menopausal(绝经后的);**post**mortem(死后的);**post**natal(出生后的);**post**operative(手术后的);**post**partum(产后的);**post**prandial(饭后的)
pre-	before	**pre**cancerous(癌前期的);**pre**clinical(临证前期的);**pre**eclampsia(先兆子痫);**pre**frontal(额叶前部的);**pre**mature(过早的);**pre**natal(产前的)
prote-	protein	alphafeto**prote**in(甲胎蛋白);apolipo**prote**in(阿朴脂蛋白);lipo**prote**in(脂蛋白);**prote**ase(蛋白酶);**prote**in(蛋白质);**prote**inuria(蛋白尿)
psych-/ psycho-	mind	**psych**iatry(精神病学);**psych**ology(心理学);**psycho**social(社会心理的);**psycho**therapy(心理疗法);**psycho**tic(精神病的)
radi-/radio-	ray; radius	**radi**al(桡骨的);**radi**us(桡骨);**radi**ation(放射);**radio**active(放射性的);**radio**graphy(放射照相术);**radi**ology(放射学);**radio**therapy(放射治疗)
re-	again; back	**re**absorb(重吸收);**re**action(反应);**re**combination(重组);**re**construct(重建);**re**cover(恢复);**re**cur(复发);**re**flux(回流);**re**produce(繁殖)
retin-/ retino-	retina	**retin**a(视网膜);**retin**al(视网膜的);**retin**itis(视网膜炎);**retino**blastoma(视网膜母细胞瘤);**retin**ol(视黄醇);**retino**pathy(视网膜病)
retro-	back or backwards	anti**retro**viral(抗反录病毒的);**retro**peritoneal(腹膜后的);**retro**spective(回溯的);**retro**viral(转录病毒的);**retro**virus(反转录病毒)
scler-/ sclero-	hard	athero**scler**osis(动脉粥样硬化);oto**scler**osis(耳硬化症);**scler**a(巩膜);**sclero**derma(硬皮病);**scler**osing(致硬化的);**scler**osis(硬化)
self-	oneself; itself	**self**-care(自我保健);**self**-fertilization(自体受精);**self**-harm(自残);**self**-injury(自我损伤);**self**-limited(自我限制的);**self**-tolerance(自体耐受性)

续表

prefix	meaning	words
sens-	feel	**sens**ation(感觉);**sens**ibility(感受性);**sens**itive(敏感的);**sens**itivity(敏感);**sens**itize(致敏);**sens**or(传感器);**sens**ory(感官的)
sec-/sero-	serum	**ser**ological(血清学的);**ser**ology(血清学);**ser**osa(浆膜);**sero**tonin(血清素);**ser**ous(血清的);**ser**um(血清);anti**ser**um(抗血清)
spas-	draw, pull	broncho**spasm**(支气管痉挛);**spas**m(痉挛);**spas**modic(间歇的);**spas**tic(痉挛的);**spas**ticity(痉挛状态);vaso**spas**m(血管痉挛)
sub-	below, less than; under	**sub**acute(亚急性的);**sub**clavian(锁骨下的);**sub**conscious(潜意识的);**sub**cutaneous(皮下的);**sub**lingual(舌下的);**sub**mucosa(粘膜下层)
super-	above; beyond; extreme	**super**ficial(表皮的);**super**impose(使重叠); **super**infection(重叠感染);**super**ior(上部的);**super**oxide(过氧化物);**super**vene(并发)
syn-	with; together	**syn**drome(综合征);**syn**ergist(协同器官);**syn**ergistic(协同的);**syn**ergy(协同);**syn**thesis(合成);**syn**thesise(合成);**syn**thetic(合成物)
therm-/thermo-	heat	hyper**therm**ia(体温过高);hypo**therm**ia(体温过低);**therm**al(热的);**thermo**genesis(生热作用);**thermo**meter(温度计)
thromb-/thrombo-	blood clot	**thrombo**cyte(血小板);**thrombo**embolism(血栓栓塞);**thrombo**lytic(血栓溶解的);**thromb**osis(血栓形成);**thromb**us(血栓)
thyr-/thyro-	thyroid	**thyr**oidectomy(甲状腺切除术);**thyr**oiditis(甲状腺炎);**thyr**oxine(甲状腺素)para**thyr**oid(甲状旁腺的);hyperpara**thyr**oidism(甲状旁腺机能亢进)
tox-/toxo-	toxic, poisonous	anti**tox**in(抗毒素);**tox**ic(有毒的);**tox**in(毒素);**toxo**plasmosis(弓浆虫病);cyto**tox**ic(细胞毒素的);endo**tox**in(内毒素);in**tox**icate(使中毒)
trans-	across; through; change	**trans**verse(横的);**trans**fix(贯穿);**trans**fuse(输液);**trans**cribe(转录);**trans**genic(转基因的);**trans**plant(移植);**trans**fer(转移)
tri-	three	**tri**ad(三价元素);**tri**ceps(三头肌);**tri**cuspid(三尖瓣的);**tri**geminal(三叉神经的);**tri**glyceride(甘油三酸酯);**tri**phosphate(三磷酸盐)

续表

prefix	meaning	words
tuber-	swelling; node	**tuber**cle(结节);**tuber**cular(结核病的);**tuber**culin(结核菌素);**tuber**culosis(肺结核);**tuber**osity(粗隆);**tuber**ous(有结节的)
ulcer-	ulcer	**ulcer**(溃疡);**ulcer**ate(溃烂);**ulcer**ated(溃疡的);**ulcer**ation(溃疡形成);**ulcer**ative(溃疡的)
un-	not; the opposite of	**un**coordinated(共济失调的);**un**affected(未受影响的);**un**born(未出生的);**un**descended(未降的);**un**digested(未消化的);**un**responsive(无效的)
ur-/uro-	urine	**ur**ea(尿素);**ur**emia(尿毒症);**ur**eter(输尿管);**ur**ethra(尿道);**ur**ethritis(尿道炎);**ur**inary(尿的);**ur**inate(排尿);**uro**genital(泌尿生殖的)
vas-/vaso-	vessel	**vas**cular(血管的);**vas**culitis(脉管炎);**vaso**active(血管作用的);**vaso**constriction(血管收缩);**vaso**dilation(血管舒张);**vaso**motor(血管舒缩的)
vir-	virus	**vir**aemia(病毒血症);**vir**al(病毒的);**vir**ion(病毒粒子);**vir**ology(病毒学);**vir**ulence(毒性);**vir**ulent(有毒力的);corona**virus**(冠状病毒)

Ⅳ. 后缀(约50)

suffix	meaning	words
-amine	amine	dop**amine**(多巴胺);hist**amine**(组胺);mono**amine**(一元胺);antihist**amine**(抗组织胺药);amphet**amine**(苯丙胺,安非他明);thi**amine**(硫胺)
-ant (adjective)	causing or being	adjuv**ant**(辅助性的);irrit**ant**(会引起发炎的);pregn**ant**(怀孕的);intoler**ant**(排斥的);decongest**ant**(减轻充血的);domin**ant**(占优势的)
-ant (noun)	agent	contamin**ant**(污染物);depress**ant**(抑制药);mut**ant**(变种);relax**ant**(弛缓药);stimul**ant**(兴奋剂);vari**ant**(变异体);antidepress**ant**(抗抑郁药)
-ase	enzyme	synth**ase**(合成酶);transfer**ase**(转移酶);oxid**ase**(氧化酶);phosphat**ase**(磷酸酶);polymer**ase**(聚合酶);reduct**ase**(还原酶);lact**ase**(乳糖酶)
-ate (verb)	act upon	activ**ate**(激活);attenu**ate**(稀释);propag**ate**(繁殖);aggrav**ate**(恶化);coagul**ate**(使凝结);cultiv**ate**(培养);dehydr**ate**(脱水);denerv**ate**(去神经)
-ate (noun)	salt or ester	acet**ate**(醋酸盐);barbitur**ate**(巴比妥酸盐);bicarbon**ate**(碳酸氢盐);carbon**ate**(碳酸盐);salicyl**ate**(水杨酸盐);fol**ate**(叶酸盐)
-cyte	cell	astro**cyte**(星形细胞);osteo**cyte**(骨细胞);phago**cyte**(噬菌细胞);thrombo**cyte**(凝血细胞);erythro**cyte**(红细胞);hepato**cyte**(肝细胞);
-(a)emia	blood	hypercalc**emia**(高钙血);hyperkal**emia**(高钾);hyperlipid**emia**(高脂血);hypox**emia**(低氧血)isch**emia**(缺血);py**emia**(脓血症)
-en	make or become	moist**en**(使湿润);redd**en**(发红);stiff**en**(使僵硬);strength**en**(加强);thick**en**(变厚);tight**en**(使变紧);weak**en**(使虚弱)
-fy/-ify	make or become	magn**ify**(增大);mod**ify**(修正);ampl**ify**(扩大);calc**ify**(钙化);sign**ify**(表示);ident**ify**(识别)

续表

-genesis	origin; production	embryo**genesis**(胚胎发生); angio**genesis**(血管生成); thermo-**genesis**(生热); carcino**genesis**(癌发生); patho**genesis**(发病机制)
-gen	producer; one that is produced	andro**gen**(雄性激素); terato**gen**(致畸剂); patho**gen**(病原体); plasmino**gen**(纤溶酶原); progesto**gen**(孕激素); superanti**gen**(超级抗原)
-genic	producing; produced by	aller**genic**(变应原的); carcino**genic**(致癌的); onco**genic**(致瘤的); patho**genic**(致病的); pyo**genic**(化脓的); terato**genic**(致畸的)
-graphy	scratch; write; record	mammo**graphy**(乳房X射线照相术); angio**graphy**(血管造影术); tomo**graphy**(体层摄影术); radio**graphy**(X光线照相); ul-trasono**graphy**(超声检查)
-ia	state and disorder	dement**ia**(痴呆); dysplas**ia**(发育异常); hematur**ia**(血尿); ure-m**ia**(尿毒症); hyperglycem**ia**(高血糖症); dyspeps**ia**(消化不良)
-ics	science, art or activity	eugen**ics**(优生学); genet**ics**(遗传学); genom**ics**(基因组学); pediatr**ics**(儿科学); therapeut**ics**(治疗学); obstetr**ics**(产科学); orthodont**ics**(口腔正畸学)
-in	substance	tox**in**(毒素); endotox**in**(内毒素); tubercul**in**(结核菌素); secre-t**in**(分泌素); ren**in**(肾素); gastr**in**(促胃液素); gentamic**in**(庆大霉素)
-ine	chemical substance	tetracycl**ine**(四环素); thyrox**ine**(甲状腺素); morph**ine**(吗啡); phencyclid**ine**(苯环利定); quinid**ine**(奎尼丁); thyrox**ine**(甲状腺素); vacc**ine**(疫苗)
-ing	action or process	age**ing**(衰老); breastfeed**ing**(母乳喂养); chok**ing**(哽塞); hard-en**ing**(硬化); imag**ing**(成像); narrow**ing**(变窄); poison**ing**(中毒)
-ism	abnormal state; act or process	alcohol**ism**(酒精中毒); metabol**ism**(新陈代谢); parkinson**ism**(帕金森病); embol**ism**(栓塞); anabol**ism**(合成代谢)
-ist	specialist	anaesthet**ist**(麻醉师); anatom**ist**(解剖学家); pharmac**ist**(药剂师); physiolog**ist**(生理学家); psycholog**ist**(心理学家); acu-punctur**ist**(针疗师)
-itis	disease or inflammation	appendic**itis**(阑尾炎); sinus**itis**(鼻窦炎); spondyl**itis**(脊椎炎); stomat**itis**(口腔炎); thyroid**itis**(甲状腺炎): tonsill**itis**(扁桃体炎)

续表

-ium	metallic element; region	atr**ium**(心房);pericard**ium**(心包);cran**ium**(颅骨);myocard**ium**(心肌层):il**ium**(髂骨):calc**ium**(钙):potass**ium**(钾);bar**ium**(钡)
-ize/-ise -yze/-yse	become, make	immun**ize**(使免疫);metastas**ize**(转移);fertil**ize**(使受精);hospital**ize**(使住院);paral**yze**(使瘫痪);catal**yze**(催化);local**ise**(使局部化)
-ject	throw	e**ject**(喷射);in**ject**(注射);pro**ject**(投射);re**ject**(排异);sub**ject**(使经受)
-lysis	dissolving; disintegration	fibrino**lysis**(纤维蛋白溶解);haemo**lysis**(溶血);hydro**lysis**(水解);rhabdomyo**lysis**(横纹肌溶解);haemodia**lysis**(血液透析)
-oid	similar to	carcin**oid**(类癌);oste**oid**(类骨质);ster**oid**(类固醇);thyr**oid**(甲状腺);fibr**oid**(纤维性的);lymph**oid**(淋巴样的);sigm**oid**(乙状结肠的)
-ol	alcohol or phenol	ethan**ol**(乙醇);paracetam**ol**(醋氨酚);ster**ol**(固醇);choleste**rol**(胆固醇);cortis**ol**(皮质醇);methan**ol**(甲醇);glycer**ol**(甘油,丙三醇)
-ologic/ -ological	relating to a subject	radi**ologic**(放射学的);ser**ologic**(血清学的);vir**ologic**(病毒学的);path**ologic**(病理的);aeti**ologic**(病原学的)
-ology	subject	neur**ology**(神经病学);onc**ology**(肿瘤学);ophthalm**ology**(眼科学);path**ology**(病理学);pharmac**ology**(药理学);vir**ology**(病毒学);
-oma	tumour, abnormal growth	aden**oma**(腺瘤);terat**oma**(畸胎瘤);sarc**oma**(肉瘤);granul**oma**(肉芽瘤);lymph**oma**(淋巴癌);meningi**oma**(脑膜瘤);fibr**oma**(纤维瘤)
-one	ketone or related compound	progester**one**(孕酮);androster**one**(雄甾酮);horm**one**(性激素);dexamethas**one**(地塞米松);hydrocortis**one**(氢化可的松);testoster**one**(睾酮);
-ose	full; carbohydrate	adip**ose**(多脂的);varic**ose**(静脉曲张的);dextr**ose**(葡萄糖,右旋糖);fruct**ose**(果糖);galact**ose**(半乳糖);lact**ose**(乳糖);gluc**ose**(葡萄糖)
-osis	process; disease	acid**osis**(酸中毒);anchyl**osis**(关节僵硬);cirrh**osis**(肝硬化);cyan**osis**(发绀);fibr**osis**(纤维变);necr**osis**(坏死)
-otic	relating to a process, or adisease	scler**otic**(硬化症的);psych**otic**(精神病的);thromb**otic**(血栓形成的);narc**otic**(有麻醉作用的);necr**otic**(坏死的);nephr**otic**(肾病的)

续表

-pathy	disease; therapy	cardiomyo**pathy**(心肌病);encephalo**pathy**(脑病);osteo**pathy**(按骨术;骨病);nephro**pathy**(肾病);neuro**pathy**(神经病);naturo**pathy**(自然疗法)
-plasia	growth; development	ana**plasia**(退行发育);dys**plasia**(发育异常);hyper**plasia**(增生);hypo**plasia**(发育不全);meta**plasia**(组织变形);neo**plasia**(瘤形成)
-rrh(o)ea	flow, discharge	ameno**rrhoea**(闭经);dia**rrhoea**(腹泻);gono**rrhoea**(淋病);leuco**rrhoea**(白带);rhino**rrhoea**(鼻液溢);steato**rrhoea**(脂肪泻)
-scope	instrument for viewing or observing	stetho**scope**(听诊器);endo**scope**(内腔镜);micro**scope**(显微镜);colono**scope**(结肠镜);broncho**scope**(支气管镜)
-scopy	viewing; seeing; observation	broncho**scopy**(支气管镜检查);colono**scopy**(结肠镜检查);endo**scopy**(内镜检查术);sigmoido**scopy**(乙状结肠镜检查);micro**scopy**(显微镜检查)
-some	body	auto**some**(常染色体);chromo**some**(染色体);lyso**some**(溶酶体);ribo**some**(核糖体);schisto**some**(血吸虫)
-therapy	treatment	aroma**therapy**(芳香疗法);physio**therapy**(物理疗法);psycho**therapy**(精神疗法);radio**therapy**(放射治疗);chemo**therapy**(化学疗法);mono**therapy**(单一疗法)
-tomy	cutting	valvo**tomy**(瓣膜切开术);hepatec**tomy**(肝切除术);splenec**tomy**(脾切除术);thyroidec**tomy**(甲状腺切除术);tracheo**tomy**(气管切开术)
-ular	of,relatingto, or resembling	retic**ular**(网状的);tuberc**ular**(有结核的);tub**ular**(管状的);cell**ular**(细胞的);gland**ular**(腺的);molec**ular**(分子的)gran**ular**(颗粒的)
-ule	little one	gran**ule**(细颗粒);ven**ule**(小静脉);nod**ule**(小瘤);pust**ule**(小疱疹);caps**ule**(囊;小容器);nod**ule**(结,小结);tub**ule**(小管)

Test 15

Ⅰ. Choose the correct affix according to the meaning given.

1. ____________: cell
2. ____________: heat
3. ____________: kidney
4. ____________: fiber
5. ____________: disease
6. ____________: skin
7. ____________: under
8. ____________: muscle
9. ____________: breast
10. ____________: tumor

a. mamm- / mammo-
b. hypo-
c. derm- / dermat(o)-
d. therm-
e. -cyte
f. myo-
g. -oma
h. patho-
i. fibr- / fibro-
j. nephr- / nephro-

Ⅱ. Match each of the definitions with one of the words from the box. Some of the given words are not used.

genetics	dysfunction	contraindication	electrocardiogram	analgesia
cardiomyopathy	intrauterine	calcification	chemotherapy	hepatitis
autoantibody	bactericide	acupuncture	hypodermis	immaturity

1. ____________: any disease of the heart muscle that weakens the force of cardiac contractions
2. ____________: loss or reduction of pain sensation
3. ____________: an antibody that reacts against the body's own cells
4. ____________: the deposition of calcium salts in developing teeth
5. ____________: factors in a patient's condition that would make it unwise to pursue a certain treatment

6. ____________: the use of drugs to treat cancer, also a way to use antibiotics to treat infectious diseases
7. ____________: any medical condition in which a part of your body does not work normally
8. ____________: a diagnostic tool that measures and records electrical activity of the heart
9. ____________: a substance or agent that destroys bacteria
10. ____________: the study of inheritance, the chemical basis by which characteristics are determined

Ⅲ. Fill in the blanks with the correct form of the given words by adding a prefix or suffix.

1. In west and central Africa, one newborn in 20 dies. A major reason is __________, the death rates are among the highest in the world. (maturity)
2. Tens of thousands of people now undergo dialysis three times a week, often as a bridge to kidney ____________. (transplant)
3. The disease can be caused by an ____________ of the heart structure or of the electrical system of the heart. (normality)
4. Sometimes fibrous tissue forms and ____________, creating a bony ankylosis at the joint and preventing any movement at all. (calcification)
5. Chronic diarrhea can be a sign of ____________, which means nutrients are not being fully absorbed by the body. (absorb)
6. ____________ is a scientific study of viruses and the diseases caused by them. (virus)
7. High blood glucose levels, known as ____________, can cause serious health problems. (glycemia)
8. The liver and spleen may enlarge, and ____________ tissue in the abdomen may be affected. (lymph)
9. Drinking milk regularly can improve physical quality and enhance ability to ____________. (immune)
10. The doctor said that there was no need to ____________ my pain, that it was just a hematoma and that the pain would go away by itself. (medicine)

Test 16

Ⅰ. Choose the correct affix (prefix or suffix) according to the meaning given.

1. ____________: throw　　a. -itis
2. ____________: windpipe　　b. phago-
3. ____________: fat　　c. -ject
4. ____________: disease　　d. adeno-
5. ____________: producing　　e. bronch-
6. ____________: internal　　f. -genic
7. ____________: gland　　g. carcino-
8. ____________: eat　　h. endo-
9. ____________: agent　　i. -ant
10. ____________: tumour　　j. lip-

Ⅱ. Fill in the blanks with the correct form of the words given by adding a prefix or suffix.

1. Many medicines are dangerous; the margin between dose and ____________ is often narrow. (dose)
2. ____________ drugs are often prescribed in combination to maximize their offects. (cancer)
3. Excessive amounts of metallic elements are ____________ and are stored in the lungs, brain, liver, and thyroid gland, where they may result in organ damage. (toxin)
4. The embryo develops from an egg that has been ____________ by a sperm. (fertile)
5. ____________ is a surgical removal of all or part of the thyroid gland. (thyroid)
6. Swallowing air is usually a(n) ____________ habit, which may result from eating or

drinking too much too quickly. (conscious)

7. Call a doctor urgently if the infant is ____________. (hydrate)

8. Some materials used in suturing, such as catgut, eventually ____________ in the body. (solve)

9. The drug does have an effect on exercise endurance, but it cannot be __________. (amplification)

10. Although invisible to the human eye, the virus can be seen clearly when examined under a ____________. (scope)

Ⅲ. Complete each of the sentences with an appropriate word on the basis of the information given in the brackets.

☞ No indications of ____________ or any other signs of pathology were noted. (liver, inflammation) →

No indications of hepatitis or any other signs of pathology were noted.

1. ____________ is a method to produce visual images of the body, which uses x-rays to produce an image on film or to produce a digital image that can be viewed on a monitor. (ray, a method of producing images)

2. Yellow fever, scarlet fever, and rubella (German measles) are named for colors associated with the ____________ of these diseases.(disease, a subject of study)

3. ____________ are slow-growing, soft swellings that may occur anywhere on the body, most commonly on the thigh, trunk, or shoulder. (fat, tumor)

4. An ____________ is passed down the oesophagus to confirm the diagnosis. (internal, instrument for viewing or observing)

5. Among the chemicals released is ____________, which causes widened blood vessels, leakage of fluid into tissues, and muscle spasm.(organic tissue, amine)

6. Diabetic ____________ is one of the most serious complications of diabetes mellitus and it seriously endangers people's health. (kidney, disease)

7. __________ are a group of cells that can help to maintain bone tissue. (bone, cell)

8. Some viruses are ____________.(tumour, producing)

9. Some ____________ of the arteries seems to be a feature of aging. (to become hard or firm, action or process)

10. ____________ tested a group of six-year-olds with a video. (mind, specialist)

参考文献

[1] Anderson, D. M. Dorland's Illustrated Medical Dictionary 32nd Edition [M]. Philadelphia: Elsevier Saunders, 2012.

[2] Barbara Janson Cohen. Medical Terminology: An illustrated Guide 8th Edition [M]. Philadelphia: Wolters Kluwer, 2017.

[3] Editors of Market House books, LTD. The Bantam Medical Dictionary [M]. New York: Bantam Dell, a Division of Random House, Inc, 2009.

[4] Houghton Mifflin Harcourt. The American Heritage Medical Dictionary [M]. Boston: Houghton Mifflin Harcourt Publishing Company, 2008.

[5] The British Medical Association, ILLUSTRATED MEDICAL DICTIONARY 4th Edition, London [M]. Dorling Kindersley Ltd, 2020.

[6] 北京市高等教育学会研究生英语教学研究分会. 非英语专业学位研究生英语教学大纲[M]. 北京:中国人民大学出版社,2020.

[7]教育部高等学校大学外语教学指导委员会. 大学英语教学指南[M]. 北京: 中国人民大学出版社, 2020.

[8]郭莉萍. 医学英语词汇学习手册[M]. 北京: 中国协和医科大学出版社, 2020.

[9]嘉维利. 专门用途英语学习语料库研究[M]. 北京: 清华大学出版社, 2016.

[10]教育部高等教育司. 大学英语课程教学要求[M]. 上海: 外语教育出版社, 2007.

[11]柯林斯高阶英汉双解学习词典[M]. 北京: 外语教学与研究出版社, 2017.

[12]朗文当代高级英语词典(第五版)[M]. 北京: 外语教学与研究出版社, 2014.

[13]牛津高阶英汉双解词典(第五版)[M]. 北京: 商务印书馆, 2014.

[14]牛津英汉双解大词典[M]. 北京: 外语教学与研究出版社, 2013.

[15]王世杰, 赵玉华, 武永胜. 基于语料库的医学英语词汇研究与学习 [M]. 兰州: 兰州大学出版社, 2013.

[16]王晓鹰, 章宜华. 中山英汉汉英医学词典[M]. 北京: 外语教学与研究出版社, 2008.

[17]王亚娜, 马雁. 医学英语词汇教程[M]. 上海: 世界图书出版公司, 2013.

[18]杨瑞英, 姜峰, 董记华. 专门用途英语新发展研究[M]. 北京: 清华大学出版社, 2022.

[19]姚欣, 龚修林. 医学英语术语学教程[M]. 南京: 南京大学出版社, 2010.

自测练习答案及详解

本书自测练习答案及详解，请用手机扫描封面二维码“一书一码”获取。